DETÉN EL TIEMPO

Lupita Jones y Diego Di Marco

Detén el tiempo

9 herramientas anti-edad para la salud y la belleza

Programa médicamente comprobado para prevenir y revertir los daños que causa el envejecimiento

URANO
Argentina – Chile – Colombia – España
Estados Unidos – México – Perú – Uruguay – Venezuela

3ª reimpresión: Noviembre 2011.

© 2011 *by* Mª. Guadalupe Jones
© 2011 *by* Diego Di Marco
© 2011 *by* Ediciones Urano, S.A.
Aribau, 142, pral. – 08036 Barcelona
www.edicionesurano.com

Ediciones Urano México, S.A. de C.V.
Vito Alessio Robles 175. col. Hacienda Guadalupe de Chimalistac.
México, D.F. 01050. México.

ISBN: 978-607-7835-24-0

Fotocomposición: Ediciones Urano, S.A.
Coordinadora de proyecto: Doris Soto Fainkujen
Diseño gráfico: José Enrique González Nájera
Fotógrafo: César Contreras
Maquillaje y peinado: Ignazio Muñoz
Vestuario: Paco Contreras y Teresa Meléndez
Locación: Jaime Levy, Plaza Suites, México

Impreso por Quad/Graphics Querétaro, S.A. de C.V.
Fracc. Agro Industrial La Cruz – El Marqués, Querétaro.

Impreso en México – *Printed in México*

Índice

Dedicatoria de Diego Di Marco

A mi madre, Isabel Scozziero de Di Marco, que fue mi apoyo y ejemplo de valentía en la vida.

Gracias por todo el amor incondicional que me diste y, aunque te fuiste sin poder ver este libro terminado, estuviste allí mientras yo escribía y te contaba todo lo bueno que podías recibir para mejorar tu salud.

Tú fuiste mi inspiración para escribir este libro y superarme cada día más. Te lo dedico íntegramente a ti, dondequiera que estés.

Tu hijo Diego

Dedicatoria de Lupita Jones

Este proyecto ha sido una gran y enriquecedora aventura. Creo que pocas veces he disfrutado tanto el hecho de investigar y seguir investigando más y más, porque este tema parece no tener fin; cada cuestión nueva que descubro en él me lleva a otras tres, y así sucesivamente.

Todo este aprendizaje y práctica que he llevado a cabo no hubieran sido posibles sin dos entrañables y amados amigos, quienes me invitaron a formar parte de esta aventura: Diego Di Marco y Andrés Portillo. Gracias a ambos por su confianza, por su entusiasmo y por compartir sus sueños —míos ahora también— conmigo.

Yo quiero dedicar este libro a todas las mujeres —y perdón por nuestros lectores hombres, quienes también encontrarán en esta obra información muy valiosa—. La verdad es que a nosotras las mujeres se nos ha *crucificado* desde siempre por el tema de nuestras hormonas: «¡Uy, anda de malas! Seguro que está con la regla»; «¿Celulitis? Bueno, eres mujer, así que por tus hormonas no podrás evitarla…»; «Cáncer de mama: principal motivo de muerte en la población femenina»; «Y de menopausia, mejor ni hablar…, todo deja de funcionar…», y así un sinfín de problemas que tenemos que enfrentar, y todo por nuestras hormonas.

Pero ¡ya no más! No tenemos por qué resignarnos a los estragos de la edad que el desorden en nuestras hormonas nos causa. ¡Tenemos alternativas saludables que nos pondrán de nuevo en el mejor momento de nuestra vida! Tenemos la posibilidad de llegar a la menopausia sin tener que preocuparnos de los sofocos o bochornos, el aumento de peso, la depresión, la caída del cabello o la flacidez en la piel. La solución está en nuestras manos, si optamos por una vida de hábitos saludables y aprendemos a escuchar a nuestro cuerpo.

¡Entender que es mejor invertir en nuestra salud y no en la enfermedad es un cambio radical!

Yo dedico este libro a todas las mujeres que, estoy segura, en estas páginas encontrarán respuesta a muchos interrogantes y la solución a muchos síntomas o malestares que de pronto no sabemos de dónde vienen. Lo dedico a todas esas mujeres que han creído que los problemas de salud que están enfrentando no tienen solución porque «son los achaques de la edad».

Gracias por vivir junto con nosotros este gran reto de cambiar nuestras vidas y empezar a vivirla sabiendo que cien años son pocos cuando se viven con plenitud.

Agradecimientos de Diego Di Marco

Dar gracias es para mí una increíble herramienta de amor, de dar sin pedir nada a cambio.

Son muchas las personas que han hecho posible que estés leyendo este libro que hoy tienes en tus manos.

Gracias a mi amiga querida, Lupita Jones, quien desde la primera vez que coincidimos, hace ya muchos años, creyó en mi locura y pasión, y a Andrés Portillo Acosta, por ser mi gran apoyo y compartir este sueño.

Quiero dar las gracias a cada uno de los doctores que nos dieron su tiempo y disposición: Nathaly Marcus (quien fue mi inicio para el infinito); Alexander Krouham; Mariano Barragán (por ser incondicional) y Karla, su esposa; Andrés Lucena, de Colombia; Néstor Palmetti, de Argentina (por su valentía), y a todo el equipo de Bienesta que nos apoyó incondicionalmente. Gracias también a mi amigo Paul García Gollarza.

Gracias, Tania y Ricardo Escoto, por ser esos amigos entrañables que siempre están conmigo.

También deseo dar las gracias al Grupo Rentable, por ser la empresa que impulsó mi crecimiento personal, a su gente, donde tengo grandes amigos, y a mis queridos clientes, a los que extraño y con quienes he compartido grandes jornadas.

Gracias a mi *familia de la vida* en México, Iván Carreño, Miguel Loera, la doctora Adriana Lozano; a Omar Ochoa, por decir siempre sí a mis proyectos, a Eduardo Ortiz, José Antonio y Miguel, y a mis amados Chely y Memo Lerdo de Tejada.

También a los extravagantes amados Julie y Norman Bardavid, y a mi *güera*, Verónica Albarrán, por tener siempre una sonrisa y divertirnos tanto, así como a mis *hermanos* de la vida Claudia Lizaldi y Eamonn Kneeland, Lizi Rodríguez, Marisol Ancona y Xavier Bay, que son para mí una parte importante en todo mi desarrollo; a Liana Seidman, Adriana Vázquez «La Negra», Liliana Martínez, por apoyarme, ser mi sostén y estar siempre en mi vida; a la familia Müller-Naves (gracias, Paty, por hacerme reír tanto); a mi querida Sandra Alfageme, que allí está como amiga incondicional, al igual que Martha Villa. Los amo...

Quiero agradecer a Ignazio Muñoz el que siempre esté ahí para levantarme el ánimo; a Angélica Orfaly «La China», deseo darle las gracias por entenderme siempre y dedicarme tiempo; a César Contreras, porque captaste lo que queríamos en todas las tomas; a mi querida Rocío Valencia, que siempre me ha ayudado de forma incondicional; a Jaime Levy, por prestarnos el Hotel Plaza Suites para la realización de las fotos de este libro.

A nuestra querida Elisa Salinas, gracias, eres un ejemplo de emprendimiento y fortaleza para mí.

Gracias al Centro Zer y a todas las personas que colaboran en su crecimiento.

Gracias también a mi familia, mi padre Ángel Di Marco, que sé que superará este momento, a mis hermanas y maestras: Carina, Jaqueline e Ivana Di Marco; a Facundo Díaz, por ser una de esas personas únicas que siempre tienen algo para dar a los demás; gracias, Facu, en verdad eres un hermano para mí; a Alejandra Sánchez, mi amiga del alma, muchas gracias.

Y a todo México, este país maravilloso, y a su gente, que me acogió de forma incondicional, les doy las gracias y los bendigo.

Agradecimientos de Lupita Jones

Deseo agradecer a mis padres todo lo que me dieron. Gracias a lo que he estudiado para escribir este libro, entiendo la belleza y la generosidad de sus genes. Quiero agradecerles los hábitos que me inculcaron en casa, la disciplina y el carácter con el cual me formaron. Gracias por su amor incondicional.

A mi hijo Simón quiero darle las gracias porque desde que llegó a este mundo ha sido mi gran inspiración para tratar de ser una gran mujer y una madre de la cual pueda sentirse orgulloso siempre.

Gracias a los fabulosos doctores que han tenido la amabilidad de no sólo compartir sus conocimientos con nosotros, sino de darnos explicaciones detalladas para poder tener toda esta información maravillosa que ahora compartimos también con todo el público. Gracias a los doctores Mariano Barragán, Nathaly Marcus y Alexander Krouham por llevarnos de la mano hacia nuestra plena salud.

A mi doctor, Jaroslav Stern, quiero agradecerle que siempre haya estado ahí para cuidarme en algunas de mis *arriesgadas* pruebas y experimentos con las nuevas técnicas.

Y, por supuesto, gracias al público que durante estos veinte años que hace que nos conocemos ha compartido grandes e importantes momentos de mi vida. Hoy comparto con ustedes este libro que, sin duda, podrá cambiar nuestras vidas de forma muy positiva.

Prólogo

La medicina está entrando en una nueva era, y está orientada a tratar al paciente de forma funcional, desde la prevención hasta el cuidado de sus hábitos, ayudados por la genética.

Durante años, los médicos hemos diagnosticado enfermedades y recetado medicamentos. No obstante, hoy sabemos que es mejor ir a la causa de esas dolencias preguntando a los pacientes qué alimentos consumen, cómo es su estilo de vida, cuánto ejercicio hacen, cuántas horas duermen y cómo están sus emociones. El ser humano es cuerpo, es mente, es emociones, es alma, es espíritu; por lo tanto, tenemos que examinarlo de forma integral, no podemos intentar curar nuestro cuerpo sin profundizar en las causas.

Mirando hacia atrás, me doy cuenta de que debo agradecer siempre los regalos de Dios. Por fortuna, coincidí con dos maravillosas personas comprometidas con el cambio, los nuevos hábitos y el bienestar. Ellos son Lupita Jones, ex Miss Universo, y Diego Di Marco. Desde el primer momento que los vi pude observar en sus cuerpos el compromiso con la alimentación, el ejercicio, la vida saludable y el bienestar.

Los tres nos dimos cuenta de que estábamos en el mismo camino y de que nuestro objetivo es cambiar la conciencia de las personas, educarlas desde el ejemplo y la solidaridad y conseguir que nuestro mensaje llegue al máximo de gente posible o, por lo menos, a todas aquellas personas más cercanas.

¿Te has percatado de cuánta obesidad hay en el mundo?
¿Qué estamos comiendo?
¿Hacia dónde vamos con tantas sustancias
químicas y pesticidas?
¿Qué les estamos enseñando a nuestros hijos y a las nuevas
generaciones?

He operado a más de 30.000 pacientes y sigo pensando que la cirugía plástica es necesaria en ciertas circunstancias, pero sabemos que ya existen ciertos instrumentos —como los que se presentan en este libro— que pueden ayudarnos a prevenir, revertir e incluso curar ciertas enfermedades, además de mantenernos jóvenes y saludables.

Hoy día, estés o no enfermo, tengas 15 o 65 años, debes conocer tu cuerpo; él nos habla; debes saber qué sucede con tus hormonas, no dejar de lado tu limpieza interna, nutrirte con comida sana y orgánica. Puedo asegurar que esto es posible; hay granjas y supermercados que ya están en este camino. También es importante hacer ejercicio cada día. Yo me despierto temprano y les enseño a mis hijos que hacer ejercicio es parte fundamental de la vida, al igual que comer, dormir o bañarse.

Evita vivir con niveles altos de estrés, o por lo menos date cuenta de cuándo estás estresado para cambiar el rumbo; duerme, descansa, repárate.

En tu casa debe existir un estante de antioxidantes, vitaminas y minerales, así como hay agua y comida. Esto puede cambiar tu vida, pero lo más importante es tu actitud: *todo es posible para quien cree*. En la vida todos tenemos oportunidades para cambiar y ser mejores personas. Yo soy ejemplo de que, con esfuerzo, estudio y sobre todo fortaleza, se puede.

La belleza externa que tanto amo y admiro en las mujeres es una manifestación de un trabajo interno, de cuidados, de levantarse cada día y decir: «Hoy sí puedo y voy a ser feliz». Esto es juventud, no importa la edad que tengas.

De ahí mi admiración por Lupita y Diego, pues ellos están comprometidos en este mismo camino, que no es fácil. Muchas veces es más cómodo comerse un pan de dulce y quedarse viendo la televisión que salir a correr o a caminar con tus hijos y comer vegetales.

Ésta es una elección de vida, al igual que la juventud y la vida saludable. Hoy podemos no despertar las cargas genéticas y vivir sanos hasta los 140 años.

Te invito a que acompañes a Lupita Jones y a Diego Di Marco, junto con sus expertos, en esta maravillosa travesía llamada *Detén el tiempo* y te exhorto a incorporar a tu vida estas *9 herramientas*.

Desde este espacio te envío, lector, todas mis bendiciones.

Dr. Roberto Rey

Nota de los autores

Los contenidos plasmados por los médicos y expertos en este libro a través de las entrevistas son experiencias, ideas, conclusiones y opiniones propias, y, por lo tanto, son responsabilidad de cada uno de ellos.

Por esta razón, los lectores deberán consultar siempre a su médico antes de intentar practicar cualquiera de las recomendaciones que se presentan en este libro.

Introducción

Hace algunos años, durante la búsqueda personal de sentirnos y vernos bien, nos dimos a la tarea de comenzar a investigar sobre un nuevo tipo de medicina llamada antienvejecimiento, anti-edad o *antiaging*, en inglés, que algunos especialistas denominan «medicina de control de la edad o medicina funcional».

Lo que nos llamó la atención fue encontrar a más de cinco mil médicos de todo el mundo reunidos en el Congreso Mundial de Medicina Antienvejecimiento, celebrado en Las Vegas (Nevada), en diciembre de 2007; desde entonces tomamos conciencia de que esta nueva especialidad se estaba abriendo camino.

Fue emocionante sentir que nuestra inquietud por sentirnos y vernos saludables y jóvenes estaba amparada por especialistas de China, Estados Unidos, Bélgica, Francia, Suiza, Brasil, Argentina, Japón, Colombia, Puerto Rico y otros países.

El término *anti-edad*, como tal, concierne al uso de las tecnologías biomédicas avanzadas centradas en la detección temprana, la prevención y el tratamiento de enfermedades degenerativas y/o relacionadas con el envejecimiento. Esta nueva medicina trata al paciente de forma funcional, es decir, lo ve de manera integral. Por ejemplo, una persona con un cuadro recurrente de gripe acude a un médico y éste atiende especialmente los síntomas de la gripe, aunque tal vez el problema provenga de trastornos intestinales, como intoxicación o intestino permeable[1]. Esto afecta el sistema

---

1. El aparato intestinal está protegido por una membrana que tiene cierta función permeable; de hecho, si no fuera así no podríamos absorber los nutrientes de los alimentos que ingerimos. La membrana está programada para rechazar sustancias que, al ser absorbidas, podrían dañar el cuerpo. Sin embargo, los hábitos alimenticios y de vida que tenemos, así como el medio ambiente en el que vivimos, pueden, fácilmente, inflamar y dañar esta membrana, lo que hace que el intestino sea demasiado permeable, por lo que quedamos expuestos a cualquier invasión. Muchas personas hemos padecido esta dolencia. (Véase más información en el capítulo V.)

inmunológico y, como consecuencia, el paciente es propenso a sufrir gripes y resfriados constantes, porque el origen del problema no se está solucionando. En este caso, el médico está atacando los síntomas y no el origen de la enfermedad. En contraste, la medicina anti-edad va directamente al órgano o deficiencia que está causando la patología.

De sobra sabemos que es imposible permanecer jóvenes siempre, pero lo que sí es posible es estar saludable y verse bien. Hoy, después de varios años de estudio, afirmamos que la edad cronológica no tiene nada que ver con la edad biológica. Las 9 herramientas que se explican a continuación permiten disfrutar de una vida larga y de calidad, permiten que, al mirarnos al espejo, nos sintamos orgullosos de nosotros mismos.

Nunca es demasiado tarde ni demasiado temprano para comenzar. Si tienes 27 años o más, estás listo para empezar. Seguramente, cuando tenías 17 años no pensabas en la salud, porque lo único importante para ti era crecer y divertirte; sin embargo, si ahora estás leyendo este libro es porque te preocupas por tu salud y por tu apariencia; finalmente, como te ven, te tratan... No te preocupes, más bien ocúpate en descubrir y aprender a vivir de manera saludable y a sentirte como en tus mejores tiempos, gozando de la vida, para que las enfermedades que normalmente llegan con la edad no sean una preocupación para ti.

Actualmente estamos viviendo tiempos diferentes, con elevada contaminación ambiental, altos niveles de estrés, excesivos procesamientos de alimentos y estilos de vida sedentarios; no tenemos tiempo para hacer ejercicio y no practicamos la medicina preventiva. Tomamos pastillas para dormir, para olvidar nuestras tristezas y depresiones; tomamos antiácidos para que el estómago no nos arda y tranquilizantes para resistir el estrés, además de otros medicamentos para perder peso, para controlar la retención de líquidos, para el dolor de cabeza..., ¡incluso tomamos la pastillita azul para tener relaciones sexuales!

Imagina cómo se siente tu cuerpo con todas esas píldoras intoxicándolo. ¿Cuán equilibrado puede funcionar y, por ende, verse bien?

Las pastillas son sólo bandas adhesivas (tiritas) que cubren el malestar, pero no van a la raíz del problema.

Tú decides si quieres seguir así. Con tos de fumador, sobrepeso, histeria, con disfunción eréctil, osteoporosis, diabetes, varices, colitis, infartos cerebrales o cardíacos, enfermedad de Alzheimer, cáncer de piel, problemas de insuficiencia renal, estrés... ¿Quieres que continuemos? O bien puedes decidir cambiar tu estilo de vida. Nuestro consejo es que inviertas en tu salud, no en la enfermedad; invierte en tu cuerpo, en tu mente y en tu espíritu.

En la actualidad, los médicos y la nueva tecnología consideran al ser humano dentro de un nuevo espacio donde la contaminación, el estrés, el sedentarismo y la mala alimentación son el estilo de vida de gran parte de la población mundial.

Desde que nosotros hemos utilizado estas 9 herramientas supervisadas por un equipo de médicos, hemos podido comprobar que nunca nos hemos sentido mejor; ahora tenemos más energía, salud y vitalidad, y estamos conformes con nuestra apariencia.

¡No sabes qué maravilloso es despertar por las mañanas con ganas de comenzar el día con un cerebro ágil, con la libido activa y con ganas de hacer ejercicio!

Este libro contiene una serie de entrevistas con médicos especializados en el tema de la anti-edad; considera cada una de ellas como una cita personalizada. Asimismo, te presentamos soluciones fáciles, que hemos experimentado personalmente, y que podrás empezar a incorporar en tu vida diaria si sigues los consejos aquí descritos o consultas nuestra página web **www.proedad.com**, donde encontrarás amplia información, recomendaciones, novedades y productos, así como los datos para poder contactar con médicos y profesionistas en esta materia.

El combate contra el envejecimiento es una lucha que conviene iniciar cuanto antes. Sabemos que la herencia genética condiciona —sólo en parte— cómo envejecemos, el resto depende en buena medida de nosotros. Por ejemplo: tanto hombres como mujeres tenemos que entender que podemos reemplazar, sin miedo, las hormonas que vamos perdiendo con los años. Cuando lo comprendemos y aceptamos, es cuando decidimos incorporar la medicina anti-edad en nuestra vida. Claro que siempre asesorados por un médico especialista.

Hoy día podemos decir que es posible envejecer saludablemente con un cerebro intacto y con la energía que teníamos cuando éramos jóvenes.

A partir de hoy debes cambiar tu estilo de vida anterior, ya que con este libro descubrirás que envejecer con calidad es posible. No es magia ni ciencia ficción; hoy puedes cambiar tu destino porque puedes prevenir enfermedades, reemplazar las hormonas perdidas, modificar tus hábitos alimenticios —que tantos estragos han causado en tu cuerpo— y suplementar tu alimentación en beneficio de tu organismo.

Sí es posible detener el avance de las enfermedades crónicas degenerativas relacionadas con la edad; estas 9 herramientas cambiarán tu vida radicalmente.

1. Equilibra tus hormonas.
2. Desintoxica tu cuerpo.
3. Come alimentos regenerativos.
4. Consume los suplementos necesarios.Cuida tu sistema digestivo.
5. Baja tu nivel de estrés.
6. Realiza ejercicios anti-edad.
7. Duerme bien.
8. Observa lo que refleja tu piel, y cuídala.

También abordaremos todos los nuevos tratamientos que apoyan las 9 herramientas anteriores, como la nanotecnología, las células madre, la medicina genómica, así como las diferentes terapias que regeneran el cuerpo: la cámara hiperbárica de oxígeno, saunas para desintoxicar el organismo, dosis intravenosa de vitamina C, glutatión, y muchos otros que hemos incorporado para complementar este libro.

Muchas veces los cambios producen miedo y cuestionamientos,

pero lo que aquí exponemos está basado en nuestra experiencia personal y respaldado por especialistas en cada área. Nuestra recomendación es que siempre te asesores con expertos en medicina anti-edad, regenerativa o funcional, como los que te presentamos en este libro.

Te invitamos a disfrutar de esta nueva forma de vivir la vida.

Lupita Jones y Diego Di Marco

Acerca de los médicos
que han colaborado en este libro

Los doctores que han participado en este libro son personas con coraje que se atreven a dar un paso adelante y que están convencidos de que la dependencia a los fármacos como el único método para controlar la salud no es la solución. Estos profesionales saben que los avances en la medicina van orientados a prevenir, mediante una medicina integral y funcional que vea al ser humano como un todo, tratando al enfermo, no a la enfermedad.

Nosotros tenemos el privilegio de estar cerca de profesionales médicos que han estudiado y comprobado estos nuevos métodos y que comparten sus descubrimientos y experiencias en conferencias y ponencias alrededor del mundo. La medicina anti-edad que cada uno practica desde su espacio, siendo nutricionistas, endocrinos, médicos internos, ginecólogos, etc., está orientada a prevenir, detectar y atacar los problemas antes de que se manifiesten.

Estos profesionales ubicados dentro y fuera de México —en Estados Unidos, Argentina, Colombia, Bélgica, Francia— han dado un paso fuera de lo convencional y han asumido el riesgo de poder ser atacados o invalidados por sus pares.

Los médicos que han trabajado con nosotros, apasionados investigadores de su materia, están avalados por años de estudios y clínica. Ellos nos han ayudado a mejorar nuestra salud, y siguiendo sus métodos, hemos visto en nosotros grandes cambios, los cuales hemos querido compartir con todos los lectores de este libro, a través de las diversas entrevistas que hemos hecho a estos profesionales. Estamos orgullosos y agradecidos por el trabajo logrado con ellos. Te tomará tiempo leer y releer estas valiosas entrevistas, que representaron horas de conversación con estos especialistas. Horas ricas en enseñanzas y prácticas que nosotros llevamos a nuestra vida.

Las preguntas partieron de nuestra experiencia y la de nuestros amigos y conocidos en el campo de la salud, pues durante casi cinco años de estudio del manejo y control de la edad, salud y bienestar, nos hemos hecho muchos cuestionamientos.

Así pues, una vez que leas estas entrevistas o las escuches en **www.proedad.com**, podrás seguir con tu actual forma y estilo de vivir, lo que estará bien, o tomar un nuevo camino que te conduzca a la salud, el bienestar y la juventud.

Estamos emocionados por todo lo que representa compartir estas enseñanzas que han cambiado la dirección de nuestras vidas. Tú escoges cómo quieres vivir tu vida.

Bienvenido a un mundo excitante y maravilloso, el mundo de la salud y la juventud en equilibrio.

Preguntas fundamentales

¿POR QUÉ ENVEJECEMOS?

August Weismann (1834-1914)[2] fue el primer científico que comenzó a hablar de «envejecimiento». Es normal que con los años nuestras funciones declinen de forma natural, ya que las células de nuestro cuerpo continuamente están reproduciéndose y las nuevas reemplazan a las viejas o a las dañadas.

Cada célula tiene un reloj programado que determina su tiempo de vida y su comportamiento; esta programación puede alterarse por nuestro estilo de vida, medio ambiente, alimentación, ejercicio, hábitos, etc.

Envejecemos desde que nacemos, y es indiscutible que con los años las funciones del organismo se vean afectadas.

¿Te has dado cuenta de que cuando ves fotografías de hace 15 o 20 años percibes que tus rasgos han cambiado?

Fíjate en tu nariz y en tus orejas, ¿crecieron, verdad? Pero ¿qué es lo que nos hace envejecer?

Como dice el doctor Alexander Krouham en la entrevista que podrás leer más adelante, «el envejecimiento es un proceso fisiológico que ocurrirá irremediablemente, pero que, dependiendo de las circunstancias, puede acelerarse o retrasarse según las influencias del medio ambiente y de nuestro estilo de vida».

---

2. Célebre biólogo evolucionista alemán que publicó una teoría de envejecimiento de los mamíferos explicando el proceso para llegar a una muerte programada. En el siglo xx hubo un renovado interés en el envejecimiento programado, que se ha tomado como base para desarrollar la nueva medicina anti-edad, en la que se programa el envejecimiento.

Envejecer no es producto de un solo factor, es una suma de varios elementos; la muerte celular, el medio ambiente, la genética, nuestro estilo de vida, las hormonas e incluso los radicales libres afectan el organismo.

La más famosa de las teorías es la de la *oxidación*, producto del ataque de los radicales libres, la cual afecta nuestras funciones y las reservas de nuestros órganos.

Para conocer un poco más la teoría de la oxidación o de los radicales libres[3], es necesario primero saber de qué se trata. Para funcionar, el cuerpo necesita radicales libres, puesto que su actividad produce electricidad bioquímica, la cual mantiene la inmunidad, contrae los músculos y hace posible la capacidad transmisora del sistema nervioso, entre otras funciones. Por ejemplo: cada vez que respiramos se produce una reacción; por lo tanto, para que el cuerpo funcione requiere oxidarse; en consecuencia, sus radicales libres fisiológicamente son necesarios para las reacciones químicas normales del cuerpo. El problema surge cuando nuestro cuerpo, por aspectos internos o externos, aumenta la producción de radicales libres.

Ahora bien, lo importante es entender que la comida que consumimos, el aire que respiramos, así como los productos de belleza y de limpieza que utilizamos son responsables de nuestra salud o de nuestra enfermedad; por lo tanto, las toxinas del aire y la comida de baja calidad aceleran el proceso de envejecimiento a nivel celular. Lo anterior es sólo uno de los procesos responsables del envejecimiento.

Sumado a la oxidación, nuestras células producen desechos a veces difíciles de eliminar, los cuales se convierten en agentes nocivos para nuestro organismo. Ejemplo de lo anterior son las *lipofuscinas*, elementos de desecho creados por las células que se manifiestan en la piel como manchas en las manos, en los nervios y hasta en nuestro cerebro. Con diferentes métodos, la medicina anti-edad se ocupa de desintoxicar el cuerpo y repararlo.

---

3. Este término se utiliza para hacer referencia a cualquier molécula que no sea convencional, puesto que posee un electrón libre y reacciona de manera destructiva y volátil con otras moléculas.

Debemos entender que mientras el cuerpo envejece nuestros niveles hormonales decrecen; esto sucede a partir de los 27 años aproximadamente. Un ejemplo claro es la disminución en los niveles de la hormona de crecimiento, que es una hormona reparadora. Esto provoca una pérdida de la masa muscular y, con los años, nuestra piel luce flácida y sin elasticidad.

La disminución de los niveles hormonales puede desacelerar el metabolismo y, como consecuencia, la grasa se va depositando en los órganos y la piel. Asimismo, el sistema digestivo se altera, lo que provoca la incorrecta absorción de alimentos y nutrientes. Además de la oxidación por radicales libres, la intoxicación interna y la deficiente producción hormonal, la genética influye en todo este proceso. La herencia genética nos predispone a ciertas enfermedades o trastornos.

Anteriormente se pensaba que la genética tenía una influencia de hasta un 70% en nuestro envejecimiento; hoy esto se reduce a sólo un 30% porque nuestro estilo de vida resulta decisivo. Por ejemplo, los que tenemos predisposición a desarrollar cáncer podemos favorecer su aparición con nuestros malos hábitos y estilo de vida: excesivo consumo de azúcares y almidones, tabaco, grasas malas, sedentarismo, automedicación, etc. Cuánto dormimos, qué y cuánto comemos, cuánto ejercicio físico y mental hacemos, dónde vivimos, cuál es la calidad del nuestro medio ambiente, el estrés, los malos hábitos —como por ejemplo fumar—, el alcohol y las drogas tienen un papel muy importante en el proceso interno del envejecimiento.

Ahora bien, la clave para controlar el proceso de envejecimiento es entender las vías por las cuales envejecemos y, a partir de ahí, se puede comenzar a revertir el proceso.

Como hemos visto, son varios los factores internos y externos que debemos atender. Por esto, nuestras 9 herramientas se ocupan de interceptar los procesos dañinos que producen el envejecimiento.

No basta con sólo suplementarnos con antioxidantes, que es lo que popularmente se promueve, sino que también debemos depurarnos, desintoxicarnos y alimentarnos sanamente, para luego tomar los suplementos adecuados que cubran nuestras deficiencias. Eso sí, sin olvidar las hormonas, el ejercicio y el sueño reparador.

Estas herramientas no son mágicas, su buen resultado depende de la práctica constante de las mismas y del uso correcto de todas ellas.

¿Quieres sentirte y verte veinte años más joven? Adéntrate en este fascinante mundo de la medicina anti-edad.

¿CÓMO DARTE CUENTA DE QUE ESTÁS ENVEJECIENDO?

Es complicado determinar la edad en la que se inicia este deterioro, pero casi todos los científicos coinciden en que sucede entre los 27 y los 30 años, porque es cuando se inician los cambios generales físicos, químicos y moleculares.

En la actualidad, el ciclo de vida del ser humano se cuantifica en un máximo de 120 años cuando los fenómenos intrínsecos del crecimiento y del envejecimiento se desarrollan en un medio adecuado. Ya sabemos que los factores internos y externos afectan todos nuestros sistemas.

Cuando los años pasan, los sistemas corporales empiezan a mostrar senescencia[4] y realizan sus funciones más despacio. Conocer este proceso nos permite aprovechar los descubrimientos médicos y las aplicaciones de la medicina anti-edad para revertir el proceso de envejecimiento.

A continuación enumeraremos los principales biomarcadores asociados con nuestros sistemas, los cuales evidencian el paso del tiempo.

---

4. Progreso de regresión fisiológica, anatómica y psíquica del ser humano provocado por el paso de los años y asociado frecuentemente a enfermedades.

Envejecimiento del sistema endocrino

El sistema endocrino está conformado por órganos y tejidos productores de hormonas, químicos naturales secretados dentro del torrente sanguíneo y luego utilizados por otros órganos y sistemas. Por ejemplo, el páncreas segrega insulina, ésta le permite al cuerpo regular los niveles de azúcar en la sangre. La glándula tiroides recibe instrucciones de la pituitaria para segregar hormonas que determinan el ritmo de la actividad química en el cuerpo; cuantas más hormonas haya en la sangre, más rápida es la actividad química, y cuantas menos hormonas, más lenta. Muchos son los cambios que ocurren a nivel hormonal con el avance de la edad, los que podemos observar con más nitidez son los desbalances en las hormonas sexuales, típicos en la menopausia de la mujer y en la andropausia del hombre.

A medida que envejecemos se presentan cambios naturales en el control de los sistemas corporales, algunos tejidos se vuelven menos sensibles a la hormona que los controla y la cantidad de hormonas producidas empieza a decaer. Un ejemplo de esto es la hipofunción[5].

La salud está ligada directamente con nuestro sistema endocrino; por eso, cuando somos jóvenes nos sentimos y nos vemos bien, y nos enfermamos poco, ya que este sistema trabaja para favorecer nuestra recuperación. ¿Por qué nos vemos bien? Porque las hormonas trabajan para nuestros órganos, y un reflejo de su buen funcionamiento es la piel. Más adelante veremos cómo los cambios de testosterona provocan pieles opacas o con acné. El estrés, debido a los movimientos de cortisol, produce caras cansadas, oscuras y flácidas. En consecuencia, si mantenemos el equilibrio de las hormonas en niveles óptimos, podremos mantenernos activos y saludables, como si el tiempo se hubiera detenido.

Factores como el tabaco, el alcohol, las drogas, el café, la mala

---

5. Baja función de la glándula tiroides que produce varios síntomas; entre ellos, cansancio y caída del cabello.

alimentación, la automedicación, el medio ambiente y el dormir mal actúan en contra de nuestro sistema endocrino, y si a esto le sumamos el paso del tiempo, obtendremos una ecuación destructiva.

Nuestro primer paso es saber cómo estamos a nivel hormonal, no debemos tener miedo a las hormonas, más bien hay que comenzar nuestro tratamiento. Si quieres ver cómo funciona el sistema endocrino, visita nuestra página web **www.proedad.com**.

Envejecimiento del sistema nervioso

El sistema nervioso controla las complicadas y variadas funciones interconectadas en el cuerpo y el cerebro. Las funciones motora, cognitiva, sensorial y autónoma están coordinadas y dirigidas por el cerebro y el sistema nervioso. A medida que el ser humano envejece, las células nerviosas se deterioran en número y en efectividad, lo que causa cierta disminución funcional. El tejido nervioso envejecido tiene una capacidad reducida para comunicarse rápidamente con otros tejidos neuronales.

La disminución de la irrigación sanguínea a nivel del sistema nervioso puede llevar a la demencia senil. Los neurotransmisores son sustancias vitales para la transmisión del impulso nervioso y la conducción. La serotonina, dopamina, acetilcolina, norepinefrina, etc., son ejemplos de esas sustancias. Estos transmisores nerviosos son producidos y afectados por elementos dietarios tales como el ácido pantoténico (alimentos con proteína de origen animal), la tirosina, la fenilamina (carne, pescado) y demás químicos. La función esencial de estos neurotransmisores es mantener el buen funcionamiento cerebral, la buena memoria, la actividad sexual, el aprendizaje, el sueño, etc. Una de las patologías que puede surgir tempranamente es la enfermedad de Alzheimer.

Debemos ser conscientes de que somos seres mentales y que, por lo tanto, tenemos que cuidar nuestro sistema nervioso, pues nadie desea perder su agudeza mental ni sufrir demencia senil.

Envejecimiento del sistema inmunológico

Este sistema es nuestro aliado en el combate contra las enfermedades y obtiene su mayor fortaleza en la pubertad. El timo, uno de los órganos del sistema inmunológico, es el sitio donde ciertas células inmunitarias, llamadas linfocitos T o células T, maduran.

El timo comienza a encogerse (y, por lo tanto, a atrofiarse) después de la adolescencia y hacia la mediana edad es sólo de aproximadamente el 15% de su máximo tamaño. A los 40 años es únicamente una sombra de lo que fue, y a los 60 es difícil encontrarlo. Algunas de las células T destruyen de forma directa partículas dañinas; otras ayudan a coordinar otras partes del sistema inmunológico y se especializan en atacar diferentes tipos de infecciones. Aunque el número de células T no disminuye con la edad, su efectividad se reduce, lo cual hace que se debiliten partes del sistema inmunológico.

El sistema inmunológico pierde su capacidad tanto para combatir infecciones a medida que uno envejece, como para detectar y corregir defectos celulares. Esto ocasiona un incremento de los cánceres asociados con el envejecimiento.

Nuestro sistema inmunológico está directamente relacionado con el estrés y la hormona del estrés, que es el cortisol. Por eso vemos cómo personas con altos grados de estrés sufren inmunodepresión[6]. También hay una directa relación con la hormona del crecimiento, como veremos más adelante.

Nuestros médicos y expertos coinciden en que si balanceamos nuestro sistema endocrino (mediante el reemplazo hormonal), tenemos una dieta rica en nutrientes con complementos alimenticios y además hacemos ejercicio podemos activar nuestro sistema inmunológico.

Algo que queremos dejar claro —y en lo que muchos de nuestros expertos coinciden— es que el uso de fármacos (antibióticos) debilita nuestro sistema inmunológico y favorece que se vea afectado por diversas enfermedades, esto equivale a envejecer.

---

6. Resfriados, gripes, anginas, diversas infecciones, etc.

Por ello, trabajaremos con nuestro balance hormonal, nuestro régimen alimenticio y los nutrientes necesarios y la forma en que debemos ejercitarnos, para que nuestro sistema inmunológico nos apoye en el camino a la anti-edad.

Envejecimiento del sistema musculoesquelético

Con el correr de los años, el ser humano experimenta una pérdida de masa muscular que lo lleva a un progresivo debilitamiento. La disminución de los espacios intervertebrales con la consiguiente lesión de los discos, la degeneración de los cartílagos y ligamentos, al igual que la falta de elasticidad y flexibilidad inciden en la capacidad motriz del individuo. También es común una reabsorción ósea (osteoporosis) o artritis, artrosis y propensión a las fracturas. Es importante observar cómo, cuando éramos adolescentes y antes de los 30 años, las caídas, torceduras o contracturas eran reparadas por nuestro cuerpo rápidamente y sin dejar rastro alguno, pero que, pasados los 30 años, comenzamos a padecer una serie de dolencias que afectan a las articulaciones, así como dolores musculares y problemas motrices.

Has tomado conciencia de que mientras los años pasan tu fuerza muscular y tu masa muscular disminuyen y, por consiguiente, tu densidad ósea, tu capacidad aeróbica y tu equilibrio se reducen.

La osteoporosis es una condición caracterizada por la pérdida progresiva de la densidad ósea, adelgazamiento del tejido óseo y mayor vulnerabilidad a las fracturas. Esta condición puede ser consecuencia de una enfermedad, de deficiencia dietética u hormonal o de la edad avanzada.

El ejercicio regular y los suplementos de vitaminas y minerales pueden reducir y hasta revertir la pérdida de densidad ósea.

Biomarcadores

Existen biomarcadores que nos indican en qué parte del envejecimiento estamos.

A continuación encontrarás una lista de los biomarcadores que aumentan con el envejecimiento:

- Eicosanoides malos: producen inflamación silenciosa que provoca artritis, entre otras enfermedades.
- Cortisolemia: cortisol en la sangre.
- Colesterol total.
- Porcentaje de grasa corporal.
- Presión arterial sistólica (presión máxima).
- Resistencia a la insulina.
- Insulinemia: insulina en la sangre.

Ahora encontrarás una lista de los biomarcadores que disminuyen con la edad:

- Melatonina.
- Colesterol de lipoproteínas de alta densidad (HDL), o colesterol «bueno».
- Hormona del crecimiento.
- Dehidroepiandrosterona (DHEA). Hormonas sexuales.
- Función inmunitaria.
- Regulación de la temperatura.
- Masa ósea.
- Fuerza.
- Masa muscular.
- Capacidad aeróbica.
- Tolerancia a la glucosa.

¿Cuál es tu edad real?

Para explicar esta teoría, voy a poner el ejemplo de dos amigas, A y B, que nacieron el 13 y el 16 de diciembre, respectivamente, de 1960. Ambas tienen 50 años, pero A parece una mujer de 63 años y B una de 40. ¿Por qué el aspecto de B es mucho mejor que el de A? Porque B decidió mejorar el interior de su cuerpo, lo que se ve reflejado en su piel, en su cabello, en sus músculos y en su energía. Por lo tanto, se ve y se siente mejor. Y es que la *edad cronológica* es la fecha en que nacemos y la *edad biológica* es el estado clínico en que nos encontramos.

Con las herramientas y los ejercicios que te proponemos podrás mantener tu sistema musculoesquelético fuerte y ágil.

¿QUÉ ES LA MEDICINA ANTI-EDAD Y REGENERATIVA?

La medicina anti-edad es una nueva especialidad en el mundo de la medicina. A nivel mundial existen más de 20.000 médicos dedicados a esta disciplina. Por fortuna, actualmente, millones de personas que quieren verse y sentirse bien empiezan a acudir a ella. Por supuesto, la tecnología es la principal aliada de esta especialidad, pues hace que los seres humanos de hoy vivan de 20 a 30 años más con buena salud. Si quieres conocer especialistas en esta materia, visita **www.proedad.com.**

¿CÓMO FUNCIONA?

La medicina anti-edad posee varias herramientas para controlar la edad. Las que presentaremos a continuación son las que fueron seleccionadas bajo nuestra experiencia y las recomendaciones de los médicos especializados en antienvejecimiento.

Ante todo, la medicina regenerativa o anti-edad requiere primero de un diagnóstico para establecer el tratamiento, a diferencia de la medicina convencional, que primero trata el síntoma y después la enfermedad.

El tratamiento antienvejecimiento depende de cada caso particular y del diagnóstico previamente realizado, que se clasifica en: preventivo, revertido y paliativo.

Si el diagnóstico es muy bueno, simplemente aconsejamos permanecer en ese nivel el máximo de tiempo biológico; si se observa un deterioro biológico, se da el tratamiento correspondiente para revertirlo y así rejuvenecer biológicamente el organismo; pero si se detecta un deterioro muy grave, el objetivo es tratar de que la persona llegue a su óptimo estado biológico para quitarle por lo menos 10 o 15 años.

En los tres tipos de tratamiento se utiliza la nutrición y el ejercicio anti-edad, el manejo del estrés, la suplementación y el equilibrio hormonal.

HERRAMIENTAS ANTI-EDAD

Primera herramienta: equilibrio hormonal

Las hormonas son la columna vertebral de esta medicina. Los especialistas en anti-edad afirman que no pueden emplear las herramientas antienvejecimiento sin una evaluación de los perfiles hormonales.

Es importante definir los diferentes estados de las hormonas, su disminución y sus repercusiones en otros sistemas y en el cuerpo en general. Comúnmente existe una percepción negativa hacia el tratamiento de reemplazo hormonal, el cual está ligado al uso de hormonas sintéticas que no son reproducciones de las hormonas que producimos en el cuerpo y que nos causan intoxicación.

Nosotros hablaremos de *hormonas bioidénticas*, que reaccionan exactamente igual que las nuestras. Nuestro consejo es que te informes en tu país acerca de la legislación en el uso de hormonas bioidénticas.

Sin reemplazo hormonal es imposible frenar el envejecimiento o deterioro de nuestro cuerpo.

Segunda herramienta: desintoxica tu cuerpo

Somos lo que comemos; nunca antes esta afirmación había sido tan trascendental debido a la mala calidad de los alimentos que consumimos, las toxinas provenientes de los conservantes artificiales y pesticidas, el daño del medio ambiente, las toxinas del agua y los metales que respiramos. Cada día resulta más difícil poder aislarse del medio tóxico en que vivimos; nuestro organismo no tiene la capacidad depurativa de autolimpiarse, porque la invasión de la contaminación es mayor y cada vez más intensa con el paso del tiempo.

Por fortuna tenemos a nuestro alcance mecanismos de purificación que apoyan el proceso depurativo del cuerpo: seguir una dieta orgánica con altos niveles de antioxidantes y tratar de consumir alimentos elegidos y adquiridos por nosotros mismos y cocinados en casa, de esta forma podemos controlar la calidad de los productos que ingerimos.

Realizar estos cambios de manera gradual mejorará tu vida y restaurará tu energía y tu salud.

Tercera herramienta: nutrición regenerativa

Una buena salud depende de una buena nutrición. Si te tomas en serio tu alimentación y escoges correctamente los alimentos que consumes, salvarás tu vida, te librarás de enfermedades y verás los beneficios reflejados en el espejo.

Problemas gástricos, deficiencias autoinmunes, cáncer, bajo estado de ánimo, infelicidad y aumento de peso son algunas de las afecciones preocupantes que se derivan de nuestros malos hábitos alimenticios. Cambiar nuestros alimentos no significa sacrificar el sabor y el placer por comerlos, sólo se trata de ser conscientes de la verdadera necesidad de nuestro cuerpo para funcionar correctamente y regenerarse.

Cuarta herramienta: suplementación necesaria

Nuestras fuentes de alimentos naturales se van agotando y los alimentos con que contamos contienen nutrientes, vitaminas y minerales pobres debido a todos los procesos artificiales y de refrigeración. Ésta es una de las causas por las cuales es importante tomar suplementos. Además, nuestras células necesitan ser reconstruidas por estos nutrientes que encontramos en la suplementación.

Esta nueva medicina nos presenta un avance notable en este campo: ya no basta con ingerir una dosis de multivitaminas, sino que debemos considerar sustancias antioxidantes especialmente esenciales para nuestro organismo. La vitamina D, el zinc, los omegas, el magnesio y el resveratrol son algunos de los suplementos que analizaremos.

La suplementación es una herramienta indispensable a la hora de comenzar nuestro programa anti-edad.

Quinta herramienta: cuida tu sistema digestivo

¿No te pasa que, a donde quiera que vas, siempre escuchas por lo menos a dos o tres personas quejarse de dolores de estómago, de estreñimiento, de gastritis o de colitis? Esto no es nada raro, ya que nuestros malos hábitos y estilos de vida afectan directamente a nuestro sistema digestivo. Los médicos anti-edad llaman al intestino «el segundo cerebro».

Mantener sano y en buenas condiciones el sistema digestivo garantiza que nuestro organismo en general funcione bien. La comida rápida o *fast food*, las sustancias químicas que agregan a este tipo de alimentos, el mal hábito de no masticar bien la comida, el abuso del azúcar, el alcohol, el desbalance de nuestras hormonas, el tabaco, la contaminación y, también, el estrés son factores que atacan directamente el funcionamiento del tracto digestivo, que va desde la boca hasta el ano.

Cuando leas el capítulo V, entenderás mejor la importancia que tienen los alimentos que le das a tu cuerpo e incluso la forma en que los comes. Entenderás qué sucede con las toxinas y cómo repercuten en todos los otros órganos. No es casualidad que alguien con problemas intestinales sufra de mareos o fatiga.

Resulta esencial entender la función y el trabajo del sistema digestivo; es básico para comenzar tu proceso anti-edad.

Sexta herramienta: baja tu nivel de estrés

Hoy día el estrés es considerado como una de las enfermedades más dañinas y silenciosas. ¿Quién no ha sentido síntomas de estrés, producto de nuestra vida diaria, nuestro trabajo, familia, etc.?

El estrés se refleja en todos nuestros órganos, afecta de forma importante el sistema endocrino, deprime el sistema inmunológico, aumenta las inflamaciones en cualquier parte del cuerpo, retiene líquidos y, por supuesto, sube la presión sanguínea. En la piel se manifiesta como acné, psoriasis, seborrea y alopecia. El cortisol se conoce como la hormona del estrés porque reacciona ante sus estímulos. Es un enemigo de la medicina anti-edad, por eso daremos algunos consejos y recomendaciones que nos han funcionado.

Séptima herramienta: ejercicios anti-edad

La importancia de mantener el cuerpo en movimiento va más allá de tener los músculos tonificados. El ejercicio activa el sistema endocrino, por ejemplo: la hormona del crecimiento. Realizar ejercicios aeróbicos (caminatas, subir escaleras, nadar, correr, etc.) durante veinticinco minutos diarios sube nuestro nivel de endorfinas[7], oxigena el cuerpo, tonifica los músculos y nos proporciona una mayor flexibilidad, entre otros beneficios. El ejercicio es un gran aliado para la medicina anti-edad.

Octava herramienta: duerme bien

Uno de los grandes secretos de la medicina anti-edad es dormir bien. El sueño profundo y reparador es una herramienta regenerativa del cuerpo. Si no tienes un balance hormonal, nunca vas a poder dormir bien; como consecuencia, tu cuerpo no restaura otras hormonas para que lleven a cabo sus funciones del día en forma efectiva.

---

7. Sustancias químicas naturales producidas por nuestro cuerpo que estimulan el centro del placer del cerebro.

Nosotros explicaremos el valor médico del sueño y cómo el insomnio crónico puede llevarnos a sufrir ataques cardíacos y sobrepeso. Para estar en forma, necesitas dormir; para ser feliz, necesitas dormir; para estar saludable, necesitas dormir; para equilibrar tus hormonas, necesitas dormir. Al dormir, tu cuerpo se repara y combate los procesos del envejecimiento.

Novena herramienta: la piel, un reflejo

Normalmente, las personas vemos el paso de los años en las arrugas y en la calidad de la piel (flacidez, humectación, manchas, etc.). La piel es el órgano más grande del cuerpo humano y el único visible; debemos entender que su condición es el reflejo de cómo estamos por dentro. Así que, más que atacar el problema desde afuera con cirugías y tratamientos externos, tenemos que ocuparnos de las condiciones de nuestros órganos internos, su funcionamiento e interrelación entre todos ellos. La piel es nuestro «órgano de choque», porque es en ella donde se refleja la realidad de la salud de nuestros órganos internos. Imagínate, si tu piel presenta acné o manchas, o bien está deshidratada, arrugada o escamada, ¿cómo estarán tu hígado, intestinos, páncreas y riñones?

Un desequilibrio hormonal puede producir una piel seca o con acné. La escasez de nutrientes o suplementación puede provocar arrugas prematuras, manchas y falta de colágeno. Tomar agua[8] y desintoxicar el cuerpo son dos grandes aliados para la belleza y la salud de la piel.

Lo que te proponemos en el capítulo IX es que comiences por hacerte una cirugía plástica interna, sin necesidad de bisturí.

---

8. Por cada 25 kilos de peso se debe tomar un litro de agua.

ENTREVISTA A LA DOCTORA PAMELA W. SMITH (ESTADOS UNIDOS)

La doctora Pamela W. Smith es directora de la Sociedad Metabólica Antienvejecimiento y Funcional de Medicina de la Academia Americana de Medicina Antienvejecimiento, así como codirectora del Programa de Maestría en Medicina Metabólica de la Escuela de Medicina en la Universidad del Sur de Florida.

Detén el tiempo[9]: Muchas gracias, doctora, es un honor que usted participe en este libro, pues sabemos que sus conocimientos y experiencia darán luz a nuestros lectores.

Pamela W. Smith[10]: Gracias.

DT: ¿Puede explicarnos qué significa «medicina funcional» y por qué debemos considerarla si queremos comenzar un proceso de antienvejecimiento?

PS: Nuestra meta es atacar la causa de un problema a través de los síntomas. También tenemos la capacidad de individualizar y de personalizar su cuidado. Hasta ahora, en la medicina, nos hemos regido convencionalmente por lo que llamamos «medicina de protocolo», que significa que a todos los pacientes con determinado trastorno se les prescribe y se les receta lo mismo, pero ahora, gracias al desarrollo de la ciencia, podemos ofrecer un cuidado individualizado.

DT: En la mayoría de los países de Latinoamérica y en algunas ciudades de Europa, la medicina tradicional trata únicamente los síntomas.

---

9. En adelante, DT.

10. En adelante, PS.

PS: Efectivamente, en parte porque determinadas medicinas o fármacos pueden provocar el agotamiento de algunos nutrientes. Esto significa que cuando se ingieren pueden producir el empobrecimiento de una vitamina hasta el punto de hacerla desaparecer; por eso, en la medicina anti-edad utilizamos un enfoque funcional: lo que hacemos es que, cuando le doy a un paciente un medicamento, también le proporciono el nutriente o los nutrientes que se agotan cuando se consume dicho medicamento.

DT: La población mundial está envejeciendo. Por ejemplo, en Estados Unidos y en México, más del 50% de la población llegará a ser mayor de 60 años durante los próximos diez años. Algo similar pasará en varios países de Latinoamérica y Europa.

Esto es una preocupación para el sistema de salud a causa de todas las enfermedades asociadas con el envejecimiento. ¿Qué podemos hacer desde el punto de vista de la medicina antienvejecimiento para mejorar la calidad de vida?

PS: Cuatro cosas en realidad, porque actualmente, en la mayoría de los países, cumplir 60 años significa en verdad que uno está en la mediana edad. Todo se reduce al ejercicio, a cómo se come y a si uno se encuentra hormonal y nutritivamente sano.

DT: Sí, es genial que ahora tener 60 años signifique estar en la mediana edad, pero la obesidad y la diabetes son las dos grandes enfermedades del pueblo de México, el país con mayor número de personas obesas, incluyendo niños y adultos. ¿Cómo tratar la obesidad? Le pregunto esto porque sé que usted tiene su propio sistema para combatir este problema y prevenirlo.

PS: Desde luego, queremos prevenir la obesidad, y lo que la gente debe entender es que el hecho de que alguien tenga sobrepeso puede deberse a muchas causas. No se trata tan sólo de las calorías ingeridas y las quemadas, de otra manera todo el mundo tendría el peso que desea. Tenemos que ver otros aspectos diferentes, que van desde las hormonas hasta el estrés, la desintoxicación, las alergias, incluso su genoma. Hoy en día podemos medir los genes de cualquier persona y averiguar por qué ha heredado ciertos tipos de predisposiciones, lo cual significa que, por ejemplo, se puede determinar que ha heredado un gen que favorece la aparición de la diabetes con únicamente exponer su cuerpo a un ambiente poco adecuado. La población hispana tiene una tasa muy alta de diabetes, y lo que queremos es tener la capacidad de comenzar a prevenir el problema cuando las personas son aún jóvenes, no limitándonos a tratarlas cuando ya han desarrollado la enfermedad.

Queremos enseñar al cuerpo a ayudar a la insulina a funcionar mejor, tenemos muchas herramientas que pueden ayudarnos a que eso suceda.

DT: Es bueno tener esperanzas *(risas)*. En nuestro libro, señalamos que las hormonas y la sinfonía existente entre ellas (de la cual usted habla en sus libros) son la clave para mejorar nuestra calidad de vida. ¿A qué edad es bueno comenzar con el tratamiento de reemplazo hormonal?

PS: Bueno, las hormonas del cuerpo realmente son una sinfonía, y la sinfonía debe ser armoniosa para que la gente esté saludable. Desde que nacemos, tenemos hormonas y, en cada etapa de nuestras vidas, las hormonas van fluctuando: se desequilibran en la pubertad, en el embarazo, cuando nace el bebé, en la perimenopausia y la menopausia. Las hormonas tratan de acomodar su ritmo y por lo general no logran equilibrarse naturalmente de manera óptima, pero ahora tenemos una ciencia que ayuda a que esto suceda.

También los hombres pierden hormonas. Y la pérdida de testosterona, por ejemplo, no sólo les afecta a nivel sexual: la testosterona en los hombres tiene la función de disminuir la cantidad de colesterol y azúcar en la sangre y la presión sanguínea. Así que, si los niveles de esta hormona bajan, se ven afectados el control de peso, la memoria y muchas otras cosas.

DT: ¿Cuál ha sido su experiencia con las hormonas bioidénticas después de todos estos años?

PS: Muy buena. La ciencia nos ha demostrado que tenemos que mantenernos hormonalmente sanos, y las hormonas bioidénticas se prescriben para ello. Las llamamos «naturales» o «bioidénticas» porque tienen la misma estructura química que las producidas por nuestro cuerpo, aunque algunas provienen de los camotes (batatas).

DT: ¿Cuáles son los problemas relacionados con las hormonas que no son bioidénticas?

PS: Cuando las hormonas no tienen la misma estructura química que las producidas por nuestro cuerpo o no son bioidénticas, no funcionan de la misma manera en nuestro organismo que las naturales.

DT: ¿Crean inflamación?

PS: Sí. La inflamación puede estar causada por muchos factores y es en realidad la clave para prevenir las enfermedades crónicas. Por ejemplo: si se tiene sobrepeso, se crea una inflamación corporal. Y la inflamación es como el óxido que se forma sobre un automóvil; lo eliminamos porque no queremos que el coche se oxide ni por dentro ni por fuera.

DT: Bueno, la mayoría de las personas están preocupadas por la testosterona, porque, cuando se habla de hormonas, por lo general se piensa en las hormonas sexuales. Pero ¿qué sucede con otras hormonas sexuales como la dehidroepiandrosterona, la DHEA, tanto en mujeres como en hombres y cómo deberíamos cuidar los niveles de esta hormona?

PS: Sí, la DHEA también es una hormona sexual. Tanto en hombres como en mujeres produce estrógeno y testosterona; asimismo, equilibra el cortisol, que a su vez equilibra el estrés. A medida que envejecemos, la DHEA decrece, pero igualmente puede llegar a decrecer cuando se es muy joven si se está estresado.

DT: El estrés... Cuando se habla de la medicina antienvejecimiento es imposible olvidarnos de él. La gente no le presta mucha atención al estrés y a los problemas que puede introducir en la salud. ¿Qué pasa realmente en nuestros cuerpos cuando decimos: «Dios mío, me siento muy estresada»?

PS: Cuando estamos estresados, el cuerpo fabrica cortisol, la hormona responsable del estrés, pero se supone que los niveles de cortisol vuelven a bajar de forma inmediata. Si permanecen altos, entonces el colesterol, el azúcar en la sangre y la presión sanguínea pueden subir.

La tiroides (la glándula reguladora del cuerpo) puede no funcionar igual. Se puede aumentar de peso en el área media, el sistema inmune puede verse afectado, al igual que la memoria, etc. Todo eso puede suceder si se está estresado.

DT: Vivimos en un estado continuo de estrés. Hay estrés «bueno», que es el que nos alerta cuando «el león nos está persiguiendo y tenemos que correr», ¿cierto? Pero quizá la gente no entiende lo perjudicial que resulta mantener un elevado nivel de estrés durante mucho tiempo. No se puede seguir huyendo del león durante semanas o meses. ¿Qué sucede en nuestro organismo cuando seguimos manteniendo nuestro cuerpo en ese estado físico?

PS: Si se está estresado durante un período de tiempo muy largo, se vive con una fatiga extrema, el cuerpo no se encuentra realmente saludable y se favorece la aparición del 90% de las enfermedades crónicas. En realidad, nadie puede «evitar» el estrés, porque si algo se encuentra fuera de nuestro control, nos estresamos. Lo que se puede hacer es cambiar nuestra manera de reaccionar.

DT: ¿Cómo?

PS: Por ejemplo, una noche viajaba en una de las compañías aéreas más importantes y tuve mucha suerte porque me cambiaron a primera clase, ya que viajo de manera frecuente con esa aerolínea. El hombre que viajaba a mi lado quiso una copa de vino tinto. Desafortunadamente, pasamos por una turbulencia justo cuando estaban abriendo una botella y todo el vino me cayó encima. Yo me reí. Me pude haber molestado, ¡pero me reí! A eso me refiero con mitigar el estrés. Muchas cosas que son así de pequeñas no merecen que nos molestemos.

DT: Así que podemos decir que el estrés es una cuestión de actitud.

PS: El estrés puede definitivamente llegar a ser una cuestión de actitud. Hay muchísimas circunstancias que están fuera de nuestro control, pero podemos controlar la manera en la que reaccionamos.

DT: Por favor, háblenos de la tiroides y de cómo afecta a las mujeres cuando no está equilibrada y por qué hay que cuidar la T3[11] y la T4[12]y también cómo afecta a los hombres.

PS: Tanto para los hombres como para las mujeres, la tiroides regula todo lo que sucede en el cuerpo. Así que debe estar funcionando óptimamente (no sólo de manera normal, sino óptima). Cuando el cuerpo produce hormonas tiroideas, en realidad está produciendo dos: la T3 y la T4. Así que si la tiroides está baja, es importante reemplazar, con una prescripción, ambas producciones, tanto de T3 como de T4, para que el organismo trabaje de la misma manera en la que siempre lo haría.

---

11. Hormona que desempeña un papel importante en el control corporal del metabolismo.

12. Tiroxina; se puede hacer un examen de laboratorio para medir su cantidad en la sangre.

DT: Hemos escuchado maravillas sobre la melatonina[13]. ¿Qué es cierto de lo que nos dicen de ella y qué beneficios tiene sobre nuestro organismo?

PS: La melatonina nos ayuda a dormir, pero además influye sobre el sistema inmunológico, así que la utilizamos para tratar muchas enfermedades distintas, incluso para tratar el cáncer de mama. Es importante que durmamos lo suficiente, alrededor de seis horas y media como mínimo cada noche, ya que dormir nos ayuda a no envejecer, y nuestro cuerpo puede producir suficiente melatonina si dormimos bien. Pero la melatonina tiene otras muchas funciones, por lo que, dada su importancia, medimos sus niveles para determinar cuál es el más adecuado para cada paciente.

DT: Queremos impulsar este tipo de medicina y acercar sus beneficios al público en general y usted está haciendo una magnífica labor ayudando a la gente con esta especialidad.

PS: Estamos muy contentos de que la Academia Norteamericana de Médicos de Antienvejecimiento sea una organización a nivel mundial que ayuda a la gente a mantenerse sana hasta los 100 años. Y me siento particularmente muy satisfecha porque uno de mis libros, *What You Must Know about Women's Hormones*, actualmente se está traduciendo al español.

DT: ¡Excelente noticia para Latinoamérica y España! No obstante, he oído que hay un sector de profesionales de la medicina que no está de acuerdo con la medicina anti-edad. ¿Qué podemos decir a la gente sobre esta disyuntiva?

PS: Eso siempre me causa mucha gracia, ya que muchos creen que

---

13. Hormona que produce la glándula pineal, situada en el cerebro. La melatonina puede ayudar a nuestros cuerpos a saber cuándo es hora de ir a acostarse y cuándo es hora de levantarse.

lo que hacemos en la medicina metabólica y antienvejecimiento no es científico, pero de hecho, para resumirlo, nosotros trabajamos aspectos de la bioquímica y de la fisiología del cuerpo. La medicina antienvejecimiento no es una medicina alternativa ni complementaria; nuestros tratamientos se basan en realidad en el funcionamiento del cuerpo. Cuando los médicos asisten a una conferencia de medicina metabólica y antienvejecimiento, se sorprenden mucho, porque descubren que podemos individualizar el cuidado de los pacientes, que usamos la bioquímica y la fisiología del cuerpo y que podemos medir sus niveles químicos, hormonales, biomarcadores, motricidad, densitometría, etc., con precisión. La nuestra es una de las especialidades más científicas que hay.

Capítulo I

Primera herramienta: equilibrio hormonal

Según la medicina anti-edad, el primer paso para tener una buena salud es el balance y el reemplazo hormonal. No obstante, en países como México y algunos de Latinoamérica, son muchos los médicos y pacientes que no están de acuerdo.

Nosotros, como pacientes que hemos experimentado los beneficios de la medicina antienvejecimiento, asesorados y guiados por un grupo de médicos especialistas, podemos afirmar que el equilibrio hormonal es el principio del tratamiento anti-edad.

Se tiene como creencia general que, con el paso de los años, las hormonas decaen y, por lo mismo, aceptamos como normales todas las enfermedades asociadas a esta pérdida de hormonas y al envejecimiento. Hoy sabemos, gracias a la medicina anti-edad, que con la baja producción de hormonas nuestro cuerpo envejece y no al revés.

Partiendo de esta teoría y entendiendo que todos tenemos un sistema endocrino con muchas hormonas interactuando y circulando en nuestro torrente sanguíneo, es imperativo realizar, a partir de los 27 años, un perfil hormonal para conocer dónde estamos en el proceso de deterioro, con el objetivo de que las hormonas que llegan a su cúspide entre los 20 y 27 años puedan comenzar a ser reemplazadas en el momento en que decaen.

Una creencia era que, debido a la menopausia —así como a la peri y posmenopausia— o a una histerectomía, las mujeres eran las únicas que debían ingerirlas.

La nutrición es un 70% de tu salud, el ejercicio y el estilo de vida un 25% y las hormonas sólo el 5%. Sin embargo, cuando este 5% no está equilibrado, el otro 95% no funciona apropiadamente.

Un tema de controversia es el de las hormonas sintéticas y las hormonas bioidénticas. Los especialistas que hemos entrevistado recomiendan el uso de estas últimas para el tratamiento del reemplazo hormonal. Por ello, es importante recalcar que cuando en este libro nos refiramos a hormonas estaremos hablando de las «bioidénticas».

HORMONAS SINTÉTICAS

Las hormonas sintéticas están hechas de la progesterona proveniente de las plantas y de los estrógenos de origen animal; sin embargo, estas hormonas no son iguales a las hormonas que tu cuerpo utiliza.

Por lo general, se añaden en un enlace covalente o molecular con el fin de que pueda ser patentado.

Actúan como toxinas debido a que su composición no puede ser metabolizada de forma apropiada por el cuerpo.

Al contrario de las hormonas sintéticas, las hormonas bioidénticas u hormonas naturales son réplicas de las hormonas naturales del cuerpo.

Las hormonas bioidénticas provienen de la soya, el ñame y otros extractos de plantas y son manipuladas en el laboratorio para ser biológicamente idénticas a las hormonas que el cuerpo produce.

Generalmente, los hombres de edad mediana no reconocen los cambios hormonales porque sus síntomas no ocurren tan abruptamente como en las mujeres. La disminución en la producción hormonal en los hombres se realiza de forma gradual a lo largo de los años, aunque en algunos casos muy raros les puede suceder a los 35. Es interesante ver cómo se sienten bien hasta que su sexualidad comienza a decaer. No se percatan de que su carácter empieza a cambiar debido a que la testosterona y la DHEA inician su declive. A este decaimiento se le llama *andropausia*.

La andropausia común empieza a los 40 años y es muy diferente de la menopausia femenina, ya que el hombre puede entrar y salir en este ciclo sin problemas. También se genera por la falta o exceso de ejercicio, por el uso de fármacos, por estrés, por depresión, por el consumo de drogas, por tomar bebidas alcohólicas o por fumar. No obstante, en la mayoría de casos los hombres no son conscientes de estos cambios.

A los 20 años, un hombre promedio produce 1.000 nanogramos por decilitro de testosterona en la sangre; a los 30 años, alrededor de 900; a los 50, unos 700, y a los 90 culmina con 200.

Esta disminución de la testosterona es mucho más grave de lo que nos podemos imaginar porque no sólo afecta la libido, sino también a la salud en general. Los síntomas más frecuentes asociados con la reducción del nivel de andrógenos pueden incluir:

- Disminución del deseo sexual e insatisfacción.
- Osteoporosis.
- Trastornos del sueño.
- Pérdida de elasticidad en la piel.
- Fatiga.
- Irritabilidad.
- Disminución de la masa y el tono muscular.
- Sudoración excesiva.
- Pérdida de atención.
- Dolor en las articulaciones.
- Aumento en los depósitos de tejido adiposo.

La mayoría de los hombres con niveles bajos de andrógenos no buscan tratamiento por ignorancia o porque creen que lo que les pasa «forma parte de la vida». Sólo un 10% utiliza terapia sustitutiva.

El primer paso que deben dar los hombres es reconocer que sufren estos trastornos e informarse de que pueden prevenirse si consultan a un especialista. Las hormonas bioidénticas son una gran ayuda en este sentido, como también lo son los suplementos, la alimentación y el cambio de estilo de vida.

Es importante saber que la andropausia no está sólo medida por el grado de libido o erección del hombre, y que «la pastillita azul» no es la solución. La evaluación y prevención son responsabilidad del hombre que desea vivir con calidad y juventud.

Los cambios físicos para la mayoría de las mujeres ocurre entre los 46 y los 56 años, y la edad promedio para la menopausia es de 51; raramente puede suceder a los 30 o aparecer más allá de los 60.

La mayoría de las mujeres desconoce que la osteoporosis, los trastornos cardiovasculares y la enfermedad de Alzheimer, que son patologías extremadamente peligrosas, pueden ser provocadas por desequilibrios hormonales.

El reemplazo hormonal es el primer paso, como ya hemos dicho, en la medicina anti-edad. Recurrir a un médico especializado para que te haga un perfil hormonal es un excelente primer paso. Si estás en manos de un buen profesional de la salud, no debes tener miedo a este tratamiento. Tus hormonas seguirán declinando con los años, y lo que se pretende con esta terapia de reemplazo es detener la curva de esa caída.

HORMONAS PRIMARIAS

Si alguna de tus hormonas primarias —tiroideas, suprarrenales, hidrocortisona e insulina— se encuentra en un nivel demasiado bajo o demasiado alto, o si falta, puede que no te quede mucho tiempo de vida, pues ellas son las que regulan el organismo.

Hormonas tiroideas

La tiroidea es una hormona primaria, es decir, si está en el cuerpo en cantidades altas o bajas durante períodos prolongados, se está en peligro de muerte. La glándula tiroides tiene forma de mariposa y se ubica debajo de la manzana de Adán. Las hormonas producidas en esta glándula endocrina son las responsables del metabolismo, o sea, de todos los procesos físicos y químicos que controlan la eficiencia y la velocidad en la que las células trabajan.

Si la tiroides produce hormonas muy despacio, rápidamente se notará el aumento de peso. La inflamación del cuerpo se detecta con facilidad, comúnmente comienza en el área de la cara. También engorda la parte superior de los brazos y, eventualmente, la grasa se distribuye por todo el cuerpo.

Los desequilibrios tiroideos pueden manifestarse en síntomas físicos, mentales o emocionales, ya que cualquier órgano puede verse afectado por la tiroides. Cada célula, desde la cabeza hasta los pies, depende de la adecuada función tiroidea para su desarrollo.

ALGUNOS SÍNTOMAS DE DESEQUILIBRIO DE LA HORMONA TIROIDEA

- Dolor crónico
- Fatiga
- Piel seca
- Presión sanguínea alta o baja
- Latidos cardíacos ligeramente irregulares
- Apnea del sueño
- Sensibilidad al frío o al calor
- Aumento de peso sin explicación alguna
- Pérdida de las cejas
- Estreñimiento
- Infecciones repetidas
- Uñas quebradizas
- Movimientos lentos
- Lentitud al hablar
- Ronquera crónica
- Caries continuas
- Encías inflamadas
- Dientes putrefactos
- Dolor de cabeza
- Niveles elevados de colesterol

Algunas anormalidades en el desarrollo de los genitales, del hipotiroidismo y de la corta estatura están primordialmente controladas por la glándula tiroidea.

Es muy importante hacerse un análisis tiroideo una vez al año.

Suprarrenales

Cuando el estrés se mantiene durante un período prolongado, las glándulas suprarrenales se acaban las reservas de energía y de hormonas en el cuerpo. En consecuencia, este estrés debilita al sistema inmunológico e inhibe la producción de glóbulos blancos que protegen al cuerpo contra los invasores ajenos, en particular la función de los nódulos linfáticos.

La disfunción adrenal provoca debilidad, fatiga y un sentimiento de tristeza profunda, y también interfiere en los patrones y los ritmos del sueño.

Las alergias, las infecciones, un bajo nivel de azúcar y una baja presión sanguínea pueden presentarse cuando se tienen unas suprarrenales débiles, en el caso de algunas personas. Si este estado continúa, los niveles de las otras hormonas se ven afectados.

Las glándulas suprarrenales regulan el índice metabólico del cuerpo, lo cual significa que controlan el metabolismo de proteínas, grasas y carbohidratos. También regulan la energía de los nervios, la física, la glandular y el proceso de oxidación.

Muchos desequilibrios hormonales son el resultado directo de una insuficiencia suprarrenal, y cuando estas hormonas se agotan, no se pueden producir los niveles adecuados de cortisol ni de DHEA.

Si el estrés se prolonga, puede tener un serio impacto en las suprarrenales y hacer que se encojan y reduzcan su producción, lo que puede provocar un daño celular que cause una reacción en cadena, acelerando así el proceso de envejecimiento.

Las suprarrenales son el director de la orquesta, dirigen al resto del sistema endocrino para mantener a todas las hormonas reguladas. Sabiendo que su función es tan importante, se puede apreciar por qué nos sentimos tan mal cuando se encuentran desbalanceadas. Sarpullidos, espinillas y aumento de peso son terribles consecuencias de unas suprarrenales agotadas; esta disfunción puede provocar un cambio hormonal general que afecte al sistema completo, por lo que es esencial regularizar las funciones de las suprarrenales.

Hay muchos casos de personas que han agotado sus glándulas suprarrenales a causa del exceso de trabajo, por lo tanto, han necesitado tomar suplementos de cortisol bioidéntico. Ésta puede ser una advertencia para todos los adictos al trabajo: siempre hay un precio que se debe pagar. El agotamiento de cortisol te puede provocar un ataque al corazón.

Exceso de trabajo, infelicidad, falta de confianza en ti mismo y no dormir lo suficiente contribuyen al agotamiento suprarrenal. Meditar, dormir más, comer mejor, eliminar el consumo de bebidas carbonatadas y tomar cortisol —hidrocortisona— puede restaurar el balance suprarrenal, para recuperar energía y reparar ciertas condiciones, como las manchas de la edad, el estreñimiento, las ojeras, los cambios de humor, el mareo, la respiración limitada, la falta de concentración, los edemas y la hipoglucemia.

Es momento de tomar conciencia de nuestro estrés y de nuestra forma de vivir. ¿Estás cuidando tus suprarrenales?

Cortisol o hidrocortisona: hormona del humor, del estrés y del envejecimiento prematuro

El cortisol o hidrocortisona es vital para el organismo, no se puede vivir sin esta hormona, pues sus efectos, si funciona bien, son maravillosos, ya que estimula el apetito, aumenta los niveles de energía, mejora la digestión, facilita los movimientos de las articulaciones, alivia la inflamación y el dolor y mejora el sistema inmunológico. Aunque esta hormona está asociada con el estrés, en realidad es la hormona del antiestrés cuando se encuentra equilibrada.

La hidrocortisona también estimula el cerebro, los músculos, el corazón y los sistemas circulatorio y respiratorio. Asimismo, combate ciertos tipos de cáncer, como la leucemia y algunos linfomas.

La hidrocortisona es secretada en pequeñas cantidades por las suprarrenales; si la hidrocortisona es elevada, las suprarrenales se agotan y dejan de funcionar correctamente, y uno de los efectos es que dormir se vuelve imposible, en consecuencia, la irritabilidad aumenta, lo que provoca un sentimiento de malestar general.

La hidrocortisona responde ante la luz, aunque ésta sea escasa.

La luz de la computadora o las luces de las lámparas de noche podrían ser un factor que impida el sueño. Al anochecer los niveles de esta hormona disminuyen de manera natural y ello nos permite dormir, pero debido a que llevamos una vida estresada, sus niveles se mantienen artificialmente elevados, lo que pone en marcha un círculo vicioso poco saludable.

Las personas que viven en constante estrés tienen niveles muy altos de hidrocortisona, ya que presionan sus glándulas suprarrenales. El uso excesivo de esta hormona produce agotamiento y, como consecuencia, fatiga crónica.

ACCIONES PRINCIPALES DEL CORTISOL

- Ayuda a la resistencia física y mental ante el estrés
- Sube tu nivel de energía
- Aumenta tu presión sanguínea
- Disminuye la inflamación
- El cortisol es esencial para la vida

Si las glándulas suprarrenales están demasiado activas, la persona puede experimentar euforia, tener un nivel de actividad excesivamente elevado o desarrollar algún tipo de manía. Todos conocemos a alguien de tipo maniaco que, después de un tiempo, simplemente ya no soportamos porque nos agota.

La persona promedio produce de forma natural entre 15 y 35 miligramos de cortisol al día; sus niveles son más altos por la mañana y disminuyen por la tarde-noche. Aquellos que viven permanentemente estresados pueden tener altos niveles de cortisol hasta agotarlo. Si se llega a este punto, es recomendable que se tome unas vacaciones para que vuelva a sentirse bien.

Con la cantidad adecuada de cortisol el estrés no puede deprimir al organismo, pero si al final del día el individuo experimenta ansiedad, se frustra por nimiedades, no se siente capaz de confrontar o alejarse de una situación o se paraliza y tiene pensamientos suicidas, necesita que un médico revise sus niveles de hidrocortisona.

Esta hormona ayuda al cuerpo a responder bien ante el estrés; sin embargo, en la actualidad la agotamos al secretarla a lo largo de todo el día a medida que lidiamos con la gran cantidad de actividades que nos exige la vida moderna. De tal forma, nos quedamos con una reserva muy pequeña. Este estado de salud nos convierte en presa fácil de infartos al corazón.

Si a los altos niveles de cortisol se suma demasiada comida basura (sin valor nutritivo), cafeína y alcohol, las personas que tienen altos niveles de estrés y niveles crónicamente bajos de hidrocortisona aumentan de peso, ya que inclusive un exceso temporal de hidro-

DEFICIENCIA DE CORTISOL: SEÑALES Y SÍNTOMAS

- Fatiga (esencialmente cuando se está estresado y por las tardes)
- Debilidad muscular
- Desasosiego
- Irritabilidad
- Mareo, somnolencia, falta de concentración
- Hipotensión ortostática o postural
- Síncope
- Náusea
- Vómitos
- Anorexia
- Incomodidad abdominal, dolor
- Diarrea
- Pérdida de peso
- Antojos intensos de azúcar y/o alimentos salados
- Fiebre
- Taquicardia
- Palpitaciones
- Hiperpigmentación de áreas expuestas: rostro, piernas, dedos, uñas, pezones, marcas de nacimiento, cicatrices, rodillas y nudillos
- Hiperpigmentación de áreas no expuestas: pliegues de las palmas de las manos, encías, lengua y mucosa bucal
- Piel pálida, fría y húmeda

cortisona causa que la grasa se deposite en la región abdominal. Este peso adicional nos hace estar más somnolientos, por lo tanto, comemos más para sobrevivir durante el día. Saber cómo comer adecuadamente puede mantener nuestra energía estable sin tener que recurrir a este patrón destructivo.

CORTISOL: DEFICIENCIA-EXCESO

DEFICIENCIA

Mental:

- Baja resistencia al estrés
- Distrofia/ánimo decaído
- Fatiga parecida a la de los resfriados (aumenta a causa del estrés y estando en posición vertical)
- Presión sanguínea baja
- Dolor reumático, artrítico
- En ocasiones, poco apetito (eventualmente con delgadez)
- Problemas digestivos, náusea
- Antojos de azúcar o de alimentos salados. Hambre en general
- Hipoglucemia. Ésta desaparece cuando se come azúcar

EXCESO

- «Sobrecargado» con demasiada energía
- Provoca antojos
- Produce estrés (agitación excesiva, euforia)
- Rostro hinchado, rojizo
- Está relacionado con el síndrome de Cushing
- Joroba de búfalo
- Pérdida de cabello, alopecia
- Adelgazamiento de la piel
- Moratones
- Desgastamiento muscular
- Adelgazamiento de huesos, colapsos vertebrales (osteoporosis)
- Aumento de peso
- Presión sanguínea alta

El cortisol puede ser reemplazado, según se determine a través de una prueba de sangre, saliva u orina, de acuerdo con las necesidades particulares de cada paciente y siempre siguiendo las indicaciones del médico especialista en anti-edad o el endocrinólogo.

En este punto, cabe señalar que la hidrocortisona de la que estamos hablando es un producto bioidéntico, elaborado en un laboratorio con las especificaciones correctas para cada persona. No nos referimos a los esteroides de farmacia llamados cortisona.

Recuerda, es importante que entiendas cómo funciona tu cuerpo si es que quieres mantenerlo saludable.

SÍNTOMAS ASOCIADOS CON PROBLEMAS CON EL CORTISOL

- Fatiga parecida a la del resfriado: se incrementa con el estrés o estando boca arriba
- Somnolencia, mareo e incluso confusión
- La persona se colapsa o paraliza ante situaciones de estrés
- Antojos de azúcar, sal o comida condimentada
- Hipoglucemia
- Sufre intensamente en situaciones de estrés
- Mal humor en situaciones de estrés
- Depresivo en situaciones de estrés
- Aprehensivo o incluso con ataques de pánico en situaciones de estrés
- Rostro delgado
- Cuerpo delgado (u obeso por ingesta excesiva de azúcar)
- Palmas de las manos húmedas
- Gastroenteritis
- Colitis
- Alergias
- Dolor reumatoide en las articulaciones

Aldosterona

La aldosterona aumenta la reabsorción del sodio y agua y la liberación de potasio en los riñones. Esta acción eleva la presión arterial.

DEFICIENCIA DE ALDOSTERONA

SIGNOS

- Rostro pálido, hundido
- Apariencia somnolienta, distraída
- Presión sanguínea baja o muy baja
- Signos de deshidratación: pliegues duros en la piel, hendiduras en la lengua (marcas de dientes), presión intraocular disminuida, arrugas marcadas

SÍNTOMAS

- Cuando se está sentado o de pie: somnolencia, se siente como si fuera un zombi
- Distracción, falta de concentración, se sueña despierto, cuesta trabajar y concentrarse en algo
- Se siente mejor cuando está acostado o si se está moviendo todo el tiempo
- Poliuria con un volumen significativo de orina

EXCESO DE ALDOSTERONA

SIGNOS

- Rostro rojizo e inflado
- Presión sanguínea alta
- Señales de retención de líquidos
- Manos y pies inflamados

SÍNTOMAS

- Sensación de estar bajo presión
- Inflamación de pies y manos

Insulina

La insulina es la última de las hormonas primarias; la produce el páncreas y sus efectos en el envejecimiento son profundos. Los bajos niveles pueden deberse a la diabetes o a una mala nutrición como consecuencia de no comer nada en absoluto, por no consumir suficientes carbohidratos o por ejercitarse en exceso.

Los altos niveles de insulina se pueden deber a fumar, al estrés, a comer en exceso, a tener bajos niveles de estradiol, al efecto de las dietas yoyó y al consumo de alcohol.

Todos conocemos la gravedad de tener la insulina elevada en el caso de los diabéticos. Sin embargo, los patrones alimenticios de la mayoría de los latinos están poniendo a prueba constantemente las habilidades del cuerpo para soportarlos.

NIVELES ALTOS DE INSULINA

Los niveles elevados de insulina pueden provocar:

- Presión sanguínea elevada
- Anomalías de grasa en la sangre
- Mal funcionamiento del sistema inmunológico
- Envejecimiento biológico acelerado
- Acné
- Inflamación en los tobillos
- Ardor de pies
- Constipación
- Disminución de la memoria o de la concentración
- Depresión
- Agotamiento
- Ciclos menstruales irregulares
- Irritabilidad
- Retención de líquidos
- Aumento de peso especialmente en el torso

Si ingerimos demasiadas sustancias químicas y grandes cantidades de azúcar, como pan, pasteles, arroz blanco, pasta y todo tipo de almidones, estamos dañando gravemente nuestro organismo.

Algunos alimentos ya digeridos entran al flujo sanguíneo, por ejemplo, la glucosa del azúcar, que el cuerpo usa como fuente de energía. La insulina dirige a la glucosa, la cual es capaz de pasar del flujo sanguíneo a través de las membranas celulares y hasta las células, en donde es consumida como combustible. Es decir, la insulina sirve como llave para pasar el azúcar, que es energía, a la sangre.

Los altos niveles de insulina provocan que el cuerpo de la mujer enfoque la producción hormonal en sustancias no relacionadas con el estrógeno, lo cual resulta negativo para su organismo porque el estrógeno protege contra la osteoporosis, las afecciones cardíacas y la enfermedad de Alzheimer.

Un nivel bajo de estrógeno y un nivel alto de insulina alteran la composición y la forma del cuerpo, provocando un aumento poco saludable de peso. Esto se convierte en un factor de riesgo para la presión sanguínea alta y las enfermedades cardíacas, y favorece más desequilibrios hormonales. Te aconsejamos que leas la entrevista al doctor Damiano Galimberti, en el capítulo III, donde explica con detalle el funcionamiento de la insulina.

TRASTORNOS ASOCIADOS CON UNA DEFICIENCIA DE INSULINA

- Excesiva delgadez, con frecuencia desde la infancia
- Hipotrofia muscular
- Fatiga
- Algo de poliuria (volumen de orina superior a la normal)
- Polidipsia (aumento anormal de la sed)

Hormonas secundarias

Estrógeno

El estrógeno es, básicamente, una hormona femenina y es una de las hormonas dominantes en el cuerpo humano, pues puede afectar muchos órganos y tejidos, incluyendo el cerebro, el hígado, los huesos y la piel, así como el útero, el tracto urinario, los senos y los vasos sanguíneos.

Cuando las mujeres tienen una deficiencia de estrógeno, pueden sufrir muchos problemas, incluyendo aumento de peso sin razón aparente, inflamación, comezón, sudoración, sofocos o bochornos infecciones en la vejiga, depresión, fatiga y palpitaciones.

El estrógeno también es una hormona sexual, junto con la progesterona y la testosterona. Cuando alguien tiene los niveles hormonales sexuales bajos, no puede disfrutar de su sexualidad.

Trastornos asociados con alteraciones en los niveles de estrógeno

Niveles bajos de estrógenos

- Aumento de peso inexplicable
- Forma corporal de pera o manzana
- Inflamación
- Comezón, picazón
- Sudoración y sofocos o bochornos
- Depresión
- Irritabilidad
- Sensible o triste
- Problemas para dormir
- Pensamientos confusos
- Incontinencia
- Ojos llorosos
- Alergias
- Baja libido
- Taquicardia
- Fatiga
- Baja densidad en huesos
- Relaciones íntimas dolorosas
- Infecciones en la vejiga

TRASTORNOS ASOCIADOS CON ALTERACIONES EN LOS NIVELES DE ESTRÓGENO (continuación)

NIVELES ALTOS DE ESTRÓGENOS
- Inflamación e hinchazón
- Sangrados menstruales fuertes
- Acumulación de grasa en caderas
- Pechos con fibroquistes
- Cambios de humor
- Ansiedad
- Irritabilidad
- Depresión
- Somnolencia
- Antojos por carbohidratos
- Deseo sexual inhibido
- Pechos doloridos e hinchados
- Pensamientos confusos
- Fibromas
- Dolores de cabeza antes del período
- Migraña
- Aftas
- Infecciones vaginales

Progesterona

La progesterona, básicamente, es una hormona femenina, pero también se encuentra en los hombres en cantidades pequeñas. Se produce en los ovarios, en las glándulas suprarrenales y en la placenta durante el embarazo. Tiene un efecto relajante, y también repara y mantiene el cerebro saludable, crea masa ósea, es un diurético natural, quema la grasa y ayuda a prevenir el cáncer y a equilibrar el estrógeno.

En la terapia hormonal de reemplazo es muy importante que la proporción sea la correcta, sólo un doctor cualificado puede ayudar a encontrar este equilibrio. El equilibrio hormonal es la meta en cualquier edad, no únicamente para sentirse bien, sino principalmente para estar sano. Comenzarás a sentirte bien muy rápidamente, pero, para lograr un buen equilibrio, se necesita cierto tiempo, algunas semanas o quizá meses.

Muchas mujeres jóvenes tienen un estado de «estrógenos dominantes» y se sienten desequilibradas. Pero el hecho de que el estrógeno sea la hormona dominante no quiere decir que sus niveles sean demasiado altos, sino que no producen suficiente progesterona. Por lo tanto, es normal que empiecen a tomar únicamente progesterona para equilibrar su organismo, ya que están produciendo el estrógeno suficiente. En definitiva, los dos tipos de hormona se complementan

SIGNOS Y SÍNTOMAS DE LA DEFICIENCIA DE ESTRÓGENO (Y PROGESTERONA)

SÍNTOMAS
- Sofocos o bochornos
- Sudoración
- Letargo
- Pérdida de libido
- Tensión/irritabilidad
- Insomnio
- Ansiedad
- Dolores de cabeza
- Dolores musculares/dolores en las articulaciones
- Depresión
- Cambios en la piel/cambios en el cabello
- Pérdida de memoria/pérdida de concentración

SIGNOS
- Vagina seca
- Temores relacionados con el envejecimiento y la salud
- Pérdida de confianza
- Aumento de peso
- Indigestión/náuseas
- Dispareunia
- Palpitaciones/mareos
- Dolor de espalda
- Hormigueo en la piel
- Pérdida de feminidad
- Síntomas urinarios

—el estrógeno equilibra a la progesterona—, por lo que debe haber proporción entre ambos.

La progesterona defiende a las mujeres del cáncer de mama, disminuye la retención de líquidos, ayuda a mantener los niveles normales de azúcar en la sangre, baja los niveles de colesterol y tiene un efecto sedante en el sistema nervioso central.

Testosterona

La testosterona es muy importante tanto en los hombres como en las mujeres. Mientras que las mujeres tienen naturalmente una proporción de estrógeno alto frente a un nivel bajo de testosterona, que determina su sexo y es crucial para su equilibrio hormonal, en los hombres, la proporción es exactamente a la inversa: ellos tienen niveles altos de testosterona y niveles bajos de estrógeno.

SIGNOS DE DEFICIENCIA DE TESTOSTERONA Y DE OTROS ANDRÓGENOS EN HOMBRES Y MUJERES

- Rostro pálido
- Piel y mucosas secas (ojos y boca, y en los hombres, en el glande del pene)
- Pérdida de vello corporal
- Atrofia muscular
- Obesidad
- Atrofia ósea, fracturas constantes

La proporción es la clave hormonal tanto para hombres como para mujeres. Cuando ésta no es correcta, el cerebro envía una señal de alarma para avisar que algo no está bien: los hombres empiezan a perder masa muscular, duermen más, se sienten débiles y tienen problemas de erección. Cuando los niveles de testosterona son demasiado bajos y tienen más estrógenos, las enfermedades relacionadas con el envejecimiento comienzan a aparecer. Algunos informes recientes indican que los niveles de testosterona en los hombres han disminuido gradualmente en los últimos cincuenta años. El doctor Ron Rothenberg[14] explica: «Somos sólo la mitad de hombres que fueron nuestros padres». Los hombres que actualmente tienen 85 años o más presentaban en su juventud niveles de testosterona y conteo de espermatozoides mucho más altos que los de los hombres jóvenes de hoy. Si esta tendencia continúa, la existencia de la vida humana está en riesgo.

Signos y síntomas asociados a la deficiencia de testosterona (y de otros andrógenos) en mujeres

SÍNTOMAS
• Frigidez, pérdida de sensibilidad en el clítoris
• Atrofia de la vulva

SIGNOS
• Atrofia del clítoris
• Obesidad en caderas o acumulación de grasa en caderas
• Celulitis

En el caso de las mujeres sucede lo contrario, ya que tienen altos niveles de estrógeno y bajos niveles de testosterona, pero la proporción entre ambas hormonas es lo que las mantiene bellas y sanas. Los ovarios producen cierta cantidad de testosterona y eso ayuda a las mujeres a mejorar la sensibilidad en el clítoris y en los pezones, por lo tanto, su libido aumenta y mejora de forma asombrosa la calidad de sus orgasmos.

La pérdida de esta hormona en el organismo de las mujeres hace que se fatiguen con rapidez, comiencen a perder la memoria y acumulen grasa abdominal; la ganancia de peso es obvia.

---

14. Pionero de la medicina anti-edad, certificado por la Academia Americana de Medicina Antienvejecimiento.

SIGNOS Y SÍNTOMAS ASOCIADOS A LA DEFICIENCIA DE TESTOSTERONA (Y DE OTROS ANDRÓGENOS) EN HOMBRES

SÍNTOMAS

- Posible patrón de calvicie masculina si hay poca testosterona/mucha dihidrotestosterona
- Encogimiento del pene, enfermedad de Peyronie (desviación del pene durante la erección)
- Pérdida de prepucio
- Encogimiento de testículos
- Obesidad
- Antes de la pubertad: ningún tipo de recesión temporal del cabello, pobre (o nulo) desarrollo de las características sexuales secundarias

SIGNOS

- Impotencia sexual: pérdida de frecuencia, firmeza o perseverancia de la erección y las eyaculaciones
- Prostatismo: disuria (difícil, dolorosa e incompleta expulsión de la orina), micción dolorosa

CONSECUENCIAS A LARGO PLAZO

- Enfermedades cerebrovasculares y cardiovasculares
- Osteoporosis
- Enfermedad de Alzheimer (correlación teórica)
- Diabetes mellitus
- Atrofia de la próstata, hipertrofia benigna de la próstata (con niveles altos de estradiol)

La testosterona bioidéntica puede reducir la inflamación, lo cual protege al corazón y favorece el mantenimiento de la densidad ósea, mejora la energía, baja los niveles de colesterol malo, incrementa los niveles de colesterol bueno, refuerza los niveles de la glucosa en la sangre, mejora la fuerza muscular, perfecciona la función cerebral y disminuye la grasa corporal. Asimismo, puede aumentar la libido. Se puede determinar si existe deficiencia de testosterona mediante un análisis de sangre.

SIGNOS Y SÍNTOMAS ASOCIADOS CON NIVELES ALTOS DE TESTOSTERONA

SÍNTOMAS

• Actitudes agresivas, autoritarias (la mentalidad del «pequeño jefe»)

• Libido excesiva

• Satirismo (hombres) o ninfomanía (mujeres)

• Mentalidad audaz, actitud temeraria

• Euforia

SIGNOS

• Cabello y piel grasos

• Hipertrofia muscular

• Calvicie en patrones masculinos (mujeres y hombres con DHT alto y estradiol bajo)

• Tipo de cuerpo andrógino (mujeres), tipo de cuerpo de Mr. Universo (hombres)

Pregnenolona

La pregnenolona es la primera hormona que se produce a partir del colesterol, y la progesterona es la segunda; ambas pueden convertirse en muchas otras hormonas suprarrenales, entre ellas, la DHEA, de la cual hablaremos un poco más adelante, además de las hormonas sexuales aldosterona y cortisol.

La progesterona y la pregnenolona son producidas por las glándulas suprarrenales, por los ovarios y por los testículos, antes de ser metabolizadas en DHEA.

De acuerdo con el doctor Thierry Herthoge[15], la pregnenolona, que se produce en las glándulas renales, es la hormona de la memo-

---

15. Es miembro del Comité Asesor Internacional de la Academia Americana de Medicina Antienvejecimiento, experto y pionero en reemplazo hormonal, considerado por muchos como «el padre del reemplazo hormonal». Ha publicado más de quince libros sobre el tema. Da conferencias y talleres a médicos especializados.

ria, porque clarifica el pensamiento y estimula la concentración; asimismo, previene la pérdida de la memoria, reduce la fatiga, combate la depresión, protege las articulaciones, alivia la artritis y acelera la curación de las enfermedades.

El reemplazo de pregnenolona y progesterona permite al cuerpo escoger cuáles hormonas se producirán a partir de ellas de acuerdo con sus necesidades. Esto tiene particular importancia si la persona se encuentra estresada. Con la fatiga suprarrenal, el nivel de las hormonas sexuales a menudo decae porque las glándulas suprarrenales no son capaces de producir los niveles adecuados de hormonas, y una función muy importante de las hormonas sexuales es la de actuar como antioxidantes ayudando a prevenir el daño por oxidación causado por el cortisol. Así, mientras más bajas están las hormonas sexuales, más dañados estarán los tejidos, especialmente cuando se está estresado.

Esta hormona puede ser administrada, según las necesidades de cada persona, a través de cremas o gotas sublinguales.

SÍNTOMAS Y SIGNOS ASOCIADOS CON DEFICIENCIAS DE PREGNENOLANA

- Pérdida de memoria
- Envejecimiento prematuro
- Artritis
- Síndrome de fatiga crónica
- Epilepsia (convulsiones)
- Inmunodeficiencia
- Bajo estado de ánimo
- Lupus
- Mala memoria
- Psoriasis
- Lentitud de pensamiento
- Estrés
- Descenso de la libido (la pregnenolona es la precursora de las hormonas sexuales)

Dehidroepiandrosterona (DHEA)

La DHEA, conocida como la «hormona madre», se produce en el cerebro y en la corteza suprarrenal y es una de las hormonas más abundantes del cuerpo.

Los niveles adecuados de DHEA pueden aumentar los de la testosterona y también la masa muscular. Esta hormona reduce la grasa corporal y protege contra la depresión; por otro lado, mejora la memoria y el sistema inmunológico controlando los niveles de cortisona y de adrenalina. Asimismo, protege contra la arterioesclerosis debido a que baja los niveles de colesterol y de insulina, y reduce el riesgo de tumores malignos o cáncer; también ayuda a prevenir la disminución de las funciones mentales, lo que a su vez previene las enfermedades de Parkinson y Alzheimer, puesto que protege las neuronas del cerebro.

PROBLEMAS ASOCIADOS A LA DEFICIENCIA DE DHEA

MENTALES
- Fatiga
- Depresión
- Ansiedad
- Resistencia moderadamente pobre ante el estrés
- Poca resistencia al ruido

FÍSICOS

CABEZA
- Cabello seco y sin brillo
- Ojos secos

CUERPO
- Artralgias (dolor de articulaciones)
- Piel seca
- Vello axilar escaso
- Vientre flácido
- Vello púbico escaso
- Celulitis

> **PROBLEMAS ASOCIADOS CON NIVELES ALTOS DE DHEA**
>
> • Cabello graso
> • Piel grasa, acné
> • Hirsutismo
> • Patrón de calvicie masculina
> • Crecimiento excesivo de vello terminal en mujeres siguiendo un patrón masculino de distribución, o sea ligero exceso de crecimiento capilar en el rostro y en el abdomen

Melatonina

La melatonina es la hormona del sueño. Es la que nos hace bostezar y querer ir a la cama por la noche. Tiene otras bondades: es un poderoso antioxidante, pues captura los radicales libres que son potencialmente dañinos para la salud.

Por otra parte, protege el corazón y las arterias y reduce el riesgo de enfermedades cardiovasculares; relaja los músculos, alivia la tensión, disminuye el estrés y la ansiedad y, en especial por las noches, baja la presión sanguínea.

Cuando las personas llegan a los 40 años, los niveles de melatonina disminuyen drásticamente, ya que la glándula pineal se queda sin combustible y para seguir generando melatonina necesita un aminoácido, el triptófano, que se encuentra en muchos alimentos, como, por ejemplo, el pavo, que es una buena fuente, así como el huevo, los cereales integrales, la avena, los dátiles, las semillas de sésamo, girasol y calabaza, y los cacahuates.

Cuando los niveles de melatonina son bajos, la persona se siente tensa, cansada, ansiosa, irritable y agresiva. Además, envejece más rápidamente y le aparecen bolsas bajo los ojos.

Si mantenemos los niveles óptimos de melatonina en la sangre mediante el reemplazo cuando la secreción pineal decae, retardamos la degeneración celular y mantenemos activo el sistema de autorreparación y regeneración celular, lo cual aumenta la longevidad y nos ayuda a combatir el mal humor y la característica depresión de los pacientes seniles. En otras palabras, ayuda a que nos veamos y sintamos jóvenes.

La administración aislada de la melatonina es muy útil en los aspectos ya mencionados; sin embargo, para alcanzar el máximo beneficio anti-edad, es necesario el reemplazo por medio de parches, cápsulas, cremas o gotas sublinguales, por sus múltiples interacciones corporales.

La melatonina nos garantiza un sueño profundo, indispensable para que nuestro organismo realice con eficacia todas las funciones regeneradoras internas durante el sueño. De este tema hablaremos en el capítulo VIII.

SÍNTOMAS ASOCIADOS CON LA DEFICIENCIA DE LA MELATONINA

• Relajación física
• Relajación mental

¡Doctor, por favor ayúdeme!
¡Cómo darte cuenta de que tienes problemas con la melatonina!

«Me siento cansado»
«No duermo bien»
«Por las noches sigo preocupado»
«Duermo superficialmente»
«Estoy tenso por la noche»

• Sueño ligero, ansioso, agitado; se despierta fácilmente; dificultad para volver a dormir; con pocos sueños
• Ansiedad, hipersensibilidad, irritabilidad
• Rostro envejecido prematuramente (encanecimiento)
• Apariencia cansada, da la impresión de falta de sueño
• Mirada ansiosa
• Envejecimiento prematuro

Hormona del crecimiento humana

La hormona del crecimiento humana (HGH) tiene muy mala fama debido a que algunos atletas han consumido dosis excesivas para aumentar su masa muscular. La segrega la glándula pituitaria por orden del hipotálamo y la mayor parte se libera por las noches, durante las etapas del sueño profundo. A pesar de que se mantiene

HGH (HORMONA DEL CRECIMIENTO HUMANA)

ACCIONES PRINCIPALES

- Firmeza física
- Firmeza mental

¡Doctor, por favor ayúdeme!
¡Cómo darte cuenta de que tienes problemas con la HGH!

«¡Estoy exhausto!»
«Me siento ansioso ¡sin ninguna razón!»
«Mis mejillas están flácidas.»
«Mi piel se está adelgazando.»
«He perdido tonicidad.»
«Mi vientre está engordando ¡sin importar lo que haga!»

Tu problema es la hormona del crecimiento humana

SÍNTOMAS ASOCIADOS CON DEFICIENCIAS DE HGH

- Cambios emocionales
- Fatiga permanente
- La persona se cansa fácilmente tras realizar alguna actividad física
- Baja resistencia a permanecer despierto después de la media noche
- Ansiedad psíquica
- Depresión
- Baja autoestima
- Baja sociabilidad (tendencia a aislarse socialmente)
- Apatía o pasividad
- Sentido de impotencia

en circulación únicamente unos minutos, sus efectos son cuantiosos, ya que retrasa las manifestaciones del proceso de envejecimiento.

Con la edad, la mayoría de las personas pierden masa muscular, también la grasa se acumula en el área del estómago y de los muslos; el cabello se vuelve más canoso, aparecen arrugas en la cara y las capacidades de algunos órganos disminuyen, como es el caso del corazón.

OTROS SIGNOS CORPORALES DE DEFICIENCIA DE HGH EN ADULTOS QUE ESTÁN ENVEJECIENDO

- Cuerpo flácido
- Cifosis y músculos tensos
- Obesidad
- Atrofia de los músculos del hombro
- Estómago flácido o abultado
- Atrofia de los músculos de los glúteos
- Acumulaciones adiposas encima de las rodillas
- Pies más planos (ptosis de la planta de los pies)
- Seudoginecomastia
- Estómago prominente
- Atrofia testicular
- Atrofia de los músculos de los muslos

El reemplazo de la HGH beneficia a todos los órganos y tejidos del cuerpo, ya que mejora las funciones cognitivas y el estado del cerebro. Asimismo, mejora el flujo sanguíneo al corazón y el rendimiento cardíaco; también protege frente a la arterioesclerosis y el estrechamiento de las arterias carótidas. Está confirmado que incrementa las funciones pulmonares, disminuye la grasa abdominal, hace que los músculos y los huesos sean más fuertes e incrementa la capacidad para ejercitarse y las funciones del sistema inmunológico.

La HGH debería llamarse «hormona de la reparación», porque su función es reparar y restaurar nuestro organismo. Como dice el doctor Krouham: «En la edad adulta, la hormona de crecimiento tiene funciones regenerativas».

PROBLEMAS RELACIONADOS CON ALTERACIONES EN LOS NIVELES DE HGH

DEFICIENCIA DE HGH

SIGNOS FÍSICOS:

- Ptosis en los párpados
- Arrugas profundas y grandes
- Mejillas flácidas
- Tríceps flácidos
- Falta de tonicidad en la palma de la mano
- Obesidad abdominal
- Celulitis
- Acumulación adiposa sobre las rodillas

SIGNOS MENTALES:

- Fatiga después de la medianoche, cansancio profundo
- Necesidad excesiva de noches de sueño prolongado
- Ansiedad permanente, falta de paz interior
- Dramatización, desmoronamientos

EXCESO DE HGH

SIGNOS FÍSICOS:

Después de uno-siete días:
- Pies hinchados
- Síndrome del túnel carpiano
- Párpados, nariz y labios hinchados

Después de un mes:
- Desarrollo excesivo de los músculos de los hombros
- Desarrollo excesivo de los músculos de la pelvis

Después de seis mes:
- Desarrollo excesivo de los músculos de las extremidades (acromegalia)

SIGNOS MENTALES:

- Capacidad de recuperación anormal
- Necesidad de períodos cortos de sueño
- Autoestima excesiva, seguridad en sí mismo
- Insensibilidad al sufrimiento humano
- Calma interna fuera de lo común

La disminución de la HGH, que se conoce como «somatopausa» —todas las hormonas tienen una pausa—, se inicia alrededor de los 30 años y finaliza, más o menos, a los 45.

Sin el reemplazo de la HGH, la memoria disminuye y el estado de ánimo decae; la calidad de vida empeora, así como la capacidad mental y las funciones sexuales. Asimismo, aumenta la resistencia a la insulina, se incrementan los niveles de colesterol, la piel se arruga y, si nos enfermamos, cuesta más reponerse. Por lo tanto, es muy importante reemplazar esta hormona, ya que es una parte primordial de la medicina anti-edad.

Más del 50% de los pacientes que se han sometido al reemplazo de la HGH han experimentado una disminución de las arrugas faciales; sus canas han desaparecido y en algunos hombres se ha reducido la pérdida capilar. Por supuesto, también les ha aumentado la energía física y mental.

No existen estudios que confirmen que la HGH está directamente relacionada con la manifestación de cáncer.

RECOMENDACIONES GENERALES DEL REEMPLAZO HORMONAL

Hemos comprobado en nosotros mismos los beneficios de la terapia de reemplazo hormonal. Ha resultado ser una gran aliada para nuestra salud, bienestar y belleza y creemos que es de suma importancia que no te tomes esta cuestión a la ligera y te dejes llevar por los mitos que existen sobre las hormonas.

Acude a médicos especialistas en medicina anti-edad, funcional o regenerativa, especialmente endocrinólogos, para que te asesoren. Puedes encontrar información de diferentes profesionales en nuestra página web **www.proedad.com**, donde tenemos un directorio con médicos y clínicas especializadas.

Especialistas agrupados en la Academia Americana Antienvejecimiento (A4M), Wosaam (Sociedad Mundial de Medicina Antienvejecimiento), Ecopram (Congreso Europeo de Medicina Preventiva y Regenerativa Antienvejecimiento) y WAAAM (Academia Mundial de Medicina Antienvejecimiento) avalan este tratamiento innovador, incluyendo al doctor y científico Thierry Hertoghe, al doctor Alexander Krouham y a la química María Engel. En todas las entrevistas que realizamos a éstos y otros expertos, aunque hablemos de otros temas, se podrán obtener diferentes aproximaciones sobre el uso de las hormonas bioidénticas.

Hablamos de una medicina basada en evidencias científicas, cuyos beneficios experimentamos todos los días. Puedes encontrar más información en: **www.proedad.com.**

Debes tener presente que lo que se busca en esta terapia es lograr un balance hormonal, una sinfonía perfecta, como dice la doctora Pamela W. Smith. Recuerda que todas las hormonas interactúan entre sí, y que por ello no es recomendable tratarlas de forma aislada. Vas a requerir de perfiles hormonales completos que permitan a los especialistas identificar si presentas deficiencias o niveles demasiado altos de determinada hormona. Tu médico decidirá entonces si necesitas un balance o un reemplazo hormonal de acuerdo con tu edad y tu estilo de vida. No pierdas de vista que tus hábitos de alimentación, suplementación, ejercicio y sueño afectan la composición hormonal de tu organismo.

En nuestro caso, el médico evaluó nuestros niveles hormonales y, después de seguir su tratamiento, los llevó a los niveles que teníamos entre los 27 y 30 años de edad.

ENTREVISTA AL DOCTOR THIERRY HERTOGHE (BÉLGICA)

Thierry Hertoghe es uno de los especialistas con más renombre en el campo de la terapia hormonal de reemplazo. Proveniente de cuatro generaciones de terapeutas en hormonas, se le considera, como ya hemos señalado, «el padre de las hormonas bioidénticas». Respetado en toda Europa, en sus ponencias congrega a médicos y científicos de todo el mundo. Te recomendamos que visites sus páginas web: **www.hertoghe.eu** y **www.intlhormonesociety.org**. Es presidente de la Sociedad Mundial de Medicina Antienvejecimiento, en la que trabajan cerca de 7.000 médicos en la prevención y el tratamiento anti-edad en todo el mundo. También preside la International Hormone Society, donde alrededor de 2.500 médicos trabajan en temas relacionados con la prevención de trastornos asociados con la edad y el uso de hormonas y sus deficiencias. Fue miembro de la A4M (Academia Americana de Medicina Antienvejecimiento) y de su Comité Asesor Internacional.

El doctor Thierry escribió el libro *The Hormone Handbook*[16], lectura obligada para cualquier profesional de esta especialidad, y *The Hormone Solution*[17], muy recomendable para todos aquellos que, como nosotros, estén interesados en conocer los beneficios de la terapia hormonal y sus repercusiones con el paso de los años.

El doctor Hertogue atiende a pacientes en su país, Bélgica, y promueve el uso de hormonas bioidénticas por todo el mundo para dar a conocer los beneficios que aportan a nuestra la salud y cómo pueden ayudar a prevenir problemas asociados con el envejecimiento.

---

16. *The Hormone Handbook*, International Medical Books, Belgium, 2006.

17. *The Hormone Solution: Stay Younger Longer with Natural Hormone and Nutrition Therapies*, Crown Publishing Group, Belgium, 2002.

DT: Buenas tardes, doctor. Quisiéramos darle al público información real y, sobre todo, veraz acerca de la medicina anti-edad y sus avances.

Thierry Hertogue[18]**:** Hay mucho que decir desde los últimos dos años. Yo diría, inclusive, que desde la semana pasada, ya que asistí a un seminario y me reuní con algunas personas que vinieron de Rusia y Estados Unidos. Hay información verdaderamente increíble que deberíamos cambiar, en el sentido de que ya no tenemos que seguir hablando acerca de antienvejecimiento, sino realmente acerca de *revertir el envejecimiento*, pues ahora somos mucho más capaces de hacerlo de lo que lo habíamos sido hasta la fecha. Es decir, antes podíamos revertir el envejecimiento de tres a diez años, pero ahora tenemos métodos para revertir hasta diez, quince e incluso veinte años.

Existen métodos que la gente no ha probado aún. Por ejemplo, en Rusia se ha incrementado la longevidad en personas de edad avanzada hasta un 50%, de forma que se triplica la capacidad de sobrevivir de los pacientes con cáncer a lo largo de veinte años. Me parece que hay muchas terapias muy positivas y seguras acerca de las cuales la gente no sabe nada y que se irán conociendo durante los próximos diez años.

DT: De esto quisiéramos hablar, pues la gente no sabe que hay soluciones y muchas opciones para tratar sus enfermedades. Lamentablemente, existen prejuicios acerca de este tema. Por ejemplo, se piensa que la hormona del crecimiento causa cáncer, cuando en realidad puede ser una buena opción para sanar algunas enfermedades.

TH: En algunos estudios se redujo el riesgo de cáncer en un 50% en sujetos con una deficiencia grave de hormona del crecimiento. Las personas con una deficiencia grave de esta hormona tienen de dos a

---

18. En adelante, TH.

cuatro veces más riesgo de padecer cáncer, en especial cáncer gastrointestinal. Desde luego, cuando se consume demasiada hormona del crecimiento, puede aparecer una enfermedad llamada *acromegalia*, pero hablamos de ingerir de diez a cien veces más de la dosis normal producida por nuestro cuerpo, que es la que éste necesita.

Realicé un estudio muy serio con mis propios pacientes que duró un año. Tuve cerca de trescientos pacientes con un 30% menos de cáncer en comparación con la población de Bélgica, Francia o Estados Unidos. Los tratamientos que proporcionamos protegen contra el cáncer, en mi estudio pude comprobar que hubo una disminución de un 31-33% de cáncer de mama y de un 19% del de próstata en comparación con la población general. Por supuesto, también mejoramos la alimentación, lo cual es en extremo esencial. Lo primero que hay que saber es que las personas deben tener una alimentación adecuada y tomar bebidas sanas —por ejemplo, agua— durante cinco días por semana como preparación para poder realizar el reemplazo hormonal, de otro modo, los tratamientos no funcionan bien. De tal forma, se sentirán mejor veinticuatro horas después de iniciar su tratamiento, tan sólo con mejorar su alimentación. Los beneficios de una buena alimentación potencian los efectos del reemplazo hormonal.

DT: Por supuesto, la nutrición y la suplementación son dos valores muy importantes, esenciales, diríamos.

TH: Es extremadamente importante saber que alimentos como el pan y las pastas son, de hecho, agentes que aumentan las posibilidades de desarrollar diabetes y que provocan fatiga y problemas hormonales. Si se tiene un nivel bajo de cortisol o de hormona del crecimiento y se come pan de grano integral, se está consumiendo un alimento que nos envejece de manera prematura. Por eso recomendamos que se consuma pan germinado[19].

---

19. El pan Esenio o pan germinado es totalmente diferente al resto de panes, ya que utiliza el grano germinado y no necesita levadura en su proceso.

DT: El pan es un problema grave para la mayoría de la población, por lo que creemos que la gente debe estar informada al respecto y que debe saber que es esencial que cambie sus hábitos alimenticios.

TH: Sí, estoy totalmente de acuerdo.

DT: En los países hispanos hay falsas creencias acerca de las hormonas, ya que es un tema tabú. Como padre de las hormonas bioidénticas, ¿qué les diría a estas personas sobre los beneficios de la terapia hormonal y sobre los mitos que hay sobre ella?

TH: Mucha gente cree que las hormonas causan cáncer y enfermedades cardiovasculares, que funcionan muy bien durante diez o veinte años, pero que después tienen consecuencias catastróficas o que se envejece de manera prematura, o algo por el estilo. Ahora bien, si las hormonas provocan un mal funcionamiento o una enfermedad, es porque se usan en dosis excesivas y se abusa de ellas; al abusar de ellas se consume doscientas veces la dosis diaria, y lo que obtenemos es un problema fisiológico.

Nosotros lidiamos con situaciones en las que una persona ha perdido un 30% de sus hormonas y lo que tratamos de hacer con la terapia es que recupere ese porcentaje. No le damos un 100% más, ni un 500%, ni un 10.000%. Además, las hormonas que administramos en la terapia son de la misma molécula que existe en nuestro cuerpo. Trabajamos de la siguiente forma: cuando se examina a una persona, se ven los efectos de las hormonas; si la persona es alta, significa que tiene demasiada hormona del crecimiento; si es baja, quiere decir que su organismo nunca produjo grandes cantidades de esta hormona; y si es gorda, también se debe a algún aspecto relacionado con las hormonas. Yo siempre les digo a mis pacientes con sobrepeso que mi objetivo es hacer de ellos modelos fotográficos; aunque no siempre lo logremos, sí podemos mejorar su apariencia, así como hacer que se sientan mejor.

Yo pienso que lo más importante es estar más saludables, y el reemplazo hormonal sirve para eso. Por ejemplo, si se tienen problemas psicológicos, si se sufre depresión crónica o si se experimenta una ansiedad constante o ataques de pánico, o cualquier tipo de dificultad psicológica, la terapia hormonal puede ser de gran ayuda, ya que elimina esas «emociones parasitarias». Las hormonas lo convierten en usted mismo, liberándolo de las emociones parasitarias. Cuando se tiene un buen balance hormonal, las personas se encuentran bien psicológica y físicamente.

Si se consumen múltiples hormonas para corregir deficiencias múltiples que adquirimos de manera gradual con la edad, la gente siente que no se fatiga, que ya no tiene dolores en las articulaciones, así que se libera de esos «parásitos», no sólo emocionales, sino de los que causan sensaciones de malestar en el cuerpo. Un ejemplo de ello es que no fuimos hechos para ser obesos, y lo que hacemos con la terapia hormonal es intentar que las personas no únicamente pierdan peso, sino que se vean mucho mejor, ya que su vientre se pone más firme. Esto es posible gracias a las hormonas.

DT: ¿Qué nos puede decir de la relación entre las hormonas y la piel?

TH: Bueno, si se tiene una piel seca o envejecida, con muchas arrugas, es posible corregir estos problemas con las hormonas. En ocasiones, tenemos que prescribir cremas o realizar terapia local con hormonas, alrededor de los ojos, por ejemplo, para eliminar las patas de gallo.

DT: ¿Cuál es la relación entre las hormonas y la celulitis?

TH: La celulitis puede ser provocada por exceso de una hormona como la insulina, y eso es porque, generalmente, se consumen los alimentos incorrectos: se come pan, dulces y azúcares. Por lo tanto, la grasa se puede incrementar por ahí. La deficiencia hormonal también se encuentra detrás de ese problema y se tienen que consumir hormonas para corregirlo, principalmente la hormona del crecimiento y la testosterona. Con frecuencia una mujer necesita tener hormonas masculinas, pero en dosis muy bajas. Si se tiene una dosis suficiente y si la alimentación es buena, gradualmente la celulitis irá disminuyendo.

DT: ¿Cuál es la diferencia entre las hormonas bioidénticas y las hormonas sintéticas?

TH: Las hormonas bioidénticas tienen la misma estructura molecular que nuestras propias hormonas y las hormonas sintéticas no pertenecen a nuestro cuerpo y son diferentes. La mayoría de los estudios muestran que los problemas ocasionados por las sintéticas han sido provocados por el hecho de que tienen demasiadas sustancias químicas distintas.

DT: En el mundo existen diferentes razas, ¿todos podemos usar las mismas hormonas?

TH: El mismo tipo de hormonas, sí, pero no en las mismas dosis. Por ejemplo, con frecuencia voy a Asia para dar seminarios y examino a las personas en público y muestro los signos de deficiencia. Los asiáticos necesitan tomar dos terceras partes de la dosis que se prescribe a los caucásicos en el tratamiento hormonal.

Las personas latinas, me parece que precisan una dosis algo más alta que la de las asiáticas, pero menor que la de los caucásicos; depende un poco de la altura y de la estructura muscular. Si se tienen muchos músculos, se necesitan las mismas hormonas que una persona alta. Pero si se es pequeño y delgado y no se tienen músculos, se precisan menos hormonas, y no el promedio, sino sólo dos terceras partes.

DT: ¿Depende de la genética?

TH: Depende parcialmente de la genética.

Cuando fui a Malasia, me sorprendí, pues allí lo que nosotros llamamos genética ellos se lo deben a la comida, y es que, en ese país, comen mucha soya. Su nariz es casi plana, sus senos son pequeños y todo se debe casi por completo al tipo de alimentación, ya que algunas mujeres que sí comen como caucásicas tienen una nariz fuerte. Otro factor que me llamó la atención fue que las personas que practican el cristianismo están mucho mejor desarrolladas, porque comen carne, pescado, etc., mientras que el resto de la población, por lo general, es primordialmente vegetariana. Sería interesante señalar a todas estas personas sus deficiencias, y también a los médicos de Malasia. Su configuración se debe, en gran parte, al hecho de que su ingesta de proteínas animales no es suficiente. Necesitamos comer carne para tener una buena estructura muscular.

DT: ¿Qué tipo de carne recomienda?

TH: Recomiendo toda la carne, siempre y cuando no se cocine a una temperatura muy elevada. El peligro de la carne roja es cocinarla a altas temperaturas. Cuando una mujer come carne muy hecha, tiene cuatro veces más riesgo de padecer cáncer de mama. Y si tiene cierto tipo de disposición genética, el riesgo se eleva de ocho a nueve veces más.

DT: En el pasado se creía que a medida que transcurría el tiempo, nuestros niveles hormonales tendían a disminuir. Hoy en día sabemos que debido a esta reducción enfermamos, ¿es esto correcto? ¿Disminuyen todos los niveles hormonales a medida que envejecemos?

TH: Algunos aumentan, como la insulina, pero no siempre la gente engorda. Sin embargo, yo diría que cerca del 80 o el 90% de las hormonas disminuyen, y que el declive de estas hormonas representa la mayor parte del envejecimiento. Al menos eso es lo que creo yo. He escrito un artículo sobre ello en *Annals of the New-York Academy of Science*[20].

---

20. «The "Multiple Hormone Deficiency" Theory of Aging: Is Human Senescence Caused Mainly by Multiple Hormone Deficiencies?». Annals of the New-York Academy of Science. Volumen 1057, pp. 448-465, diciembre de 2005.

DT: ¿Cómo hace usted para demostrar a sus pacientes que necesitan hormonas, además de mostrarles el análisis?

TH: Se puede convencer a la gente fácilmente. Sólo hay que mostrarles fotografías y explicarles: «Mire, esto se determina en cualquier persona por las siguientes causas…»

DT: Hemos visto fotografías de varios de sus pacientes y los resultados que han obtenido tomando hormona del crecimiento durante un período de dos meses. Y también estuvimos en el congreso celebrado en Orlando, en el que presentó esos resultados, y hemos visitado su sitio de Internet. Es sorprendente ver cómo la gente puede mejorar tanto con el uso de estas hormonas.

TH: Sí, es una gran solución, pero también es importante una buena alimentación y cuidar nuestra salud mental, así como vivir en un lugar donde los índices de contaminación no sean demasiado elevados. Más que el tratamiento hormonal por sí solo, lo que es efectivo es el tratamiento hormonal múltiple.

DT: Sí, múltiple; es decir, que haya un gran cambio en los hábitos de vida de la persona, ya que, de otra manera, el uso de las hormonas no funcionaría.

TH: Sí, especialmente deben cambiar los hábitos alimenticios. Las hormonas no van a funcionar si la comida no es lo suficientemente buena.

DT: ¿Nos puede explicar qué papel tienen las hormonas principales en el proceso de envejecimiento y las enfermedades asociadas al mismo?

TH: Cada hormona tiene sus funciones. En primer lugar, deberíamos hablar de la hormona del crecimiento. Yo la he estado tomando durante quince años, y el hacerlo ha cambiado por completo mi vida. Ahora tengo 53 años, pero no tengo arrugas, necesito dormir dos horas menos de lo que dormía cuando era más joven y tengo una memoria mucho más eficiente. Mi grasa corporal es del 13%. Y es que la hormona del crecimiento básicamente detiene la atrofia de las células del cuerpo. Creo que el 70% del envejecimiento se debe a la falta de esta hormona. Además de ella, también es muy importante la IGF-1[21] o somatomedina C, una hormona que efectúa una gran parte de los beneficios de la hormona de crecimiento. Ambas hormonas son muy importantes y por ello se prescriben a los pacientes que se someten al tratamiento anti-edad.

El segundo tipo de hormonas que tiene un impacto primordial en nuestro cuerpo son las hormonas sexuales. Usted es una mujer hermosa gracias a sus hormonas femeninas, pero también a las masculinas que pueda tener. Es algo así como una buena combinación: si no tiene hormonas masculinas, entonces no tendrá firmeza en su cuerpo. Si no tiene hormonas femeninas, sus senos no estarán desarrollados o no tendrá las caderas o la pelvis típicas de una mujer.

DT: ¿Y un cabello bonito?

TH: Sí, el cabello… Por ejemplo, si no tienes suficientes estrógenos, el cabello carece de volumen. Si los hombres no tienen suficiente testosterona, su cuerpo no es atlético, a sus músculos les falta firmeza o pueden presentar obesidad abdominal. Algunos hombres no producen suficientes hormonas masculinas, pero sí muchas femeninas, especialmente aquellos que beben alcohol o café todos los días. Esto incrementa las hormonas femeninas. Si estas hormonas principales, las hormonas sexuales tanto masculinas como femeninas, disminuyen, el hombre se deprime; si los niveles de testosterona son

---

21. El factor de crecimiento insulínico tipo 1 (también conocido como *insulin-like growth factor-1* o IGF-1) es un polipéptido de setenta aminoácidos liberado por muchos tejidos y prácticamente afecta a casi todas las células del cuerpo.

muy bajos, también se deprime, se siente ansioso y duda todo el tiempo; le falta determinación.

Otras hormonas importantes son las tiroideas. Cuando el nivel de estas hormonas es bajo, el rostro aparece «hinchado» y poco atractivo, no es la cara de una persona gorda realmente, sino es un tipo de rostro que no resulta bonito… No obstante, si la persona se somete a una terapia de reemplazo hormonal, su cara se «desinfla», los párpados dejan de estar inflamados y adquiere una mayor agilidad mental, ya que un bajo nivel de hormonas tiroideas hace que seamos más lentos a la hora de reaccionar. También hace que tengamos las manos frías o nos sintamos cansados por las mañanas; pero todos estos síntomas desaparecen cuando se ingiere la hormona tiroidea.

Después de estas hormonas, hay muchas otras importantes para nuestro organismo, como, por ejemplo, la oxitocina, producida por la corteza cerebral y sobre la que escribí un libro. Las personas que presentan una deficiencia de esta hormona —como me ocurría a mí—, no sonríen mucho, son poco sociables y demasiado independientes, y se molestan cuando otros les hacen preguntas. Cuando estas personas aumentan sus niveles de oxitocina, se muestran más vivaces, empiezan a disfrutar de la compañía de los otros, incluso de personas desconocidas, y se incrementa su capacidad de empatía. La vida es mucho más sencilla cuando uno tiene oxitocina, porque te llenas de sentimientos amables, de ternura e inclusive de amor; también es una hormona que permite tener orgasmos; si hay un déficit de oxitocina, casi no hay posibilidades de experimentarlos. Los hombres, por ejemplo, pueden tener dificultades de eyaculación y a las mujeres les es muy difícil alcanzar el orgasmo, y si lo llegan a tener, es casi seguro que no logran tener orgasmos múltiples.

DT: ¿Qué otras hormonas tienen una función importante en nuestro organismo?

TH: La vasopresina[22], por ejemplo. Desde que la tomo, todos me dicen que me veo más joven de lo que soy y que mi piel está más tersa. Los nuevos pliegues en mi piel que salen debido a mis 53 años desaparecen, incluso las patas de gallo. Esta hormona también incrementa la capacidad de aprendizaje.

Luego están las hormonas como el cortisol, que es extremadamente importante. La gente le tiene miedo al cortisol porque piensa que engorda, hace que la piel tenga un aspecto apagado, provoca osteoporosis, envejece prematuramente y puede causar diabetes. Esto es cierto cuando se consume en dosis muy altas, pero ¿por qué consumir dosis altas?, ¿por qué no darle al cuerpo la dosis exacta que necesita para sentirse bien? Yo tengo una deficiencia de cortisol a causa de mi edad, así que tomo cortisol natural para sentirme más relajado; no me siento estresado, sino que me da energía y puedo combatir el estrés mucho mejor. Además, gracias al cortisol, no sufro de ningún tipo de alergia o inflamación, ya que es una hormona que combate estos problemas. Por supuesto, incremento las dosis cuando me encuentro en situaciones de mucho estrés, porque así es como funciona el cuerpo. Es extremadamente importante tomar hidrocortisol en dosis pequeñas, fracciones de las dosis diarias; además, también es una hormona bioidéntica. No obstante, algunas personas no toleran el tratamiento con hidrocortisona porque no tienen suficiente cortisol. Por ello, cuando se da cortisol, también hay que prescribir las demás hormonas que se secretan en las glándulas adrenales. Por ejemplo, bajo mi experiencia, nunca se debe tomar cortisol sin la DHEA.

DT: Cuando se habla de hormonas, en general se suele pensar sólo en las hormonas sexuales. Pero nos gustaría hacer saber a la gente que existen muchas más hormonas que controlan numerosas fun-

---

22. La vasopresina (también llamada hormona antidiurética) es un polipéptidico cíclico que consta de nueve residuos de aminoácidos y que se encuentra en el cerebro de los mamíferos y del hombre. Se produce en la hipófisis posterior y además de actuar como una hormona, es considerada como un neurotransmisor que actúa en algunas sinapsis centrales.

ciones corporales, y que las realmente importantes afectan los principales sistemas del cuerpo.

TH: Las hormonas de las que hemos hablado son, por decirlo de
alguna manera, las de uso más frecuente en la terapia hormonal,
pero por supuesto que hay muchas otras que pueden ser esenciales,
pero que no son tan reconocidas, incluso por parte de los médicos.
Yo trabajo con más de veinte hormonas diferentes. Existe esta especie de jerarquía entre las hormonas. Yo suelo prescribir las principales en la mayoría de los casos, pues sirven para que la gente mejore
notablemente, pero cuando es preciso tratar alguna cosa en concre-
to, también recurro a otras hormonas.

DT: ¿Si las hormonas principales funcionan bien, las secundarias
también?

TH: Buena pregunta. Quizá tendría que añadir la melatonina, ya que
esta hormona hace que la gente duerma mejor y por ello se sienta
más fresca por la mañana. Por la tarde se incrementa un poco la secreción de hormonas, pues la melatonina aumenta el nivel de la hormona del crecimiento. Podría decirse que la melatonina relaja. Ahora bien, ¿es posible que un paciente, tras seguir una terapia hormonal
durante seis meses tomando melatonina, continúe encontrándose
bien de manera definitiva hasta el final de sus días después de suspender su ingesta? Por lo general, diría que no; se necesita seguir con
la terapia hormonal, porque tomar hormonas se puede comparar a la
necesidad que tenemos de comer y beber todos los días.

Las hormonas se secretan todos los días; si no se secreta una
cantidad suficiente es porque hay algún problema a nivel genético o por otras razones, como, por ejemplo, algún tipo de accidente que disminuyó la producción. No obstante, sólo se conseguirá
optimizar la producción hormonal y llegar al 100% si la persona
viviera en una isla paradisíaca con un clima templado, sin nada
que hacer y con comida fresca y saludable. Pero ésa no es la manera en la que vivimos la mayoría de nosotros, todos tenemos

que hacer frente al estrés. En términos generales, a través de la alimentación se puede mejorar la producción hormonal en un 20-30% de los casos.

DT: Uno de los principales problemas con los que se enfrentan los hombres es la caída del cabello. Desde luego, es más común ver a un hombre calvo que a una mujer calva.

TH: Efectivamente, el 80% de los hombres caucásicos pierde su cabello y el 60% de los hombres asiáticos también. En parte, ello se debe a la alimentación. De hecho, un hombre pierde su cabello porque tiene mucha dihidrotestosterona[23] (DHT) y no tiene suficiente testosterona. Nosotros ayudamos a corregir sus niveles hormonales. Les damos testosterona y también un complemento bloqueador (finasteride), que disminuye la conversión de testosterona en la hormona supermasculina DHT. Ésta es la hormona de las erecciones; es decir, la hormona del deseo sexual masculino.

Con frecuencia a mis pacientes les disminuyo la DHT, les doy un bloqueador y luego les prescribo más testosterona. De esta forma, conseguimos que su cabello sea mucho más grueso, mucho más fuerte, y el mismo tipo de tratamiento funciona también con las mujeres cuando tienen problemas de caída de cabello. Se les dan hormonas masculinas, cuya conversión se bloquea parcialmente con la hidrotestosterona, y así conseguimos que tengan un buen equilibrio hormonal y el cabello empieza a crecer lentamente; se tarda unos dos o tres años en tener de nuevo un adecuado volumen de cabello sano.

DT: Algunos hombres temen usar progesterona o reemplazar algunas hormonas femeninas. ¿Por qué?

---

23. La DHT es producida por los hombres de manera natural y es la responsable de la formación de sus características sexuales y otras típicas del género como el vello facial y corporal o el tono grave de la voz. También puede desempeñar un papel crucial en el desarrollo del deseo sexual y el crecimiento del tejido muscular. A diferencia de otros andrógenos como la testosterona, no puede ser transformada a estrógenos (estradiol) por la enzima aromatasa.

TH: Los hombres producen tanta progesterona como la que producen las mujeres durante dos tercios de sus vidas. La progesterona en los hombres se produce, igual que en las mujeres, en las glándulas adrenales; pero en las mujeres también se produce en los ovarios. Debo comentar que en las mujeres tan sólo se produce progesterona en lo que se llama la *fase luteal del ciclo*, o sea durante la segunda parte del ciclo, los últimos catorce días.

En los hombres, la progesterona tiene una concentración de 1/7 respecto a la testosterona en su cuerpo. Los hombres también tenemos estradiol, la principal hormona femenina, y necesitamos la progesterona para evitar una acumulación excesiva de estradiol. La progesterona bloquea también la excesiva conversión de testosterona en DHT y contribuye a evitar la pérdida de pelo, entre otros beneficios.

DT: ¿Qué opina acerca del uso de la sacarina o de productos como el aspartame que sirven para sustituir el azúcar?

HT: Me imagino que se refiere a las bebidas de dieta, como refrescos o gaseosas. Un estudio demostró que la gente que bebe refrescos con edulcorantes tiene un 50% más de riesgo de obesidad que las que consumen bebidas con azúcar. La razón es que los edulcorantes artificiales son más dulces que el azúcar y, por lo tanto, incrementan mucho más el apetito por el azúcar, así que se termina bebiendo y comiendo más.

DT: ¿Con qué podemos sustituir el azúcar?

TH: Podemos beber jugos de fruta, pero zumos frescos, no los comercializados. El azúcar es mejor cuando proviene de una naranja o de cualquier otra fruta. Ese tipo de azúcar se consume lentamente, se absorbe muy despacio y se evita sufrir un pico de azúcar. La hormona del crecimiento disminuye en la sangre si hay mucha azúcar, al igual que ocurre con el cortisol, las hormonas sexuales, la testosterona, el estradiol, la DHEA, las hormonas adrenales y la aldosterona.

Tenemos que comer alimentos integrales, jugos de fruta, agua fresca, libre de pesticidas o fructosa artificial. También se le puede poner limón al agua o beber infusiones de hierbas. Tenemos varias alternativas.

DT: Todos sabemos que el estrés es una enfermedad silenciosa que nos está matando. Nos gustaría que nuestros lectores supieran de qué manera el estrés deteriora nuestros cuerpos, nos hace envejecer prematuramente e incluso agota nuestras glándulas adrenales.

TH: Cuando el estrés es crónico, el organismo disminuye la producción de hormonas. Una persona ocupada, con estrés crónico, envejecerá prematuramente debido a su deficiencia hormonal. En tales condiciones se sufre una disminución crónica y muy drástica de las hormonas sexuales y estas personas se ven pálidas debido a la falta de estradiol o de testosterona.

Las hormonas como el cortisol y la adrenalina se mantienen lo suficientemente altas o normales, pero todas las demás hormonas disminuyen. Y en este punto me pondré como ejemplo: yo, que he estado bajo un estrés tremendo durante diez o veinte años porque no duermo mucho, tengo muchas actividades y participo en diversas acciones políticas por la clase de medicina que practico, no he envejecido más rápidamente que otras personas, más bien me parece que envejezco mucho más lentamente, y ello se debe a que corregí mis hormonas.

DT: Así que es en estas situaciones cuando usa el cortisol o el hidrocortisol.

TH: El cortisol siempre se encuentra vinculado al DHEA, así como a las hormonas sexuales, las anabólicas, las hormonas que construyen el cuerpo y la hormona del crecimiento. Es decir, todas las hormonas que contrarrestan o neutralizan el efecto tóxico del estrés en nuestros cuerpos.

DT: ¿Cuál es la importancia de disfrutar de un sueño reparador?

TH: Hay muchas hormonas que mejoran el sueño, pero la más importante es la melatonina, pues no sólo hace que la persona duerma bien, sino que la mantiene relajada; sus músculos permanecen relajados durante el sueño. También está la hormona del crecimiento, que favorece un sueño profundo. El sueño de la gente que tiene niveles bajos de la hormona del crecimiento es superficial. La progesterona también ayuda a dormir debido a la resistencia que se invierte cuando se toma la melatonina.

Éstas son las tres hormonas más importantes, pero incluso las hormonas tiroideas que producimos durante el día nos hacen dormir mejor por la noche. Se tiene un sueño más reparador, lo cual es muy importante para recuperarse. La testosterona y el estradiol también parecen mejorar el sueño profundo lento, no la fase del sueño donde se dan los movimientos oculares rápidos.

DT: A veces dormimos más de diez horas y cuando nos levantamos estamos muy cansados, ¿cuál es el motivo?

TH: Si la persona duerme diez horas, doce horas, catorce horas y no se recupera, es porque su hormona del crecimiento está disminuyendo. Ésa es la prueba de que se tiene un bajo nivel de hormona del crecimiento.

Desde que tomo esta hormona duermo dos horas menos, pero también duermo mucho mejor; me siento mucho más descansado. Durante quince años dormí solamente cuatro, cinco o seis horas por noche. Pero siempre estaba más fresco que la mayoría de personas. El mejor período de sueño para mí es de seis horas; esto es porque proporciono a mi organismo hormona del crecimiento. Tengo un sueño excelente, duermo como un bebé ahora que la tomo. Vengo de una familia en donde todos duermen muy poco y tuve que tomar somníferos hasta los 38 años de edad.

DT: ¿A qué hora se debe tomar la hormona del crecimiento?

TH: Antes de ir a dormir, porque la hormona del crecimiento la producimos naturalmente durante las primeras tres horas del sueño y en la terapia hormonal tratamos de emular este mecanismo. Hay algunas personas que no la toleran bien a esta hora y realmente les perjudica. Si sucede esto, lo mejor es tomarla por la mañana. Mi dosis de hormona del crecimiento es de aproximadamente 0,001 miligramos, una dosis muy baja, veinte veces más baja que la de cualquier persona, pero si tomara una dosis mayor, tendría los músculos como los de Schwarzenegger; también la tomo en el momento adecuado, con la alimentación adecuada y combinada con las demás hormonas que precisa mi organismo.

DT: Una última pregunta para terminar. ¿Hay algún momento del día en el que deberíamos ingerir los otros reemplazos?

TH: La mitad del problema de envejecer se debe al ritmo incorrecto de secreción. Estamos hechos para producir mucho cortisol a lo largo de la mañana, ésa es la hora adecuada. La mayoría de las hormonas se tienen que tomar por la mañana, cuando sus efectos benéficos se llevan a cabo. Tan sólo la melatonina, la progesterona y la hormona del crecimiento se deberían tomar antes de ir a la cama.

DT: Muchas gracias por su tiempo.

ENTREVISTA A ALEXANDER O. KROUHAM
(MÉXICO)

El doctor Alexander O. Krouham[24] es médico especialista en medicina interna y endocrinólogo egresado de la Universidad de Miami/ Jackson Memorial Hospital (Miami, Florida, Estados Unidos). Ejerce la medicina funcional, que incluye la medicina antienvejecimiento.

DT: El doctor Krouham nos explicará en qué consiste el reemplazo hormonal y nos hablará de las hormonas bioidénticas y de la nutrición, así como de la importancia que este nuevo modelo de la atención médica da a que el ser humano sea evaluado de forma integral. Asimismo, nos dirá cuáles son los objetivos de la medicina funcional y antienvejecimiento y por qué se conoce con este nombre.

AK: Los nuevos modelos de atención médica surgen en respuesta a una problemática real. En los últimos cincuenta años ha habido fenomenales avances en la práctica de la medicina, los cuales han logrado abatir una serie de problemas responsables de mortalidad y de afectación en la calidad de vida. Gracias al desarrollo de la industria farmacéutica y de la cirugía, así como a los avances en los cuidados hospitalarios y la terapia intensiva, se ha conseguido prolongar la expectativa de vida. Sin embargo, como consecuencia de ello y de otra serie de factores, por ejemplo, el estilo de vida, el estrés, la alimentación, la contaminación, etc., ahora nos enfrentamos a una epidemia de enfermedades crónicas.

Antes no teníamos el tiempo de vida suficiente para desarrollar las enfermedades crónico-degenerativas, que no solamente merman la calidad de vida de la persona, sino que afectan a toda la sociedad.

---

24. En adelante, AK.

En consecuencia, los cuestionamientos respecto a la forma de enfrentar estos problemas motiva el surgimiento de varios modelos de atención médica; y de la amalgama de éstos aparece la medicina funcional.

Entre sus principios fundamentales, destaca el siguiente: «No hay enfermedades, sino enfermos». Esto significa que en un momento dado el mismo padecimiento se puede manifestar de formas completamente diferentes, dependiendo de la persona y de una serie de circunstancias. Por otra parte, reconoce la interacción entre la genética, el medio ambiente y el estilo de vida, dando pie a una serie de disciplinas, como las medicinas regenerativa, antienvejecimiento e integrativa. La medicina antienvejecimiento es un componente específico de la medicina funcional.

DT: Cuando alguien se somete a una terapia anti-edad, ¿puede pensar que va a detener su proceso de antienvejecimiento?

AK: No, primero hay que entender que envejecer implica una serie de procesos químicos que ocurren diariamente en el cuerpo y que hacen que éste se desgaste. Voy a mencionar dos temas específicos que ayudarán al lector a comprender lo que sucede.En primer lugar, están los mecanismos de oxidación. El solo hecho de respirar y realizar nuestras actividades cotidianas implica que los procesos químicos que acontecen en el organismo generan elementos de desecho que afectan a diferentes órganos y sistemas.

En segundo lugar, los cromosomas se alteran con el tiempo; en ellos se almacena todo el material genético, la información que determina quiénes somos y por qué somos de cierta manera.

Al igual que la mayor parte de las células del cuerpo, los cromosomas se replican a lo largo de la vida, y cada vez que ocurre una división de estas estructuras se pierden fragmentos en los extremos, con lo que se expone el material genético. A mayor exposición, mayor potencial de daño y degeneración; de ahí que no es accidental que aparezcan una serie de padecimientos asociados a la vejez que no se presentan en edades jóvenes, como las insuficiencias cardíacas o renales, la hipertensión arterial, los problemas degenerativos neurológicos, etc.

El envejecimiento es un proceso fisiológico que ocurrirá irremediablemente, pero que, dependiendo de las circunstancias, puede acelerarse o retrasarse, de acuerdo con las influencias del medio ambiente y de nuestro estilo de vida.

DT: ¿Cuál es la influencia de la genética y del estilo de vida?

AK: Se calcula que el 30% del riesgo de desarrollar un problema depende de la información genética, mientras que el 70% restante depende de los hábitos de vida y de la influencia del medio ambiente. No hay determinismo, es mucho lo que podemos hacer para tratar de frenar este proceso o, por lo menos, evitar que su progresión sea tan rápida. El envejecimiento es inevitable, pero buscamos prolongarlo sin que se afecte la calidad de vida del individuo.

DT: El doctor Wright[25] dice que disfrutar de una buena salud depende en un 70% de nuestra alimentación, en un 25%, más o menos, del ejercicio físico y los hábitos de vida, y que el 5% restante tiene que ver con el estado hormonal. Sin embargo, de ese 5% depende la estabilidad de todo lo demás, ¿no es cierto?

AK: Primero, hay que definir qué es una hormona: es un regulador, no es una sustancia que en sí misma va a desencadenar un proceso químico, simplemente los modifica determinando su velocidad o intensidad.

La mayor parte de las hormonas actúan por un sistema de retroalimentación. Eso significa que la glándula de origen manda un mensaje a otra glándula o a otros tejidos donde, en respuesta, la hormona se produce. Ésta ejerce sus efectos específicos en el orga-

---

25. Pionero en educación de medicina anti-edad, con maestría en antropología y medicina en Harvard y la Universidad de Michigan. Fue el primer doctor que hace veinte años prescribió las primeras hormonas bioidénticas en Estados Unidos.

nismo y regresa a la glándula de origen para regular la liberación del factor estimulante. Cuando el organismo percibe la disminución de una hormona determinada, aumenta la respuesta estimulante, y cuando aumenta su concentración, disminuye la respuesta estimulante. Si se entiende este concepto, es más fácil comprender la contribución hormonal a la alimentación, los efectos del ejercicio físico y el control del estrés, entre otras muchas funciones del organismo. Si el cuerpo está descompensado hormonalmente, los procesos químicos procederán en forma desordenada y desencadenarán una serie de reacciones negativas.

DT: ¿Por qué en la medicina funcional y antienvejecimiento muchos especialistas comienzan valorando el estado hormonal de sus pacientes?

AK: Primero, porque hay un declive natural como parte del envejecimiento; es decir, a una edad determinada disminuye la producción hormonal en ambos géneros, lo que se manifiesta con la menopausia y la andropausia. En mi opinión, las hormonas se han evaluado en forma aislada, únicamente se hace referencia a las sexuales, en lugar de considerar la relación estrecha entre dichas hormonas y las que produce el sistema tiroideo, la hormona de crecimiento y las hormonas del estrés como el cortisol, la DHEA, etc.

Todo el entorno en conjunto debe valorarse, reconociendo las deficiencias propias de la edad y la posibilidad de interferir evitando el deterioro natural del organismo y la progresión natural hacia problemas degenerativos. Al restablecer los niveles hormonales, el organismo funcionará de manera más apropiada.

DT: La posición médica en México es diferente a la de Estados Unidos y Europa, lugares donde se ha realizado mucho trabajo con reemplazo hormonal, mientras que aquí existe bastante escepticismo en relación con esta terapia. ¿No puede esta posición generar confusión en los pacientes al encontrarse ante posturas distintas a las que aquí recomendamos?

AK: Durante treinta o cuarenta años, la comunidad médica prescribió tratamiento de reemplazo hormonal sin cuestionamiento alguno. De vez en cuando aparecía en la literatura médica algún artículo sobre los efectos negativos de las hormonas, pero esta información esencialmente era ignorada. Me refiero a las hormonas sintéticas con las que todos estamos familiarizados.

En el año 2002 se publicaron, de manera anticipada, los resultados de un estudio muy amplio, el *Women's Health Initiative,* realizado en cuarenta centros hospitalarios de Estados Unidos y Canadá, que incluía a más de 116.000 mujeres. Los resultados no debieron haber aparecido hasta 2005. Fue un estudio doble ciego, lo que significa que ni las pacientes ni los médicos conocían la terapéutica que se estaba utilizando, mientras un comité controlaba el tratamiento de cada paciente. La interrupción prematura ocurrió porque en uno de los grupos que estaba recibiendo estrógenos con progesterona sintéticos se observó una mayor frecuencia de cáncer de mama, además de otras complicaciones, como aumento en la frecuencia de ataques cardíacos, formación de coágulos en las piernas y piedras en la vesícula.

A partir de ese momento, la comunidad médica cambió radicalmente, y para evitar problemas legales se suspendió el reemplazo hormonal. Sin embargo, muchas pacientes seguían quejándose por el desarrollo de síntomas asociados a la menopausia que afectaban radicalmente su calidad de vida. Algunas de ellas manifestaron su disposición a exponerse a los efectos negativos potenciales del tratamiento, pues sus malestares eran intolerables. Además, ya hay estudios serios que documentan los trastornos orgánicos que aparecen como consecuencia de la menopausia cuando no se utiliza reemplazo hormonal: aumenta la frecuencia de osteoporosis, los ataques cardíacos, los derrames cerebrales, la degeneración macular[26] y los problemas degenerativos como la enfermedad de Alzheimer.

---

26. Problema de la retina que provoca ceguera.

De aquí surge la necesidad de encontrar una opción segura pero efectiva para el tratamiento de la menopausia, y es entonces cuando aparecen las hormonas bioidénticas, aquellas químicamente iguales a las que la mujer normalmente produce.

DT: Si se conocen ya las diferencias entre las hormonas bioidénticas, y las sintéticas, ¿por qué se siguen prescribiendo estas últimas?

AK: Una de las razones por las que se siguen prescribiendo las hormonas sintéticas es por la enorme influencia de la industria farmacéutica. El mercado de las hormonas sexuales es muy redituable y codiciado, pero frágil, como se demostró después del estudio de *Women's Health Initiative*. A partir de cuyos resultados, el laboratorio que fabricaba el producto utilizado en el estudio perdió un 30% de su participación de mercado en Estados Unidos.

Tanto las hormonas sintéticas como las bioidénticas se obtienen de fuentes naturales, esencialmente del camote o batata, del ñame y de la soya. El producto primario constituye la hormona bioidéntica; sin embargo, nadie puede patentar aquello que proviene directamente de la naturaleza, por lo que la industria farmacéutica tiene que modificar la molécula adicionando o restando algún componente para poderla patentar y lucrarse comercialmente con ella. Dicha transformación la convierte en una hormona sintética, que el organismo ya no metaboliza de la misma manera y puede generar efectos adversos. Por ejemplo, la progesterona bioidéntica tiene efectos demostrados de prevención del cáncer de mama, mientras que la progesterona sintética lo puede inducir.

DT: ¿Por qué en Estados Unidos sí se pueden prescribir hormonas bioidénticas y en México todavía no podemos hacerlo?

AK: Pienso que se debe a un retraso en la legislación, debido a que aún no contamos con estudios suficientes realizados localmente para validar esos conceptos.

DT: A grandes rasgos, ¿cuáles son los beneficios del reemplazo hormonal?, ¿cómo se refleja en los tratamientos anti-edad y por qué se empezó a utilizar el tratamiento antienvejecimiento?

AK: Porque en lugar de asumir que necesariamente tenemos que aceptar un deterioro como parte de la edad, tratamos de llevar al individuo a una situación ideal, como cuando tenía una edad mucho menor, mejorando todas sus capacidades vitales.

Es una realidad que la expectativa de vida ha aumentando y con ello el período productivo, lo que ha generado una demanda de mayor calidad de vida. Siempre y cuando el tratamiento no represente un riesgo desde el punto de vista médico para que una persona de mayor edad funcione como lo hacía a una edad más joven, se justifica aplicarlo.

El tratamiento hormonal no es mágico, simplemente es llevar a la persona a condiciones óptimas, como ella misma ha funcionado años atrás.

DT: El medio ambiente cada vez más nocivo y contaminado, las emociones y el estrés, y los alimentos cada vez más saturados de pesticidas y de conservantes artificiales hacen que el sistema endocrino se altere. De tal forma, alrededor de los 30 años pueden aparecer problemas hormonales; es decir, ya no se trata de un problema de mujeres de 50 años, sino de un problema que afecta a toda la población. ¿Qué nos puedes decir al respecto?

AK: Bueno, es un problema que ya vemos en niñas en las que se da una pubertad precoz, pero también lo vemos en niños, por la influencia hormonal proveniente de los alimentos.

DT: Hay una serie de mitos sobre las hormonas: que la testosterona existe solamente en el hombre, y los estrógenos y la progesterona en la mujer; que las hormonas engordan y producen acné, etc. ¿Cuáles son las principales hormonas que debemos conocer, en qué parte del cuerpo se producen y qué efectos tienen?

AK: Existen muchas hormonas. Muchas sustancias funcionan como hormonas, a pesar de no estar estrictamente caracterizadas como tales. Como ejemplo, a nivel gastrointestinal, es fascinante la cantidad de sustancias que comunican el sistema digestivo con el cerebro. Se producen hormonas en diferentes glándulas, pero, a nivel local, se generan una serie de sustancias que también actúan como si fueran hormonas.

En orden no estricto, voy a empezar con la glándula hipófisis: aquí se producen ocho diferentes tipos de hormonas. Por eso en el ámbito médico nos referimos a ella como si fuera el director de orquesta. En su porción anterior se producen seis hormonas: la hormona de crecimiento, la estimulante de la glándula tiroidea, la que estimula las glándulas suprarrenales para que fabriquen el cortisol, la prolactina, que es la hormona productora de leche —y que en el varón se le adjudican otras funciones—, y las dos hormonas que controlan el funcionamiento de ovarios o de testículos. De la región posterior se liberan dos hormonas: la oxitocina, que participa fundamentalmente en el trabajo de parto y también tiene que ver con el orgasmo, y la hormona antidiurética, que contribuye de manera muy importante al intercambio de líquidos y la retención de minerales. Más abajo se localiza la glándula tiroides, cuyas hormonas son reguladoras del metabolismo y controlan muchas funciones orgánicas.

En el abdomen se localiza el páncreas, que produce insulina, glucagón y somatostatina, entre otras sustancias, que regulan el metabolismo de carbohidratos y el acúmulo de reservas orgánicas y que, sin duda, desempeñan un papel muy importante en la función digestiva.

Las glándulas suprarrenales se ubican encima de los riñones; su porción central libera algunas de las hormonas más importantes del estrés, como la adrenalina, noradrenalina y dopamina; mientras que la corteza cerebral produce el cortisol, fundamental en la respuesta al estrés; la aldosterona, que regula el intercambio de sodio por potasio y participa en el control de la presión arterial; y las hormonas sexuales.

Finalmente, están las gónadas, ovarios en la mujer y testículos en el hombre, que producen hormonas sexuales y los gametos, las células de las que dependen la fecundación y procreación.

DT: Es evidente la interrelación entre todos los sistemas hormonales y la influencia de elementos externos como el estrés y las emociones. Además, hay procesos de maduración o variabilidad en la concentración hormonal. ¿A qué edad se debe realizar el primer perfil hormonal para saber si se está sano, si se es propenso a alguna enfermedad o si ya es necesario el reemplazo hormonal?

AK: Depende de la hormona. Por ejemplo: un perfil de la insulina se requiere a lo largo de toda la vida. La hormona de crecimiento también se produce durante toda la vida, desde el momento del nacimiento. No se sabe cuáles son los determinantes de crecimiento antes del nacimiento, pues niños con deficiencia absoluta de esta hormona pueden nacer con tallas normales y posteriormente manifestar enanismo. En la edad adulta, la hormona de crecimiento tiene funciones regenerativas.

Las hormonas del estrés se producen a lo largo de toda la vida y son parte de los mecanismos de adaptación al medio ambiente y a las circunstancias. Solamente en el caso de las hormonas sexuales observamos su aparición en momentos específicos de la vida, como en la pubertad. Esto se debe a procesos de maduración y de conexión neurológica. Se conoce también la relación entre luz ambiental y ciclos menstruales, puesto que chicas que viven en latitudes más tropicales se desarrollan antes que las que viven en latitudes más templadas y tienen menor exposición a la luz solar.

DT: ¿Y respecto al tratamiento de reemplazo hormonal?

AK: Aunque típicamente se establece a partir de la menopausia, a mí me parece que entonces ya es tarde, pues el objetivo debe ser evitar el deterioro general de la persona. Por ejemplo: no es necesa-

rio esperar a que la densidad ósea[27] disminuya y aparezcan ostope-
nia u osteoporosis para tomar cartas en el asunto. Esta medicina se
aplica desde años antes de que se identifiquen las carencias, es preventiva y su objetivo es evitar el deterioro.

No todo son hormonas y hay mucho que hacer en otras áreas,
particularmente en el estilo de vida, para mejorar la expectativa y la
calidad de vida.

Respecto a la menopausia, normalmente, el 25% de las mujeres
la presentan entre los 40 y los 45 años de edad; el 50%, entre los 45
y los 50; y el otro 25%, después de los 50. A partir de los 40 años o
antes, en caso de antecedentes familiares, se debe hacer una evaluación médica integral y valorar la necesidad de reemplazo hormonal
teniendo en cuenta al menos dos consideraciones fundamentales: si
el objetivo del tratamiento es solucionar síntomas —sofocos o bochornos, resequedad vaginal, cambios en el estado de ánimo, trastornos del sueño o cambios en el deseo sexual—, se contemplará el
uso de la terapia hormonal de reemplazo durante un período de
meses o algunos años; mientras que si su indicación es para evitar el
deterioro y asegurar el mantenimiento del organismo en condiciones óptimas, no tendrá un límite determinado de tiempo.

El otro tema que debe analizarse es quién debe recibir el tratamiento hormonal valorando contraindicaciones por la historia personal, antecedentes patológicos y familiares. Si las hay, existen otras
opciones a las que podemos recurrir.

En el hombre, esta situación está mucho menos estudiada por
diferentes razones. En gran medida es una cuestión emocional y
cultural: los hombres son peores pacientes que la mujer —quien vela
por el bienestar de la familia—; ellos ignoran o retrasan la solicitud
de atención médica. Por ejemplo, una de las principales causas de
mortalidad de los hombres de entre 50 y 65 años de edad en Estados
Unidos son suicidios por depresión, en gran medida asociada a la
andropausia.

---

27. Calidad de los huesos.

A diferencia de la menopausia, que está muy bien descrita, la andropausia es impredecible y puede ocurrir desde los 40 o 45 años hasta los 70. El hombre debe estar más mentalizado para detectar este proceso, aunque no manifieste sintomatología.

DT: ¿Es cierto que a partir de los 30-40 años de edad puede haber desequilibrios hormonales como consecuencia de una alimentación inadecuada, el estrés y el estilo de vida?

AK: Sí, aunque dependiendo de las circunstancias, las carencias pueden ser reversibles y sin repercusiones a largo plazo. A edades muy jóvenes, a los 30 años e incluso a los 20, puede haber necesidad de un tratamiento de reemplazo hormonal para restablecer el funcionamiento normal del organismo.

DT: Es interesante, ya que muchos médicos piensan que si utilizas tratamientos hormonales las glándulas se atrofian.

AK: No estoy de acuerdo con esta opinión. Como ejemplo, uno de los motivos comunes de consulta en chicas adolescentes y adultas jóvenes son irregularidades menstruales. Muchas de estas situaciones se deben a trastornos bien definidos de la producción hormonal, como la dominancia estrogénica, que representa la desproporción entre las concentraciones de estrógenos y progesterona. Se puede corregir mediante el reemplazo de progesterona bioidéntica, sin que con ello se afecte el funcionamiento glandular permanentemente. No todas las glándulas responden de la misma forma. Por ejemplo, la tiroides es muy noble, hay gente que ha recibido tratamiento hormonal tiroideo durante muchos años (veinte o más), aunque su glándula funcionara normalmente y por motivos inapropiados, y al suspender el medicamento se recupera la capacidad de producción hormonal en seis u ocho semanas sin problemas.

En el otro extremo, las glándulas suprarrenales funcionan a través de un eje que parte del hipotálamo, que está arriba de la hipófisis, estimulando esta glándula para que ella, a su vez, mande una señal a las suprarrenales con el objetivo de que produzcan cortisol. Cuando una persona ha sido tratada crónicamente con cortisol (cortisona) —por la razón que sea, enfermedades de la piel o trastornos autoinmunes como asma, por ejemplo—, al suspender el tratamiento, la recuperación de la porción hipotálamo —hipofisiaria, por lo general— precisa, más o menos, seis meses, mientras que la porción de la hipófisis-suprarrenales tarda de seis a doce meses. Por tal razón, este tipo de medicamentos deben suspenderse poco a poco.

DT: Hablemos de hormonas bioidénticas. ¿Cuál es su disponibilidad en México y en general en Latinoamérica?

AK: Cuando hablamos de hormonas sexuales femeninas nos referimos a estrógenos y progesterona. El término «estrógeno» es genérico e incluye estradiol, estriol y estrona. Comercialmente, existe estradiol bioidéntico en gel, pero no incluye estriol, que tiene un efecto protector contra el cáncer de mama y es el responsable de la lubricación vaginal y de la calidad en la piel.

Sí es posible conseguir preparaciones con ambos tipos de estrógenos, pero generalmente no en farmacias convencionales. Respecto a la progesterona bioidéntica, contamos con presentaciones tópicas (crema) y perlas para consumo oral o colocación vaginal. La testosterona bioidéntica se consigue en gel.

DT: ¿Cuál es la diferencia entre estrógenos y progesterona y cómo funcionan?

AK: El prototipo normal de un ciclo menstrual es de veintiocho días. Durante toda la vida reproductiva de la mujer, desde la primera menstruación hasta la última, la mujer se prepara para un embarazo cada mes. En las primeras dos semanas del ciclo, el organismo se prepara para recibir al huevo fecundado, es decir, los cambios hormonales engrosan y nutren la capa interna o endometrio, donde deberá implantarse el huevo fecundado. A la mitad del ciclo viene la ovulación, ese óvulo es el que se fecundará y, si eso ocurre, se implantará en el endometrio.

La segunda etapa del ciclo es de crecimiento. Si hubo embarazo, se formará la placenta y el embrión crecerá; eventualmente se convertirá en un feto y después en un bebé. Si no hubo embarazo, la concentración de progesterona cae, propiciando la eliminación del endometrio en forma de sangrado menstrual, lo que da pie a un nuevo ciclo.

Los cambios de las primeras dos semanas dependen de los estrógenos. La progesterona es producto de la ruptura del ovario en el momento de la ovulación, a partir de la cicatriz del ovario que se transforma en una estructura denominada cuerpo lúteo. Cuando el embarazo ocurre, la producción de progesterona será tomada por el huevo fecundado y posteriormente por la placenta.

La desproporción entre concentraciones de estrógenos y progesterona puede depender de diferentes motivos, los más comunes son los ciclos anovulatorios, durante los cuales no ocurre la ovulación. Esta condición puede producir muchas alteraciones, entre otras, el síndrome premenstrual. Sobre éste se han descrito más de doscientos síntomas, por ejemplo pérdida de concentración, irritabilidad, trastornos del sueño, congestión mamaria, retención de líquidos, distensión abdominal, etc. Otras alteraciones propias de la dominancia estrogénica son aumento de peso por retención de líquidos, cambios en el apetito —como compulsión por comer— y depresión, entre otras.

DT: ¿Cómo afectan los cambios de hormonas femeninas en la retroalimentación de otros sistemas hormonales en el proceso de envejecimiento?

AK: Más allá de las manifestaciones físicas evidentes, como cambios en la piel, el cabello y las uñas, la pérdida en la concentración hormonal aumenta la desmineralización de los huesos (osteoporosis) y el riesgo de enfermedades como el Alzheimer, ataques cardíacos, derrames cerebrales y problemas oculares que producen ceguera. Además, aparecen alteraciones químicas, como ocurre, por ejemplo, con el metabolismo de las grasas (colesterol y triglicéridos) o de los carbohidratos, con riesgo de diabetes. Todas estas anomalías conllevan un deterioro general en el organismo que contribuye a un envejecimiento prematuro.

DT: Parece un círculo destructivo en el que cualquier disparador emocional puede ser determinante. ¿Cómo se resuelve este problema?

AK: Antropológicamente, la única razón por la que todas las especies estamos en este planeta es para procrear y perpetuar la especie. El ser humano ha roto con este patrón: la expectativa de vida ha aumentado; históricamente teníamos una esperanza de vida de 40 o 50 años; no había tiempo de desarrollar los problemas degenerativos que ahora padecemos.

DT: Los mamíferos pueden vivir hasta cinco veces la edad en la que alcanzan su madurez; es decir, podríamos vivir más de cien años, lo que significa que una mujer puede procrear a los 50.

AK: Esto es cada vez más común. Por cuestiones de vida y de desarrollo personal y profesional, la maternidad se ha postergado más allá de lo que antes considerábamos como apropiado. Actualmente se están rompiendo paradigmas. Sin embargo, el estilo de vida de hoy es mucho más complicado que antes, aunque asumiéramos que comemos sanamente, ello no implica que esos alimentos tengan el mismo valor biológico que tenían en el pasado por la calidad de la tierra, los métodos de cultivo, los fertilizantes e insecticidas, etc.

El tema hormonal no es una cuestión aislada, se vincula con todo lo que está pasando químicamente en el organismo. Se puede tener un equilibrio hormonal sexual, pero estar bajo la influencia de estrés importante, con una alimentación incorrecta y con un patrón de sueño inadecuado, y todo ello, en algún momento, causará un trastorno de hormonas sexuales. El objetivo es lograr un balance general, y eso, precisamente, es lo que promueve este tipo de medicina.

DT: El estrés es una de las enfermedades imperantes, aparentemente silenciosa en nuestros días, que afecta a personas de todas las edades. ¿Qué sucede con el cortisol y cómo afecta a las hormonas sexuales y a otras hormonas?

AK: El estrés es una respuesta fisiológica natural del organismo; es sano tener un cierto grado de estrés, pues nos motiva a cumplir con objetivos, a emprender y a asumir retos. El problema del ser humano hoy en día es que tiene un estrés continuo, y algo más que nos diferencia por completo de todas las demás especies: presenta estrés por anticipación, por ejemplo por compromisos u obligaciones futuras. Ese estrés continuo puede manifestarse de varias maneras: en primer lugar, puede producir una fatiga adrenal, ésta es una entidad no bien reconocida por el medio médico, o bien puede afectar de forma directa a mecanismos químicos, metabólicos u hormonales. Respecto a la fatiga adrenal, recordemos que el cortisol se produce en las glándulas suprarrenales y que es una hormona de estrés; desde luego habrá circunstancias en las que el organismo requerirá de una mayor o menor cantidad de esta hormona.

Durante cualquier crisis, física o emocional, se requiere de mayor cantidad de cortisol. La medicina convencional sólo reconoce los estados de normalidad, deficiencia total (enfermedad de Addisson[28]) o exceso de cortisol (enfermedad de Cushing[29]). La fatiga adrenal re-

---

28. La enfermedad de Addison es una deficiencia hormonal causada por daño a la glándula adrenal, lo que ocasiona una hipofunción o insuficiencia corticosuprarrenal primaria. La descripción original por Addison de esta enfermedad es: languidez y debilidad general, actividad hipocinética del corazón, irritabilidad gástrica y un cambio peculiar de la coloración de la piel.

29. El síndrome de Cushing, también conocido como hipercortisolismo, es una enfermedad provocada por el aumento de la hormona cortisol. Este exceso crónico de cortisol puede estar provocado por diversas causas. Los pacientes pueden presentar uno o varios de estos síntomas: obesidad central con abdomen protuberante y extremidades delgadas; cara de luna llena (redonda y roja); hipertensión arterial (entre los mecanismos causantes de la hipertensión en estos pacientes, está la retención de sodio que producen los corticoides); dolores de espalda y de cabeza; acné, hirsutismo (exceso de vello); impotencia; amenorrea (ausencia de la menstruación); aumento de peso involuntario; debilidad muscular (especialmente en la cintura pelviana, que dificulta el poder levantarse de una silla sin ayuda); estrías rojo-vinosas; falta de libido; irritabilidad; depresión; ansiedad.

presenta una disfunción que no llega al extremo de la insuficiencia; en circunstancias de estabilidad general, se produce cortisol en cantidades adecuadas o limítrofes, sin embargo, en situaciones en las que el organismo exige una mayor producción, no es posible hacerlo. Se produce lo mínimo necesario en condiciones de tranquilidad, paz y falta de presiones; aparentemente, todo funciona de forma correcta, pero ante el menor desequilibrio automáticamente el organismo se descompensa, no existe ese «extra» que debería producirse. Fundamentalmente, se caracteriza por fatiga significativa y otros síntomas inespecíficos.

El cortisol en exceso o la falta de éste influye metabólicamente en el organismo. Un buen ejemplo de esto es la resistencia a la insulina, la misma que puede desencadenar desequilibrios en la producción de otras hormonas.

DT: En el caso de la gente que padece estrés, ¿qué sucede con la insulina y el metabolismo de los carbohidratos?

AK: Dos terceras partes de la gente que tiene un cortisol elevado presentan apetito compulsivo; además, el organismo pide un tipo específico de alimentos. Cuando estamos nerviosos, comemos más, particularmente carbohidratos refinados y almidones, como postres y chocolates, lo que los estadounidenses llaman el *comfort food* (alimentos gratificantes). Además, el cortisol, por sí mismo, incrementa la captación de las células abdominales de esas grasas y carbohidratos, lo que propicia el aumento de peso.

La otra tercera parte de las personas pierde el apetito cuando está nerviosa y baja de peso. Se trata de información que actúa a nivel cerebral. La producción hormonal es increíblemente compleja; dependiendo del tipo de alimento que consumimos, el estómago se vacía con mayor o menor velocidad, además de que se producen determinadas hormonas intestinales que actúan directamente en el sistema nervioso central sobre los centros del hambre y de la saciedad, que son los que controlan el apetito.

Entre las manifestaciones clínicas de la variación en la concentración de cortisol, se afectan el estímulo sexual y la capacidad de fertilidad. Las hormonas sexuales femeninas se producen por la transformación de las masculinas. Recordemos que en las glándulas suprarrenales se fabrican el cortisol y las hormonas sexuales masculinas y femeninas, entre otras sustancias, por lo que al aumentar la liberación de cortisol se reduce el estímulo que hace funcionar la glándula y con ello disminuye la producción hormonal local.

DT: ¿Qué significado tienen los niveles bajos de testosterona en la mujer?

AK: En la mujer, la testosterona es el factor determinante del deseo sexual o libido; es un elemento clave en la formación de músculo y de hueso, y contribuye de manera importante en funciones cognitivas y emocionales, como la memoria, y en actitudes emprendedoras, como el ímpetu para involucrarse en proyectos y asumir riesgos.

DT: ¿Qué ocurre cuando el hombre presenta disminución de estrógenos?

AK: Primero respondo qué sucede cuando los presenta elevados: a diferencia del concepto tradicional de que el cáncer de próstata dependía de hormonas sexuales masculinas, hoy se sabe que depende de altos niveles de hormonas sexuales femeninas.

El cáncer de próstata es el equivalente al cáncer de mama en la mujer Ésta es una información muy reciente. Un urólogo de Harvard, el doctor Abraham Morgentaler[30], analizó toda la información en que se sustentaba el concepto vigente desde hace unos sesenta años de que la testosterona era la responsable del cáncer de próstata.

---

30. Abraham Morgentaler, médico urólogo especializado en salud reproductiva y sexual masculina, es profesor clínico asociado a la Escuela de Medicina de Harvard, y director de Men's Health de Boston. Su libro, *Testosterone for Life* (McGraw-Hill, 2008), es la culminación de treinta años de investigación. Es la primera obra, orientada al público en general, acerca de la deficiencia de testosterona que ha sido escrita por un especialista.

Encontró que los dos o tres artículos a partir de los que se construyó este mito tenían un diseño de investigación pobre con muestras muy reducidas de pacientes y con información inconclusa y conclusiones precipitadas. No había ninguna validación científica para sustentar el concepto.

Morgentaler demostró que el 14% de los hombres cuyos niveles de testosterona son más bajos presentan cáncer de próstata. Ahora bien, cuando los estrógenos están bajos, las emociones y las actitudes se alteran.

DT: ¿Y el cortisol?

AK: El hecho de que los niveles de cortisol disminuyan no implica que se deba reemplazar con cortisona. Es posible estimular las glándulas suprarrenales de diferentes maneras, incluso con medidas simples, como la toma de vitamina C, que participa en la producción de algunas de las hormonas a este nivel.

Otros productos naturales, denominados *adaptógenos*, son botánicos y estimulan directamente el funcionamiento de las suprarrenales. Además, reconozcamos que con frecuencia el problema es secundario a estrés y alteraciones en el estilo de vida, por lo que es posible recurrir a los conceptos de la medicina mente-cuerpo para resolverlo: usar técnicas de relajación, meditación, introspección y apoyo emocional y espiritual puede mejorar la fisiología y las respuestas químicas orgánicas. En aquellos casos en los que sí se requiere del reemplazo de cortisol, lo que se hace es reponer sólo aquello que al organismo le hace falta. Enfatizo esto, ya que existe la creencia popular de que la cortisona produce una serie de efectos negativos con consecuencias a largo plazo, lo cual no siempre es correcto. No es lo mismo administrar más de lo que normalmente produce el organismo que darle lo que le hace falta; cuando reponemos lo que falta, no tiene por qué haber efectos adversos.

DT: ¿Es preferible medir el cortisol en saliva y no solamente en sangre?

AK: En México se mide en sangre, aunque hay laboratorios que lo envían a laboratorios especiales en Estados Unidos para medirlo en saliva. No olvidemos que se trata de una hormona de estrés, por lo que la punción venosa, por sí misma, elevará su concentración.

Además, hay un ciclo de producción del cortisol como lo hay de muchas hormonas, se llama *ciclo circadiano* y representa el reloj interior del organismo.

El cortisol se produce en mayor concentración en las primeras horas de la mañana, al despertar, lo que permite al individuo entrar en un estado de alerta y prepararse para las actividades del día. Al medir las variaciones en la producción durante el día en saliva, se tiene mayor objetividad respecto a la capacidad de producción del organismo. Sin embargo, existe gran variabilidad, pues en algunas personas la producción disminuye en algún momento particular del día, o incluso puede haber elevaciones significativas.

Por ejemplo, algunas personas que padecen de insomnio presentan elevación del cortisol en el horario en que debería disminuir para desconectarse de las tensiones del día. Desafortunadamente, la sintomatología de los trastornos en la producción de cortisol no es específica y se puede confundir con otras anomalías, como, por ejemplo, la enfermedad tiroidea.

De hecho, no es inusual que la fatiga adrenal contribuya a un mal funcionamiento de la glándula tiroides con manifestaciones clínicas como cansancio, intolerancia al frío, pérdida de concentración y de memoria, el proceso mental puede ser más lento de lo que normalmente es y, por supuesto, el individuo puede que presente un mal control de situaciones de estrés.

DT: ¿Qué papel desempeñan los ansiolíticos, el alcohol, el café y la nutrición en la producción hormonal y neurotransmisora?

AK: En relación con el café se han identificado genes responsables de su metabolismo; hay gente que no puede consumirlo, pues presenta gran sensibilidad. En estos casos también se ve afectado el metabolismo de otras sustancias, incluyendo las hormonas.

Respecto al alcohol, independientemente de su efecto inicial, es un depresor del sistema nervioso central y sí disminuye la producción hormonal. En cuanto a la interacción intestinal con el sistema nervioso y con la producción hormonal, actúa directamente sobre el hipotálamo, la hipófisis y sobre otros núcleos para producir algunas sustancias como el neuropéptido que regula el consumo alimentario. A partir de esta interacción, el organismo genera otras sustancias que controlan la formación de depósitos de grasa, la que a su vez produce hormonas como la leptina, que actúa directamente en el sistema nervioso central regulando los centros del hambre y de la saciedad.

La nutrición participa de muchas maneras, por ejemplo, en la formación de grasa, que es uno de los sitios donde se producen hormonas sexuales, de manera que a mayor obesidad, mayor concentración hormonal, aun durante la menopausia y la andropausia.

DT: ¿Qué relación tiene la insulina con el envejecimiento?

AK: La insulina es un regulador del metabolismo de carbohidratos; es una hormona que crea reservas; funciona como un transportador, introduciendo la glucosa a la célula para que se utilice como fuente de energía, además de ser una hormona lipogénica, o sea que favorece la formación de depósitos de grasa.

La insulina también crea reservas de glucosa a través de la formación del glucógeno; durante el día consumimos alimento y lo utilizamos para llevar a cabo las funciones orgánicas, lo que no se requiere se almacena como glucógeno. En los períodos de ayuno, el glucógeno se fragmenta y libera moléculas de glucosa que proveen de energía al organismo. Esos depósitos se acumulan fundamentalmente en el hígado y en los músculos. El hígado es parte del sistema porta, que a su vez es parte del sistema circulatorio, directamente relacionado con el páncreas. Al verterse la glucosa hacia la sangre en el sistema porta, el páncreas recibe el estímulo y responde produciendo insulina. De tal forma, a mayor liberación de glucosa, mayor producción de insulina.

Como parte del proceso de envejecimiento, la insulina tiene que ver con la inflamación y con la producción de mediadores inflamatorios. Cuando su concentración aumenta, se producen los depósitos de grasa que generan mediadores inflamatorios que participan en procesos químicos en los que, como productos de desecho, aparecen radicales libres que directamente dañan a los tejidos.

DT: ¿Las personas que no tienen diabetes cómo pueden prevenir el exceso de insulina y la formación de depósitos de grasa?

AK: Regreso al concepto inicial de la interacción de tres factores: la genética, el medio ambiente y el estilo de vida. Los factores más importantes que determinan el desarrollo de resistencia a la insulina, cuando ésta no se encuentra en concentración suficiente o no tiene el efecto biológico que normalmente debería tener, son el régimen alimentario, el peso corporal y el ejercicio físico. De ellos depende la sensibilidad a la insulina. El ejemplo lo vemos en pacientes con diabetes. La diabetes tipo 1 es un fenómeno autoinmune que se caracteriza por la destrucción de las células que producen la insulina. En gemelos idénticos, que tienen la misma información genética, si uno desarrolló diabetes, el otro tiene el 50% de probabilidades de presentarla.

En el caso de la diabetes tipo 2, que se caracteriza por la resistencia a la insulina y no por genes que determinan la destrucción de las células productoras de esta hormona, en gemelos idénticos, si uno presenta la enfermedad, el otro tiene el 90-95% de probabilidades de desarrollarla. En este caso, es una influencia multifactorial dependiente del peso corporal y de los hábitos de vida.

DT: Por favor, háblanos de la hormona del crecimiento, de sus mitos y realidades. En los últimos años se ha utilizado de forma desmedida como parte del entrenamiento de *fitness* o cuidado personal por gente joven, de entre 20 y 40 años. ¿Puede producir cáncer u otras complicaciones?

AK: Desde hace mucho tiempo, la hormona de crecimiento se ha empleado fundamentalmente para tratar a niños con estatura baja. Hasta hace veinticinco años, la hormona se tomaba de las glándulas hipófisis de cadáveres. Con el tiempo se demostró que algunos de los pacientes tratados podían desarrollar lo que se llamaron *enfermedades por virus lentos*, como la enfermedad de Jacob Kreutzfield (su equivalente en otros animales es la *enfermedad de las vacas locas*[31]), que aparecían hasta quince años después de administrado el tratamiento. Gracias a los avances tecnológicos, dicha hormona fue reemplazada por la sustancia que hoy utilizamos, fabricada con tecnología recombinante; igual que la insulina, tiene exactamente la misma estructura que la sustancia original en el humano.

La hormona del crecimiento humano se produce mediante la modificación genética de bacterias, introduciendo en su genoma información que codifica la formación de la hormona humana. Al final del proceso se purifica de manera tal que se separan las bacterias de la sustancia y queda un producto que es copia exacta de lo que normalmente produce la persona.

A partir de ese avance es posible contar con cantidades masivas de la hormona del crecimiento. Los primeros estudios serios en el adulto son los del doctor Daniel Rudman[32], en Canadá, que evaluó una población de pacientes de más de 70 años en quienes midió una serie de variables —fuerza muscular, tono, flexibilidad, capacidad de concentración, memoria, calidad de vida y percepción de estado general de salud—. A cada persona la utilizó como su propio control, comparando períodos de seis meses con y sin tratamiento y valorando la respuesta clínica. Los resultados fueron muy significativos, con mejoras sustantivas en todas las variables medidas.

---

31. Es una enfermedad degenerativa del sistema nervioso central de los bovinos, que se caracteriza por la aparición de síntomas nerviosos en los animales adultos que, progresivamente, finaliza con la muerte del animal.

32. El doctor Daniel Rudman, endocrinólogo y nutricionista, dedicó su investigación al bienestar de las personas débiles y ancianos. Rudman y su equipo se centraron en el envejecimiento del sistema endocrino y las deficiencias hormonales resultantes.

Sin embargo, el problema fue que durante los primeros años de su empleo, un grupo de cinco niños en Japón desarrolló leucemia. No obstante, la evaluación más detallada concluyó que esto fue producto de tratamientos previos con quimioterapia y radiación, pues todos ellos habían tenido otro tipo de cáncer con anterioridad. Y a pesar de que nunca se estableció una relación de causa y efecto entre la hormona de crecimiento y la aparición de cáncer, desde entonces ha sido muy difícil validar su uso en la comunidad médica.

DT: Entonces, ¿no está comprobado que una persona que ha usado la hormona de crecimiento pueda sufrir una recurrencia de cáncer?

AK: No, no está confirmado y no se puede asumir que quien ha tenido cáncer vaya a tener una recurrencia precisamente por ese tratamiento. Esto lo vemos en casos de producción excesiva de hormona de crecimiento por tumores hipofisarios. Si esto ocurre antes de que el proceso de desarrollo termine, se manifiesta como gigantismo (personas que miden dos metros o más debido al estímulo ocurrido antes del cierre del cartílago de crecimiento de los huesos).

Cuando un adulto desarrolla el mismo tumor, no crece más, pero se deforma; este trastorno se conoce como *acromegalia* y se manifiesta por un aumento importante en el tamaño de las extremidades, de la nariz, de la mandíbula, de la lengua e incluso de órganos como el corazón.

Estos pacientes no tienen más predisposición a cánceres, aunque sí se ha observado una mayor frecuencia de pólipos intestinales, que eventualmente pueden dar pie a que la probabilidad de cáncer de colon sea más alta, pero no se considera una asociación directa entre el cáncer y la hormona de crecimiento. Nuevamente, el juicio clínico del médico es el que debe prevalecer para administrar la hormona en las dosis necesarias con el único fin de suplir las deficiencias, tal como se comentó con el cortisol.

DT: Se sabe que el sueño reparador es muy beneficioso para el sistema endocrino. ¿Por qué es tan importante?

AK: El sueño tiene una arquitectura, una profundidad de cuatro etapas. Aunque el número de horas que dormimos es importante, es más relevante llegar a las etapas profundas para realmente descansar.

El sueño está vinculado a la producción hormonal, como se ve con la melatonina. Esta hormona se produce en la glándula pineal y se asocia con la estimulación luminosa. Hoy en día los grandes centros urbanos permanecen iluminados aun durante la noche, lo que impide que el entorno se oscurezca como normalmente debería de ocurrir y, en consecuencia, disminuye la producción de melatonina.

Se ha demostrado que al reducirse la concentración de melatonina aumentan las probabilidades de desarrollar cáncer de colon y otros tipos de cánceres. Al agregar melatonina a cultivos de células cancerosas, disminuye su proliferación; al retirar la hormona, las células tumorales crecen más rápidamente.

DT: ¿La hormona del crecimiento también se produce por la noche?

AK: Sí, fundamentalmente en las primeras horas del sueño, aunque también en menor grado durante el día. Es parte de los ciclos circadianos que mencionamos con el cortisol. De ahí que los trastornos del sueño afecten significativamente el balance hormonal del organismo.

DT: Hablemos de suplementos. ¿Se puede usar melatonina?

AK: Sí, es un producto que representa una copia idéntica a lo que el organismo normalmente fabrica. Existen muchas líneas de suplementos en el mercado, sin embargo, su efecto biológico puede ser muy diferente. Para obtener el beneficio deseado, es necesario utilizar productos micronizados, es decir, los que están diseñados en microesferas para mejorar su absorción intestinal y que tengan grado farmacéutico, o sea que han sido probados y validados clínicamente.

DT: ¿Los medicamentos farmacéuticos para dormir inhiben la restauración hormonal?

AK: Muchos de esos fármacos son inductores de sueño, actúan como sedantes hipnóticos, inducen el sueño, pero no lo llevan a las etapas profundas. Además, pueden tener una serie de efectos adversos a largo plazo, como crear dependencia, pérdida de memoria, depresión, etc.

DT: Es común que mucha gente, a partir de los 50 años, presente problemas de sueño y utilice medicamentos. ¿La ingesta de este tipo de fármacos afecta la producción hormonal y se relaciona con un envejecimiento más rápido?

AK: Las deficiencias hormonales sí se asocian a trastornos del sueño y eso afecta los procesos regenerativos y el sistema inmune. La tensión nerviosa y el cansancio ciertamente predisponen a procesos infecciosos.

DT: Volviendo al tema de los suplementos, ¿qué podemos recomendar en este libro para apoyar el reemplazo hormonal?

AK: Cualquier tratamiento debe iniciarse con una historia clínica muy detallada, la evaluación completa del paciente y un examen físico. No es correcto limitarnos al motivo de consulta, es necesario ver al individuo integralmente, reconociendo los aspectos biológicos y emocionales, sus hábitos de vida, el entorno, las toxicidades, etc. Una vez hecho esto, el énfasis se hace en el origen de los problemas y no en sus manifestaciones clínicas, ya que si se corrigen los problemas primarios seguramente se resolverán otros muchos trastornos y manifestaciones.

El objetivo es proporcionar al organismo los elementos necesarios para recuperarse, ése es el concepto de la autosanación. Es posible suplementar todas las deficiencias hormonales y alimenticias, pero sin perder de vista ese objetivo fundamental.

DT: Hablamos de la medicina anti-edad, que puede retrasar la progresión del envejecimiento y mejorar la calidad de vida. Los avances tecnológicos nos permitirán vivir 120 años, sin embargo, están en contra los alimentos transgénicos, la pobre calidad de las tierras de cultivo, los suplementos inadecuados, los altos niveles de estrés, la creciente contaminación ambiental y las toxicidades, así como la mayor exposición a la luz solar, entre otros muchos factores. ¿Qué podemos hacer?

AK: Lo primero que debemos hacer es tomar conciencia de todo esto y comprender que pequeños cambios pueden producir grandes diferencias. Si modificamos la alimentación y los hábitos de vida, se pueden obtener beneficios enormes, incluso mucho mayores que con medicamentos y suplementos. No siempre se requiere del reemplazo hormonal; asimismo, en ocasiones habrá que combinar el tratamiento farmacológico convencional con los suplementos, siempre cuidando las dosis, los efectos fisiológicos e interacciones.

Un tema esencial en este sentido es la medicina mente-cuerpo, que reconoce el papel de la mente sobre las funciones biológicas. Se ha comprobado que problemas médicos graves y complejos mejoran sustancialmente con técnicas de relajación, meditación y respiración, más aún que con tratamiento farmacológico.

DT: Queremos ayudar a la gente a tomar conciencia de que existe un tipo nuevo de medicina y que debe hacerse más prevención. No se trata de acudir al médico porque hay una enfermedad, sino para conocer lo que está ocurriendo en el organismo.

AK: El concepto actual de medicina preventiva radica en identificar los problemas tempranamente. Pensemos en la mamografía, que se solicita para tratar de identificar lesiones cancerosas, mientras que el concepto verdadero de la medicina preventiva debe ser qué podemos hacer hoy para evitar que la enfermedad aparezca. Eso es diferente a la detección temprana.

DT: Entonces, ¿debemos hacernos revisiones periódicas desde edades muy tempranas, antes de los 30 años?

AK: El tema de la alimentación nos ayudará a entender esto. Las pruebas convencionales que hacemos en el laboratorio y los estudios radiológicos generales frecuentemente aparecerán normales a edades jóvenes; estamos valorando de forma superficial el organismo, de manera que los estudios representan las manifestaciones de alteraciones funcionales subyacentes.

Con algunos estudios especiales de laboratorio es posible identificar carencias alimenticias que en un futuro pueden dar pie a que aparezcan diversos trastornos médicos. Hay que recordar que no vemos enfermedades, sino enfermos, y que salud no implica ausencia de enfermedad, sino capacidades óptimas para vivir con plenitud.

DT: La medicina convencional no va a esas profundidades ni se hace esos cuestionamientos, mientras que la medicina funcional trata de identificar las causas de los problemas. Un ejemplo son las sensibilidades a alimentos y los síntomas que se generan como consecuencia de ellas.

AK: El tema intestinal es sumamente importante. Al consumir algún alimento al que se es sensible o intolerante, se produce una reacción en la pared intestinal que genera inflamación y alteración en la absorción de los nutrientes. En esas circunstancias penetran al organismo proteínas de los alimentos más grandes de lo normal, lo que produce una agresión directa al sistema inmune y propicia diversas manifestaciones clínicas en el organismo. No necesariamente se limitan al sistema digestivo, sino que pueden verse afectadas las articulaciones (artritis), el sistema nervioso central (trastornos cognitivos, autismo y síndrome de Asperger[33]), etc.

DT: Para terminar, hablemos de la percepción de este tipo de medicina según la comunidad médica convencional. ¿Cómo ubicar esta medicina que rompe paradigmas ante sus detractores? Es un hecho que en Europa y Estados Unidos hay miles de médicos que ya la practican, y el número crece cada año.

AK: Por definición, el médico es un científico, sin importar que se dedique a la atención de pacientes o a la investigación. Tener una actitud científica implica que cada caso debe ser planteado como una hipótesis que hay que demostrar. El científico tendría que tener apertura para nuevas ideas, analizarlas, cuestionarlas y validarlas, situación que no ha ocurrido con la comunidad médica en general.

Otro punto importante es que, desafortunadamente, se ha vinculado este tipo de medicina con términos no necesariamente negativos, pero que son mal comprendidos. Al hablar de medicina complementaria o alternativa, se ha asumido que no tiene sustento científico y eso es un error; todo lo que hemos comentado ha sido estudiado y validado en estudios científicos. Como muestra de esta realidad, basta mencionar que grandes instituciones hospitalarias en Estados Unidos y Europa han incorporado departamentos de medicina complementaria o alternativa, incluyendo el prestigioso Instituto Nacional de Salud de Estados Unidos (NIH), que dependen directamente del Gobierno y que están vinculados a la Food Drug Administration (FDA, Agencia de Alimentos y Medicamentos), el organismo regulador de la atención médica y de la industria farma-

---

33. El síndrome o trastorno de Asperger es una enfermedad mental y del comportamiento que forma parte del espectro de trastornos autísticos. El sujeto afectado muestra principalmente graves dificultades en la interacción social y en la comunicación, sus actividades e intereses son muy restringidos y estereotipados. Se diferencia del trastorno autista en que en el de Asperger no se observa retraso en el desarrollo del lenguaje, por lo que no existe una perturbación clínicamente significativa en su adquisición.

céutica en ese país. Toma tiempo, pero no hay duda de que cada vez más se reconoce el fundamento científico de estos postulados.

Además, no debemos olvidar los enormes intereses económicos de una serie de organizaciones como la industria farmacéutica, a la que, ciertamente, no le conviene la migración de las prácticas de tratamiento con los medicamentos convencionales hacia otras modalidades más naturales.

Creo que el tema fundamental es preguntarnos si como médicos realmente estamos satisfechos con los resultados obtenidos con cada uno de nuestros pacientes. En mi caso particular, la frustración de ver que, aun haciendo todo lo que mi conocimiento me dictaba, muchos pacientes evolucionaban hacia un irremisible deterioro me llevó a una búsqueda para identificar qué más podía ofrecerles.

Es evidente que nunca tendremos todas las respuestas, pero sí estoy seguro de tener muchas más en este momento, además de que ahora entiendo una serie de mecanismos que antes ni imaginaba y, lo más importante: me identifico mucho más con mis pacientes desde el punto de vista humano. Debemos, pues, tener la humildad y la valentía de cuestionar lo que hacemos, evaluar qué más podemos hacer, qué hay de cierto en todo esto y si existe o no sustento científico.

No es un tema de debate, es un tema de educación en el que es perfectamente válido argumentar; habrá puntos de acuerdo y otros en los que concluiremos que aún faltan elementos para ser aceptados de manera definitiva.

Si nos preocupan nuestros pacientes, no podemos aceptar que la medicina sea dogmática y que asuma que su manejo y tratamientos son lo único que tiene validez.

ENTREVISTA A LA QUÍMICA MARÍA ENGEL
(MÉXICO)

Desde hace muchos años, la química María Engel atiende a mujeres en la Ciudad de México, tratando de encontrar soluciones para los trastornos que ocasiona la menopausia.

María Engel[34]: Soy química y he realizado muchos posgrados en nutrición. Actualmente me dedico a lo que se conoce como medicina funcional, esta nueva rama de la salud en la que se mezcla medicina alópata con terapias nutricionales. Hace veintiocho años fundé el Centro Engel, una clínica dedicada al tratamiento de la menopausia. Mi objetivo al crearlo fue apoyar a mujeres que padecen los trastornos ocasionados por la menopausia, ya que mi madre padeció uno de los tipos de menopausia más graves que existen, el que se asocia con ataques de ansiedad.

Debido a que fui hija única, estábamos muy unidas. Mi madre —con la que compartía el mismo tipo de sangre, ella también era del grupo A— era una mujer maravillosa, con un carácter muy alegre y una bella voz de soprano; le encantaba escribir y bailar. De repente, cuando comenzó con la menopausia, se convirtió en una persona muy distinta; incluso ella misma se daba cuenta. La acompañé a visitar infinidad de médicos en esa época —estoy hablando de hace cuarenta años—, y me di cuenta de que no tenían ni idea de lo que le estaba pasando a mi madre. Insistían en que se sentía tan mal sólo porque ya no era fértil. Desde entonces me puse a estudiar la menopausia; me enamoré del tema, y por eso fundé esta clínica, que resultó ser la primera en Latinoamérica que se dedicó al tratamiento de la menopausia y a combinar medicina alópata con nutrición, porque, según mi experiencia, es lo que funciona de manera satisfactoria en la mayoría de las mujeres, pues aunque tengas al mejor médico alópata del mundo que te recete los mejores fárma-

---

34. En adelante, ME.

cos, si no tomas conciencia de lo que comes, ingieres las dosis correctas de antioxidantes, nivelas tus enzimas digestivas, desintoxicas tu cuerpo, limpias tus intestinos y, además, sigues una terapia con hormonas naturales bioidénticas, no resolverás tus problemas de salud.

DT: ¿Qué ocurre hoy con la menopausia en las mujeres?

ME: La menopausia ya dejó de ser lo que era: un trastorno ocasionado por un simple déficit de estrógenos que provocaba sofocos o bochornos y que solucionabas con una «pastillita de color café» que te dejaba como nueva. ¡Mentira! La menopausia deteriora toda una serie de hormonas y neurotransmisores, lo que acelera el envejecimiento en la mujer. Cuanto más se deterioren estas sustancias, peores serán las repercusiones en el cuerpo. Algunas veces el envejecimiento se puede precipitar en una verdadera «caída libre», y verse desequilibrados notablemente los niveles de ciertas hormonas y neurotransmisores cerebrales, lo cual acelera la vejez.

DT: ¿Todo cambia en la mujer?

ME: La menopausia lo mueve todo en la vida de una mujer. El olor de una mujer joven depende de la capacidad de sus ovarios para ovular adecuadamente, de producir las hormonas femeninas en los niveles y proporciones correctas. Estas hormonas circulan a través del torrente sanguíneo y llegan a zonas específicas de tu cuerpo, las axilas, la región genital y ciertas zonas erógenas, donde, al entrar en contacto con algunas bacterias, se transforman en hormonas volátiles, en feromonas que llevan mensajes de atracción sexual a los hombres que te rodean. Las feromonas también producen un fenómeno que se llama *sincronía menstrual,* el cual fue estudiado en 1971 por la doctora Martha McClintock, que observó que las mujeres fértiles que viven juntas terminan menstruando en fechas similares por el efecto de las feromonas que emiten. Al llegar a la menopausia el cuerpo deja de producir todas estas feromonas y entonces te das cuenta de que, de cierta forma, se acabó tu poder de atracción.

DT: Es terrible lo que desencadena esta pérdida de hormonas.

ME: Además de todos los molestos síntomas —sofocos o bochornos, depresión, angustia, dolor de cabeza, irritabilidad, algunas veces incontrolables ataques de ansiedad (como el caso de mi madre), dolor de huesos, resequedad vaginal, disminución del deseo sexual, etc.—, característicos de la mujer menopáusica, aparecen también la osteoporosis y la debilidad muscular. Puedes perder unos 250 gramos de músculo al año, mientras que puedes ganar desde 750 gramos hasta 10 kilos de grasa en un año, comiendo lo mismo y haciendo el mismo tipo de ejercicio.

DT: ¿Y qué ocurre con tu cerebro?

ME: Los cambios cerebrales también son muy importantes. Ahora se sabe que el cerebro tiene sitios llamados *receptores hormonales* que «se alimentan» de hormonas para que tu cerebro funcione correctamente. Cuando llegas a la menopausia, tu cerebro empieza a padecer esa deficiencia y sucede algo que podríamos llamar *cerebropausia*. Es algo terrible, que se puede ver en mujeres mayores, que de repente no saben dónde dejaron las llaves o el teléfono móvil; están en la cocina, van a buscar algo y en el camino se les olvida qué iban a buscar. El cerebro comienza a hacer «pausas». Se empieza a perder la capacidad de concentración, así como la propia creatividad y productividad.

DT: ¿Qué se puede hacer?

ME: Lo primero es tomar una terapia de reemplazo con hormonas naturales bioidénticas. La idea de usar hormonas sintéticas, que estuvo de moda hace algunos años, resolvió ciertos problemas en su momento. Hoy ya existen las hormonas bioidénticas que funcionan de maravilla sin los efectos secundarios de las sintéticas. Las terapias se dan en forma de cascada hormonal, basadas en análisis de sangre que dan la base para prescribir las dosis correctas de cada una de las hormonas. Por ejemplo, se indica la toma de dosis de estrógenos, entre los que destaca el estradiol, que se combinan con el otro estrógeno suave, el estriol, para disminuir el riesgo de desarrollar cáncer. Esta terapia debe incluir progesterona natural bioidéntica, la más importante de todas.

Antes se pensaba que en la menopausia todo se solucionaba con estrógenos, pero al analizar las hormonas en la sangre, se observó que ninguna de ellas se mueve sola, sino que todas trabajan formando una maravillosa sinfonía. En algunos casos también se prescribe testosterona, la hormona masculina básica, en valores mínimos, para ayudar a las mujeres a recuperar su libido, sobre todo a las que les han quitado la matriz y los ovarios.

DT: Entonces, en primer lugar hay que medir los niveles hormonales en la sangre.

ME: Los análisis de sangre definitivamente son la base, puesto que en cada mujer se observa la disminución de un tipo diferente de hormonas. Pueden ser los estrógenos, la progesterona o la DHEA. Esta última es una hormona importantísima, considerada por muchos investigadores como el principal marcador del envejecimiento en el ser humano, pues es la hormona de la energía, la que controla el estrés. Hay mujeres en las que esta hormona disminuye gravemente. En otras se ven reducidos de forma importante los niveles de melatonina y no pueden dormir, descansar y recuperarse, lo cual también es un gran factor de aceleración del envejecimiento.

DT: Entonces, si la mujer no se cuida durante la menopausia, ¿puede sufrir un envejecimiento prematuro?

ME: Sí, sin duda. A mis casi 70 años, en comparación con otras mujeres de mi edad, veo que los tratamientos que seguimos, o no seguimos, afectan nuestra calidad de vida. He podido ver la diferencia entre las mujeres que toman hormonas y antioxidantes y las que han tomado hormonas sintéticas y aquellas que no han tomado nada.

DT: ¿Las terapias hormonales se acompañan con suplementación?

ME: Ya estamos en la era de la nutrigenómica, de la nutrición para cuidar nuestros genes. Es importante saber lo que uno debe beber y comer.

DT: Pero los jóvenes de hoy están invadidos de comida basura. ¿Dónde están los nutrientes?

ME: Yo creo que los humanos están siendo terriblemente saboteados, más que nada por los alimentos procesados, pienso que ésa es la gran amenaza para los jóvenes de ahora. Cosas tan simples como lo que se les hace a las frutas y las verduras en la actualidad representan un importante peligro para su salud. Las naranjas de hace cincuenta años tenían 25 miligramos de vitamina C por naranja y en publicaciones recientes he leído que las naranjas de ahora tienen 1 miligramo de vitamina C y que muchas otras apenas tienen trazas. Todos los vegetales se cultivan en terrenos agotados y se fertilizan con mínimos fertilizantes tan sólo para que crezcan rápido. Hemos ido deteriorando en gran medida el poder nutricional de los alimentos y estamos ingiriendo grandes cantidades de aditivos químicos que alteran el delicado equilibrio del cuerpo.

DT: Pero ¿eso afecta las hormonas?

ME: Sí. En los alimentos hay muchos xenoestrógenos que actúan como estrógenos sintéticos extraños y afectan a las mujeres, ya que aumentan el riesgo de desarrollar cáncer de mama porque son estrógenos sintéticos. También debido a la presencia de estas sustancias en los alimentos muchas niñas comienzan a menstruar muy temprano. Estamos viviendo momentos muy complicados para los cuerpos de las mujeres y de los hombres, en especial los de aquellas personas que son sensibles al medio ambiente, a lo que ingieren, a sus emociones. Un dato significativo es que hace veinte años en México se publicaban estadísticas donde se decía que el 10% de los hombres tenían la culpa de la infertilidad en la pareja; hoy hay estudios que indican que ese porcentaje es ya del 50%. Esto se debe a que consumimos sustancias como los xenoestrógenos y a los efectos de todos los sintéticos en el agua que tomamos, a las dioxinas de los envases de plástico, etc. Todo ello afecta a los espermatozoides.

DT: ¿Cómo atiende a las mujeres en su clínica?

ME: Al llegar a la menopausia el cuerpo necesita las hormonas de una mujer joven, así que hay que desintoxicarlo, limpiarlo y darle antioxidantes. De tal forma, el cuerpo se cura solo.

El tratamiento que damos también se apoya en terapias especiales a mujeres con artritis, diabetes e hipertensión. Por ejemplo, en el Centro Engel a las mujeres menopáusicas e hipertensas se les trata con coenzima Q10 y arginina, de esta forma las ayudamos a controlar la hipertensión y a dar energía al corazón, al cerebro y los riñones. Con las dosis correctas de estos dos suplementos nutricionales, las mujeres se sienten mucho mejor. Los omegas 3 (ácido eicosapentaenoico [EPA] y ácido docosahexaenoico [DHA]) ayudan a fluidificar la sangre y a disolver coágulos, y son los ladrillos principales de las membranas de tus neuronas. En combinación con un aminoácido llamado acetil-L-carnitina, mejoran la memoria, la lucidez y la capacidad de concentración. El ácido alfa lipoico, así como grandes dosis de antioxidantes, son también muy importantes en esta época de la vida. La terapia tópica con hormonas naturales bioidénticas puede incluir estradiol, progesterona, estriol, DHEA y un toque de melatonina. Cuando una mujer toma DHEA, generalmente no necesita testosterona extra, a menos que le hayan quitado los ovarios y la matriz. Todo esto es un panorama general; en realidad, las necesidades de cada mujer son muy diferentes. Por eso las doctoras del Centro Engel evalúan a cada persona de manera individualizada y ajustan las dosis basándose en los resultados de su valoración.

Capítulo II

Segunda herramienta: desintoxica tu cuerpo

Nunca antes se había vivido en un ambiente tan plagado de sustancias químicas y compuestos que invaden drásticamente nuestro cuerpo y lo debilitan. Todo lo que nos rodea es tóxico: alimentos, agua, productos de limpieza, transporte público, teléfonos móviles, computadoras, gasolina, pintura, pesticidas, gases...

¿Te has dado cuenta de la toxicidad
que sufre tu cuerpo diariamente?
¿Cómo crees que afecta a tu organismo?
¿Por qué limpiamos el cuerpo por fuera y no por dentro?

Las toxinas se manifiestan en nuestro cuerpo de diferentes maneras: nuestro sistema inmunológico decae, estamos expuestos a daños cerebrales, nos fatigamos rápidamente, vivimos con estrés y somos más propensos a desarrollar algunas enfermedades. Las personas que viven en ciudades contaminadas como México, Santiago, Lima o São Paulo suelen desarrollar más trastornos porque sus cuerpos se convierten en verdaderos elementos receptores de sustancias químicas. Si a ello se suma una alimentación industrializada y todos los productos farmacéuticos y no farmacéuticos, el resultado es un alto nivel de toxicidad en sus organismos.

Por otra parte, hay un promedio de tres mil químicos añadidos a los alimentos y otros diez mil en forma de solventes, emolientes y conservantes que se usan en los alimentos para procesarlos, almacenarlos o mantenerlos. Estas sustancias químicas permanecen durante años en nuestro organismo. Un ejemplo claro es el tabaco: por cada cigarro que una persona fume, aspira una mezcla tóxica de gases y aire que cuenta con más de cuatro mil clases de diferentes de sustancias químicas, irritantes y cancerígenas. El humo del cigarro detiene total o parcialmente el movimiento de los cilios[35], que son los encargados de remover el polvo, lo cual entorpece el proceso natural de limpieza de nuestro sistema respiratorio, por lo que no se filtran las sustancias tóxicas anteriormente mencionadas.

Podemos tener una vida larga y saludable si alimentamos nuestras células con todos los nutrientes que necesitan y si las protegemos de las toxinas. Cada segundo producimos diez millones de células nuevas, sin embargo las células enfermas se reproducen como células enfermas. No se pueden lograr células sanas si bebemos refrescos o comemos pasteles.

Todos las sustancias químicas son tóxicas. Las células corporales mueren por dos razones: porque no obtienen todo lo que necesitan y porque son envenenadas por algo que definitivamente no necesitan; lo que precisan es alimento sano y sin toxinas. La gente sana resiste las infecciones —la gripe, los resfriados, etc.—; todo lo que se come tiene un efecto, y nuestro organismo no fue creado para ingerir productos químicos.

Lo que comúnmente llamamos enfermedad es sólo un síntoma del estado de nuestro organismo, al cual hemos sometido a excesos, carencias, toxicidad, etc. Asumir esta realidad representa el 50% de la solución de nuestros actuales problemas de salud. Debemos ser conscientes de lo que comemos y de lo que hacemos todos los días para depurarnos.

A medida que sepamos cómo opera la inteligencia corporal y comprendamos sus mecanismos, veremos que es muy sencillo estar sanos. Es muy importante entender que únicamente el organismo es capaz de repararse, depurarse y curarse por sí mismo.

Para favorecer el correcto funcionamiento del organismo, debemos conocer el papel que cumple la nutrición. De poco servirá una alimentación de alta calidad en un contexto crónico de suciedad corporal. El mejor de los nutrientes puede ser mal aprovechado si los mecanismos de la química corporal están atrofiados a causa del colapso tóxico.

---

35. Vellosidades microscópicas parecidas a pequeñas escobas.

Debemos depurarnos para eliminar la suciedad que impide el normal funcionamiento del organismo y también debemos procurarnos alimentos de calidad para que el cuerpo no se vuelva a enfermar. Una persona que decide recuperar su natural estado de salud y equilibrio debe depurarse. Es evidente que si no comenzamos por limpiar nuestros filtros orgánicos y moderar el nivel de toxemia, todo lo que hagamos por nuestra salud perderá efectividad.

Para la medicina anti-edad, el tratamiento comienza por los intestinos. Por ello debemos empezar por depurarlos y desintoxicarlos.

CÓMO DEPURAR NUESTRO CUERPO PARA EL TRATAMIENTO ANTI-EDAD

Lo primero es limpiar para restablecer el orden perdido.

En primer lugar, hay que evacuar los desechos acumulados y evitar que penetren otros nuevos, sin dejar de satisfacer las necesidades orgánicas. Se empieza por limpiar los órganos más comprometidos, que son los intestinos y el hígado, en ese orden. Después se debe desparasitar, pues no tiene sentido limpiar si al mismo tiempo se estimula el desarrollo de parásitos a través de una alimentación de lácteos, harinas refinadas (blancas), carnes, exceso de cocidos, etc. Por último, hay que plantear un cambio nutricional.

Cuando los intestinos funcionan correctamente, las evacuaciones deben ser normales y generadas sin necesidad de farmacéuticos. Debemos evacuar tantas veces al día como comidas importantes hayamos realizado. Por supuesto, debemos tener en cuenta la velocidad de nuestro tránsito intestinal. Mucha gente piensa que sus evacuaciones son regulares por el simple hecho de hacerlo diario; sin embargo, esta supuesta regularidad puede encubrir retrasos de varios días, lo cual también significa estreñimiento.

La forma y el color de las heces nos dan muchos datos sobre cómo están nuestros intestinos. Para más información, visita nuestro sitio **www.proedad.com**.

Los gases intestinales son una señal de un mal funcionamiento intestinal; su frecuencia indica excesiva fermentación o putrefacción de los alimentos en los intestinos por tránsito lento y/o flora desequilibrada. Otro indicador inequívoco de problemas intestinales es el vientre prominente, lo que comúnmente conocemos como panza.

Te ofrecemos a continuación algunas técnicas fáciles para limpiar el intestino que a nosotros nos han dado buenos resultados, pero debes consultar a tu médico ante cualquier duda. Por ejemplo, si sufres de hipertensión arterial, ten cuidado con la limpieza de agua salada, aunque utilicemos sal marina.

TÉCNICAS FÁCILES PARA LIMPIAR LOS INTESTINOS

Hidroterapia de colon (limpieza de colon)

La terapia de limpieza de colon es necesaria para comenzar el proceso anti-edad.

Si se sufre de estreñimiento ocasional, se debe incorporar en la dieta fibras solubles para normalizar el tránsito. Sin embargo, si se sufre de un estreñimiento de tres días o más, lo mejor es un lavado colónico con sales, ajo, manzanilla, ozono y lactobacilos. Este procedimiento consiste en hacer circular gran cantidad de agua tibia por simple gravedad y en flujo continuo. Se requiere la asistencia de un terapeuta y una camilla que permita adoptar una posición relajada. Debemos mencionar que el paciente no retiene el agua que el terapeuta le administra vía anal, sino que fisiológicamente va eliminando líquido y desechos mientras se le sigue administrando agua limpia. Los desechos se eliminan a través de un conducto hermético transparente. El tratamiento se debe aplicar durante una hora diaria a lo largo de tres o cuatro días. Después de realizar este proceso, hemos podido comprobar que la piel resplandece y se torna más limpia porque la absorción de los nutrientes y suplementos es mucho más efectiva y no seguimos absorbiendo las toxinas acumuladas durante años en nuestros intestinos.

Nuestra recomendación es que antes de comenzar con cualquier suplementación o ingesta de nuevos nutrientes, te sometas a un lavado de colon para luego continuar con la depuración del hígado y el intestino delgado.

Gloria Beningaza en su libro *Como está abajo está arriba*[36] nos dice: «[...] intestino y cerebro se parecen, y esto quiere decir que si el intestino se encuentra sano y desempeña sus funciones plenamente con seguridad todo nuestro sistema también estará en condiciones de hacerlo. En cambio, si eso no ocurre, las toxinas que se acumulan en el intestino comienzan a invadir y, por lo tanto, aparece el cansancio, la fatiga física, emocional y un sinnúmero de malestares. Las toxinas del intestino afectan nuestro cerebro y todo nuestro organismo, así como lo hacen el alcohol, la drogas, el cigarrillo, los sentimientos y las emociones negativas. En las personas con estos problemas se percibe generalmente negatividad, miedos, odios y rencores. Sus cerebros están tan sucios como sus intestinos, y mientras esto no cambie, lo único que ocurre es que ese estado y sus manifestaciones se profundizan y degeneran cada vez más. Es decididamente desagradable vivir de esta manera. La buena noticia es que tenemos mejores opciones. Muchos buscamos una vida plena y libre, en bienestar y salud».

Limpieza con agua salada

Existe una antigua técnica india llamada *shank prakshalana* que cualquiera puede realizar en su casa sin costo alguno y en pocas horas: la limpieza intestinal con agua y sal marina. Este método es totalmente fisiológico y consiste en hacer correr agua salada —la sal aporta efectos bactericidas, desinfectantes, desincrustantes y emolientes de los deshechos adheridos a las vellosidades intestinales— y tibia a través de todo el tubo intestinal hasta evacuarlo con el mismo color que se ha ingerido, lo cual indica que el proceso ha concluido.

---

36. Gloria Beningaza, *Terapias colónicas. Como está arriba está abajo*, Editorial Brujas, 1991.

Lo que hay que hacer es calentar agua (o caldo de verduras), disolviendo una cucharada sopera de sal marina (no menos de nueve gramos) por litro, previendo preparar unos ochos litros de agua salada y beber dos vasos de agua salada entre tibia y caliente. Después debemos efectuar movimientos de vientre (si quieres verlos gráficamente, visita: **www.proedad.com**). Hay que tomar dos vasos de esta agua cada quince o veinte minutos y hacer a continuación los movimientos. El proceso culmina cuando vayas al baño y tu evacuación sea líquida, igual al agua salada ingerida.

Es importante que después de realizar este proceso se ingieran alimentos preferentemente blandos, como frutas y verduras; aconsejamos comer plátano (banana).

Esta técnica se utiliza en centros especializados como complemento o cura de rejuvenecimiento, en los que se llega a efectuar diariamente, y se complementa tomando caldos de verduras para remineralizar el organismo. Después de realizar este proceso depurativo, hay que procurar seguir una alimentación sana y equilibrada. Para más información sobre esta técnica, visita la página **www.proedad.com**.

ADVERTENCIA: las personas con hipertensión arterial deben consultar a su médico antes de realizar esta técnica de limpieza con agua salada. El ejercicio de limpieza intestinal con agua salada no se debe efectuar si la persona atraviesa una crisis aguda de salud (fiebre, gripe, menstruación, diarrea, colitis, apendicitis, etc.). Tampoco deberían llevarlo a cabo las personas que sufran determinados problemas digestivos como úlcera gástrica o duodenal, estén en un período postoperatorio, tengan cáncer de colon o hayan sido sometidos a una colostomía.

Minilimpieza con agua salada

Esta minilimpieza con agua y sal marina puede practicarse tres días seguidos como técnica depurativa de mantenimiento y se realiza en ayunas. Se toman dos vasos de agua salada tibia, luego se masajea el vientre con movimientos circulares. Pueden hacerse tres tomas en intervalos de entre quince y treinta minutos, sin pasar de seis vasos al día. Luego se deja pasar por lo menos una hora para desayunar.

Enemas

Este método casero puede considerarse un lavado colónico restringido. Su principio básico consiste en introducir agua en sentido contrario al flujo intestinal normal para movilizar estancamientos repentinos o disolver acumulaciones en el tramo final del colon. El enema más simple es la ducha rectal; es fácil de hacer, ya que no exige la retención del líquido y su efecto es rápido. La persona tiene que estar de pie y ella misma se introduce en el recto 300 centímetros cúbicos de agua tibia por medio de una pera de goma (las peras de gomas o enemas pueden conseguirse en farmacias). Se lubrica la cánula con aceite para evitar irritación y hay que procurar que la pera esté bien llena para no introducir aire en el recto. No es necesario retener el agua, se puede evacuar de inmediato.

Una variante de este sistema es el enema de café, que ayuda a la desintoxicación hepática por su acción colerética. Otro excelente enema es el lavado con un litro de agua, la cual debe tener una temperatura de 37 °C y puede contener hierbas antiinflamatorias como malva, manzanilla o llantén, o una cucharada de aceite de oliva. En éste, a diferencia de la ducha rectal, sí se debe retener el agua introducida durante unos minutos para dar tiempo a disolver el material estancado y únicamente funciona en la última parte del colon. Para más información sobre este método depurativo, puede consultarse la web **www.proedad.com**.

Sales de magnesio

El sulfato de magnesio es la clásica sal inglesa de efecto purgante que puede adquirirse en cualquier farmacia. La limpieza consiste en beber durante tres semanas, en ayunas, una cucharadita diaria de sulfato de magnesio diluida en un vaso de agua tibia. Esta técnica sirve para limpiar desechos y parásitos alojados en las paredes de ambos intestinos. Algunas personas consumen cloruro de magnesio que, además de moderar los trastornos digestivos e intestinales y tener efecto laxante, aporta los siguientes beneficios: disminuye el agotamiento intelectual, suaviza las arterias, alivia los dolores asociados a la artrosis, elimina la atrofia muscular, remedia el desequilibrio mineral, alivia la fatiga y previene problemas de próstata.

LIMPIEZA DE HÍGADO

Después de realizar la limpieza de intestinos, podemos comenzar con el sistema hepático. Un hígado cansado y sobrecargado genera una gran variedad de síntomas físicos: dificultad para asimilar alimentos, inapetencia, dolores de cabeza después de comer, boca pastosa, lengua blancuzca o amarillenta, sabor amargo en la boca, inflamación de vientre, acumulación de gases, vértigo, piel amarillenta, cutis graso, acné, gripe, estreñimiento, heces en forma de confites o poco consistentes y de color amarillo, insomnio y dificultades para despertar por la mañana, migrañas, dolor en la nuca, síndrome premenstrual, fatiga muscular, calambres, mala circulación venosa, coloración verdosa del rostro y los ojos, fobia a la luz, dificultad para permanecer al aire libre, problemas de visión, afecciones oculares y pérdida de la vista.

La relación hígado-visión, ampliamente conocida por la antigua medicina oriental, es fácil de verificar dado el estrecho vínculo entre ambos órganos y la rápida respuesta que se genera. Una depuración hepática incrementa automáticamente la capacidad visual.

Como el hígado es el responsable de la formación de la albúmina y las hormonas, su disfunción repercute directamente en los sistemas inmunológico y endocrino. El hígado y la vesícula son órganos pares, es decir, se afectan mutuamente, si está mal uno, también está mal el otro. Los síntomas físicos del trastorno vesicular son: dolor de cadera, migraña localizada en la sien derecha, boca amarga por la mañana, vómito ácido, tensión en el hombro derecho, dolor en las articulaciones —rodillas en particular—, cuello rígido, ansiedad e insomnio. El color de la piel suele ser pálido o amarillento, una tonalidad que también es evidente en los ojos.

SÍNTOMAS INDICADORES DE LA PRESENCIA DE CÁLCULOS BILIARES

- Inflamación vesicular
- Acidez estomacal
- Úlceras
- Aftas bucales
- Problemas dentales o de encías
- Sabor amargo en la boca
- Impotencia sexual
- Cándidas
- Herpes
- Mala digestión
- Mareos
- Desmayos
- Colesterol elevado
- Adormecimiento o calambres en piernas
- Artritis
- Cabello graso
- Calvicie
- Debilidad
- Evacuaciones claras
- Gastritis
- Irritabilidad
- Manchas en los brazos, en la espalda y en la cara
- Ojos hinchados y/o amarillentos
- Pesadillas
- Problemas circulatorios o cardíacos
- Problemas intestinales
- Rigidez articular y muscular
- Bolsas bajo los ojos
- Carencia vitamínica
- Congestión linfática
- Dolores de espalda y de hombros
- Extremidades frías
- Obesidad
- Pancreatitis
- Problemas de visión
- Renales y urinarios
- Trastornos hormonales
- Hemorroides, varices
- Piel amarillenta

Hígado y emociones

El estado emocional y la claridad mental de una persona dependen de la libre circulación de la energía y la sangre. Es, precisamente, el hígado el que controla ambos factores, por lo tanto, es el responsable del equilibrio emocional.

Un hígado sano proporciona un juicio claro y la capacidad de tomar decisiones firmes. El bloqueo de la energía del hígado crea un estado depresivo y de agobio; la tendencia psíquica es la cólera, que se produce como reacción a la depresión; por lo general, se acompaña de irritabilidad, mal humor, ira y violencia.

Comúnmente, las crisis de cólera se reprimen y, cuando se liberan, desembocan en gritos y golpes. La cólera se considera la emoción más dañina, pues condiciona todas las funciones del sistema energético al alternarse con euforia y depresión. Los desequilibrios biliares se asocian con rigidez de pensamiento, cólera, preocupación por los detalles, frustraciones y miedo hacia lo desconocido, hasta llegar a la parálisis.

Como ya hemos señalado, todo tiene que ver con la correcta función hepática y lo que aquí se propone es un método de limpieza para eliminar los cálculos biliares del cuerpo.

Por lo tanto, resulta prioritario atender las necesidades depurativas del hígado para desembarazarse de los excesos acumulados; por ello debemos estimular los mecanismos de evacuación mediante las técnicas caseras que presentamos a continuación.

DETONADORES DE CÁLCULOS BILIARES

- Sobrealimentación
- Estrés
- Ingesta de almidones sin procesar
- Cenas copiosas
- Consumo excesivo de: sal, azúcar, harinas, proteínas y lácteos
- Consumo de: productos *light*, aceites industrializados, margarinas, huevo en polvo, alimentos con conservadores

Limpieza hepática profunda

Si se sospecha que se tienen abundantes cálculos intrahepáticos, se debe recurrir a un método de depuración enérgico y a una técnica eficaz y relativamente sencilla. Pero antes y después de la limpieza hepática profunda es necesario realizar una limpieza de intestinos, a fin de evitar el estancamiento de los tóxicos cálculos biliares en el tránsito intestinal, lo cual generaría una peligrosa reabsorción de la materia tóxica expulsada —parásitos, virus, materia putrefacta—, además de migrañas y náuseas.

El procedimiento se basa en un período preparatorio de seis días durante los cuales se ingiere diariamente un litro de zumo de manzana entre comidas. Esto se realiza para generar un ablandamiento de los cálculos gracias al ácido málico presente en la manzana. Luego se toman cuatro vasos de sales de magnesio.

El efecto del magnesio es dilatar los diminutos conductos biliares para facilitar el tránsito de los cálculos. Por último, se ingiere una emulsión de aceite de oliva y jugo de toronja o pomelo, lo cual provoca un fuerte estímulo de secreción biliar que activa la expulsión de los cálculos. Dependiendo de la congestión presente en cada persona, suelen ser necesarias varias sesiones de limpieza entre las cuales debemos dejar un mes de intervalo. La ausencia de cálculos en las evacuaciones es la señal de que el proceso ha concluido.

Una vez completada la limpieza hepática profunda, se sugiere realizar una limpieza anual como mantenimiento preventivo.

Veamos con detalle el proceso de la limpieza hepática profunda.

Diariamente se debe consumir 1,5 kilos de manzanas frescas (rojas o verdes) o su equivalente en jugo (1 litro de zumo de manzanas), alejado de las comidas (media mañana, media tarde). Lo ideal es fruta masticada o licuada, ya que el jugo elimina la fibra en el centrifugado y provoca desorden de la glucosa en la sangre. Recomendamos realizar este proceso desde el lunes hasta el sábado y, en la mañana del sábado, desayunar y almorzar liviano, tal como en los seis días previos, y tras el almuerzo, interrumpir la ingesta de alimentos, permitiéndose sólo beber agua.

NOTA: en este período de limpieza hepática, se sugiere no consumir: lácteos, fritos, proteína animal, alimentos muy fríos (helados), cantidades excesivas de alimento, ni medicación no esencial.

Veamos detalladamente y con horarios, cómo llevar adelante el procedimiento del final completo:

18 h: tomar el primer vaso magnesiano, que se prepara con una cucharada sopera de sulfato de magnesio disuelto en un vaso de agua. El sabor es amargo. Aquellos que tengan intolerancia al sulfato o a su sabor amargo pueden optar por el citrato de magnesio, que resulta menos amargo. Se puede beber agua en el mismo vaso en el que se ha tomado la solución. El sulfato de magnesio se consigue en farmacia.

20 h: tomar el segundo vaso magnesiano.

21,30 h: si aún no se produjo ninguna evacuación, hacer un pequeño enema o ducha rectal, a fin de estimular el proceso de eliminación.

22 h: tomar la emulsión toronja/oliva. Se aconseja prepararla en un frasco de vidrio con tapa (son ideales los utilizados para envasar mermeladas), agitando unas veinte veces la mezcla de ¾ de vaso de jugo de pomelo o toronja exprimido y medio vaso de aceite de oliva extra virgen. Asegurarse de no tener que realizar ninguna otra actividad posterior a esta toma. Beber la emulsión de pie (se puede también beber a sorbos), luego acostarse de inmediato boca arriba (con la cabeza alta, sobre una almohada) o en posición fetal sobre el lado derecho. Apagar la luz y concentrar la atención para intentar percibir el movimiento de los cálculos en el hígado.

6 h: levantarse y tomar el tercer vaso magnesiano. Luego se puede beber agua si hay sed. Tratar de permanecer levantado, evitando volver a la cama.

8 h: tomar el cuarto y último vaso magnesiano. Con esto se da por concluida la limpieza.

10 h: reiniciar el ciclo alimentario bebiendo algún jugo natural y posteriormente alguna pieza de fruta fresca.

11 h: comenzar con alimentos sólidos, en poca cantidad; seguir varios días con dieta liviana.

Para consultar este procedimiento con más detalle, visita: **www. proedad.com** en la sección *Tips*. No es aconsejable realizarlo si se padece algún tipo de enfermedad aguda, cuando se tiene la menstruación, si se está embarazada o se está en período de lactancia.

Enema de café

Este procedimiento ayuda a la desintoxicación hepática por su enérgica acción colérica, estimula espectacularmente la producción de *glutatión s-transferasa*, una enzima benéfica que se suma a otros principios activos del café respecto a la depuración del hígado.

Esta práctica estimula la actividad y la regeneración celular, mejora el equilibrio sodio/potasio en las células, capta radicales libres, incrementa el flujo biliar, dilata los vasos sanguíneos y los conductos biliares, relaja la musculatura, elimina parásitos, así como toxinas cerosas de la sangre, alivia la depresión, la tensión nerviosa, las alergias y los dolores musculares.

Este procedimiento se prepara con dos cucharadas soperas de café de grano recién molido y un tercio de litro de agua, se hierve como si fuera una infusión para beber, se deja reposar unos minutos y se vuelve a hervir. Se cuela bien y se aplica por el ano con una pera de goma de 300 centímetros cúbicos, con la cánula lubricada con aceite para evitar irritaciones. La infusión se retiene de diez a quince minutos y luego se evacua normalmente.

Dado que en pocos minutos toda la sangre del cuerpo pasa por el hígado, esta práctica equivale a una diálisis de nuestro fluido sanguíneo.

NOTA: una vez introducido el líquido en el recto, no debes volver a inflar la pera del enema para no causar vacío.

Limpieza con aceite de oliva

Esta técnica permite remover los cálculos biliares y consiste en ingerir durante quince días seguidos dos cucharadas de aceite extra virgen de oliva con unas gotas de jugo de limón en ayunas. Durante estas dos semanas se sugiere comer alimentos ligeros. Recordemos que el aceite de oliva es un excelente antioxidante porque contiene ácidos grasos buenos y omegas.

DEPURAR EL SISTEMA LINFÁTICO

El sistema linfático está formado por redes interconectadas entre sí, entre ellas circula un líquido llamado *linfa* y es muy parecido al plasma sanguíneo. Su tarea consiste en recuperar el exceso de líquido y proteínas de los tejidos para devolverlos a la circulación sanguínea. Su función esencial es drenar los sistemas celulares.

Cuando el sistema linfático funciona correctamente, elimina las toxinas y repara las células. Los médicos saben que es una de las claves para la salud: cuando se congestiona, priva a las células de oxígeno y afecta la habilidad del cuerpo de expulsar, por sí solo, sus propios desechos. Si no funciona, el líquido se acumula en los tejidos y causa una inflamación llamada *linfidema*, otros problemas pueden incluir infecciones, bloqueos y cáncer.

La mayoría de los problemas de las enfermedades crónicas se producen en la unión de los vasos linfáticos llamados *nodos linfáticos*. Éstos se pueden palpar debajo de los brazos, justo debajo de la clavícula, en el pliegue entre el muslo y la pelvis y también cerca de la garganta. Al tocar estas áreas, muchas personas sienten unas bolitas pequeñas y algunas veces les duele. Las bolitas y el dolor son los síntomas de los ganglios linfáticos bloqueados, lo cual indica un mal en su funcionamiento.

Recomendaciones para un sano sistema linfático

Mantener el sistema linfático sano y en movimiento es muy importante para el programa anti-edad, por lo tanto, se recomienda:

Seguir una dieta correcta (véase el capítulo III).

Relajarse en una sauna infrarrojo. En una sola sesión, el sistema de defensa puede deshacerse de los elementos indeseables que nos parasitan y suelen vivir entre los racimos moleculares. También produce una marcada disminución de los ácidos grasos, con lo que se evita el depósito de grasas en las arterias y se mejora la circulación sanguínea, lo que favorece la recuperación de las enfermedades causadas por problemas circulatorios. Asimismo, mejora el flujo sanguíneo en las extremidades, favoreciendo los procesos termorreguladores del cuerpo, calentando y eliminando calor de los órganos, con el propósito de mantener los niveles del pH para el correcto funcionamiento celular.

El profundo calor del sistema infrarrojo ayuda a dilatar los vasos sanguíneos periféricos y favorece la curación de los músculos y las lesiones de tejidos blandos.

En nuestro caso, realizar dos sesiones semanales de diez a quince minutos, nos ha ayudado a depurar toxinas y mantener nuestras articulaciones libres de lesiones. Es común encontrar estas saunas en clínicas de belleza, gimnasios o clubes deportivos.

Hacerse masajes linfáticos. Este tipo de masajes estimula el sistema inmunológico y ayuda al organismo a evitar enfermedades. El tratamiento puede facilitar una sensación general de salud y vitalidad; también tiene un efecto físico positivo, ya que mejora la apariencia de la piel y reduce la inflamación causada por la retención de líquidos, la mala circulación o el embarazo.

Al igual que otros masajes, éste ayuda a reducir el dolor de las fracturas, esguinces y reumatismo. Además, limpia las zonas congestionadas, como los tobillos y piernas hinchados, así como las bolsas de los ojos, y mejora males crónicos como sinusitis, artritis, acné y otras enfermedades de la piel. Un masaje al mes es una buena recomendación para iniciar un drenaje linfático.

Usar camas elásticas. En ellas se pueden realizar distintos movimientos mientras se salta. Estudios realizados por diferentes investigadores han llevado a concluir que el salto es, posiblemente, el ejercicio más eficaz, ya que el rebote estimula todos los órganos internos, mueve el fluido espinal cerebral y es beneficioso para los intestinos. Sugerimos saltar sobre camas elásticas unos cinco minutos tres veces por semana.

Someterse a tratamientos de oxígeno hiperbárico o cama hiperbárica. Se trata de un tipo de terapia no invasiva. El paciente respira un 100% de oxígeno mientras permanece en una cámara presurizada a una presión mayor que la presión atmosférica ambiental. El éxito de este tratamiento radica en la factibilidad que presenta el plasma sanguíneo[37] de permitir la dilución del oxígeno, incrementando de diez a quince veces la concentración de este elemento, lo que produce un crecimiento cuatro veces mayor de difusión de oxígeno desde los capilares funcionales a las células. De esta manera, las células lejanas a los capilares que sufren hipoxia[38] se ven revitalizadas con el oxígeno hiperbárico; por lo tanto, pueden cumplir nuevamente sus funciones, ya que se multiplican y piden más oxígeno. En consecuencia, se forman nuevos vasos sanguíneos, revitalizando así el tejido, el órgano y, por supuesto, al paciente.

---

37. Líquido donde flotan los glóbulos rojos.

38. Bajo aporte de oxígeno.

Debido a todo esto, la oxigenación hiperbárica no sólo está indicada para los pacientes que sufren determinada enfermedad, sino que puede ser utilizada por todas las personas con el propósito de revitalizar todos sus órganos y, de esta manera, prevenir enfermedades, mantenerse saludables y prolongar la vida con calidad.

NOTA: si sufres de claustrofobia, no intentes este tratamiento.

Usar la ozonoterapia. El uso del ozono[39] estimula las defensas leucocitarias, modula el sistema inmunológico y es el germicida más potente conocido. Además, tiene la propiedad de activar los sistemas antirradicales libres o antioxidantes.

Esta terapia optimiza significativamente muchos procesos fisiológicos del organismo, mejorando la calidad de vida y capacidad de trabajo, sobre todo en casos en los que se comienza a notar ciertos problemas. Asimismo, retarda el deterioro que se va produciendo en el organismo con el envejecimiento, por lo que es uno de los tratamientos ideales que se utilizan en la medicina anti-edad.

En esta terapia, con absoluta asepsia, se extraen, en un sistema cerrado, 10 centímetros cúbicos de sangre del paciente, se mezclan con 10 centímetros cúbicos de ozono y se inyectan por vía intramuscular. El número y frecuencia de aplicación depende de la evolución del paciente. En nuestra página web **www.proedad.com** enumeramos las clínicas que ofrecen este servicio profesional asistido por médicos.

La ozonoterapia se aplica en problemas y trastornos de ortopedia, neumonología, dermatología, estomatología, endocrinología, otología, neurología, oftalmología, angiología, reumatología, cirugía, inmunología, gastroenterología, oncología, cardiología, abscesos, fisura anal, geriatría, hematología y ginecología.

Nosotros hemos podido comprobar que realizar sesiones regulares de ozonoterapia una vez por mes apoya nuestro proceso de depuración y aumenta nuestra energía, vitalidad y claridad mental.

---

39. Es una molécula de tres átomos de oxígeno, es decir, no es una forma estable de oxígeno.

Usar terapia de quelación. Esta terapia nació en la época de la Segunda Guerra Mundial. Originalmente se creó para tratar intoxicaciones por metales pesados como plomo, mercurio, cromo, cadmio, vanadio y otros. Los soldados se trataban para liberar su organismo de esos metales perjudiciales. Lo asombroso fue que descubrieron que también se curaban de otros problemas que sufrían, como insuficiencia vascular y artritis. Esto llevó a que se investigara más profundamente su acción, tanto directa como indirecta, y se descubrió que resultaba beneficiosa en una gran variedad de enfermedades.

QUELACIÓN

La quelación es un método de arrastre y limpieza de toxinas que incrementa el flujo de la sangre.

Se realiza a través de la administración intravenosa de ácido etileno diamino tetracético (EDTA), sustancia que, al captar el calcio depositado, lo elimina y hace que el colesterol y otras sustancias grasas en las arterias se «ablanden» y queden nuevamente expuestas a la acción de la sangre.

Ésta metaboliza los depósitos grasos que han quedado al descubierto, partiendo las grandes moléculas en otras más pequeñas y produciendo, con este proceso, energía y material de desecho. Por consiguiente, las arterias atascadas quedan libres.

La quelación se usa en muchos procedimientos comerciales y médicos, y en los últimos años ha avanzado muchísimo.

La quelación oral, es decir, el uso de vitaminas y de otros suplementos ha tenido un éxito enorme.

Esta terapia sirve para limpiar el cuerpo de metales pesados que se encuentran en el medio ambiente y no pueden ser tolerados por el organismo. Un ejemplo es el talio: sus efectos tóxicos incluyen problemas en los riñones, en el corazón y en los sistemas respiratorio y nervioso. Incluso se puede presentar neuritis grave y también puede cruzar la barrera de la placenta y afectar a los nonatos. Este método elimina el metal a través de los riñones.

Los seres humanos hemos estado expuestos a metales pesados tóxicos durante miles de años; sin embargo, en la actualidad, a causa de la vida moderna, estamos más expuestos que nunca a contaminantes insidiosos. Las prácticas industriales y comerciales han envenenado el agua, el aire y la tierra con componentes metales tóxicos, que se encuentran en la minería y en la fabricación de bienes de consumo, así como en el proceso de refinamiento.

Tanto el talio como el mercurio se utilizaban en termómetros. Los metales pesados como el uranio y el plutonio pueden producir cáncer a causa de la radiactividad. Estos metales han sido liberados en la atmósfera a través de las pruebas químicas y de los accidentes en las plantas de energía nuclear.

Nuestra exposición a metales pesados como mercurio, plomo, aluminio, cadmio y arsénico se debe a la contaminación, los medicamentos, los productos de aseo personal, el agua, los cosméticos, materiales de construcción, pesticidas, antibióticos…, incluso a ciertos alimentos.

¿Sabes qué son los excipientes que contienen los medicamentos?

¿Te has preguntado de qué están hechos?

Los excipientes contienen metales que apoyan su elaboración y conservación de fórmula. Las vías de entrada de estos metales son la boca, los pulmones, la piel y el cabello.

NOTA: antes de aplicarte algún tipo de tinte en el cabello, comprueba que no contenga amoniaco, ya que contamina nuestro cuerpo.

Artículos de consumo habitual que contienen metales pesados

Aluminio

Pan de maíz, mezclas para pasteles, utensilios de cocina, puentes dentales y regaderas (duchas).

Mercurio

Cloro y blanqueadores, bolitas de algodón, suavizantes de ropa, supositorios para hemorroides, laxantes, conservadores para madera, desinfectantes, palillos de dientes, toallas sanitarias y sal.

Arsénico

Auxiliares de lavandería, materiales resistentes a las manchas y tabaco.

Plomo

Recubrimiento de frenos automotrices, alimentos enlatados, tintes para cabello, juguetes de hule y baterías de almacenamiento.

Cadmio

Recubrimiento de frenos, café, granos refinados, arroz, suavizantes de agua y refrescos.

Ahora pensemos lo siguiente y tomemos como ejemplo a todas esas personas que vivimos en ciudades como México, Bogotá, São Paulo, Buenos Aires o Santiago. Estamos inhalando de forma constante plomo, mercurio y otros metales pesados; entran directamente en nuestros pulmones, y si a ello le sumamos que nuestra piel también se está intoxicando y que nuestra alimentación está cargada de pesticidas y conservadores artificiales, hemos de concluir que nuestro cuerpo se halla en una situación de extremo peligro. Es verdad que no debemos olvidar que nuestro organismo se autolimpia constantemente, pero, bajo estas grandes cantidades de tóxicos y radicales libres, debemos ayudarlo a regenerarse.

LOS METALES Y SUS EFECTOS – CADMIO

Síntomas de intoxicación

Anemia

Piel seca y escamosa

Enfisema

Fatiga

Pérdida capilar

Enfermedades cardíacas

Respuesta inmunológica aletargada

Hipertensión

Dolor en articulaciones

Piedras renales

Disfunción hepática

Pérdida de apetito

Sentido del olfato alterado

Dolor en piernas y espalda

Dientes amarillos

Órganos/tejidos a los que se dirige

Centros neuronales del apetito y del dolor

Hígado

Placenta

Riñones

Pulmones

Huesos y sistema cardiovascular

Enfermedades y trastornos asociados

Deficiencias del sistema inmunológico

Cáncer de pulmón

Problemas de próstata

Defectos de nacimiento

Aborto espontáneo

Problemas de comportamiento y de aprendizaje

LOS METALES Y SUS EFECTOS – ALUMINIO

Síntomas de envenenamiento

Dolores de cabeza excesivos

Ritmo cardíaco anormal

Depresión

Adormecimiento en manos y pies

Visión nublada

Dolor muscular

Psicosis

Fatiga

Problemas de memoria a largo plazo

Poca velocidad psicomotriz

Pérdida del equilibrio

Problemas para pronunciar las palabras adecuadamente

Trastornos renales y hepáticos

Órganos/tejidos a los que se dirige

Cerebro

Músculos

Hígado

Pulmones

Huesos

Riñones

Piel

Sistema reproductivo

Estómago

Enfermedades asociadas

Alzheimer

Demencia

Anemia

Parkinson

Esclerosis amiotrópica lateral

Esclerosis lateral amiatrófica (ELA) o enfermedad de Lou Gehrig

Defectos congénitos

LOS METALES Y SUS EFECTOS – ALUMINIO
(continuación)

Fuentes de exposición

Humo de cigarro

Contaminación del aire

Quema de combustibles fósiles

Operaciones de minería y de metalurgia

Fertilizantes

Incineración de desechos municipales

Tierra tratada con lodo de drenaje

Industrias de electroplatinado

Agua potabilizada

Polvo para hornear

Grasas y aceites hidrogenados

Trabajos dentales

Utensilios de cocina o de acero inoxidable

LOS METALES Y SUS EFECTOS – NÍQUEL

Síntomas de envenenamiento
Rinitis
Sinusitis
Perforación del tabique nasal
Asma
Dermatitis
Daño renal
Dolores de cabeza
Vértigo
Náuseas
Vómitos
Insomnio

Órganos/tejidos a los que se dirige
Sistema respiratorio
Sistema gastrointestinal
Sistema urinario
Sistema inmunológico
Piel

Enfermedades asociadas
Cáncer de pulmón y nasal

BENEFICIOS DE LA QUELACIÓN

Elimina el calcio de las placas ateromatosas

Reduce la calcificación de las válvulas cardíacas

Cura la angina de pecho

Aumenta la flexibilidad y elasticidad de las arterias

Reduce y mejora las varices internas y externas

Disminuye el tamaño de los cálculos renales

Evita la gangrena

Ayuda a normalizar las arritmias cardíacas

Mejora la sintomatología de la enfermedad de Parkinson

Disuelve trombos arteriales

Normaliza la presión arterial

Reduce los niveles de colesterol en la sangre

Previene el depósito de colesterol en el hígado

Reduce la impotencia sexual

Previene y alivia la osteoartritis

Mejora la visión en retinopatía diabética

Detiene la demencia senil

Mejora la función intelectual

Aumenta la capacidad de concentración y mejora la memoria y la visión

NOTA: es importante recalcar que la quelación debe ser recomendada y supervisada por un médico especializado en anti-edad o con conocimiento de este tratamiento.

CÁNCERES ASOCIADOS CON LA INTOXICACIÓN POR METALES

Arsénico
De piel, pulmón, vejiga, riñón, hígado, próstata

Mercurio
De hígado, esófago, pulmón, próstata

Aluminio
De vejiga, riñones, cerebral

Níquel
De pulmón, nariz

Cadmio
De próstata

Uranio
De pulmón

Antimonio
De pulmón

Tungsteno
De pulmón

Otras recomendaciones

Hemos explicado por qué antes de comenzar con la medicina anti-edad es necesario depurar nuestro organismo. Antes de tomar suplementos o cambiar nuestra nutrición, debemos limpiar nuestro cuerpo para que la terapia sea más efectiva.

Hemos hablado de los diferentes métodos para limpiar los intestinos y los sistemas hepático y linfático, y también de los masajes linfáticos, la ozonoterapia y la quelación, que nos ayudan a mantener un estado óptimo de salud y a cuidar de nuestros cuerpos, que, seguramente, continuarán sufriendo la contaminación de las grandes ciudades.

Una vez que se termine con la limpieza, es importante no ensuciar el organismo y alimentarse de forma sana, tomar los suplementos adecuados y realizar ejercicio diariamente.

ENTREVISTA AL TÉCNICO NÉSTOR PALMETTI (ARGENTINA)

Néstor Palmetti[40] es técnico en dietética y nutrición natural y un gran comunicador. En esta entrevista nos explica en qué consisten las técnicas fisiológicas que él mismo ha experimentado y que sirven para depurarnos y comenzar a alimentarnos siguiendo las leyes que rigen nuestra función orgánica.

Desde Villa de las Rosas, en Córdoba, Argentina, Néstor Palmetti edita sus libros, dirige el programa divulgativo *Espacio depurativo* y realiza talleres en diferentes ciudades. Para mayor información, puedes visitar sus sitios:

www.nutriciondepurativa.com.ar

y

www.espaciodepurativo.com.ar

DT: No podemos dejar de citar sus obras *Nutrición depurativa*[41] y *Cuerpo saludable*[42] en nuestro libro. Usted dice: «Somos un paquete de billones de células que se regeneran diariamente; la piel se renueva cada mes; la mucosa estomacal cada cinco días; el hígado cada seis semanas; los huesos cada tres meses... En siete años nuestro organis-

---

40. En adelante, NP. Néstor Palmetti experimentó con la agricultura biológica, apicultura orgánica, hierbas medicinales, técnicas depurativas, macrobiótica, yoga, naturismo, chamanismo, orinoterapia y nutrición. En 1997 inició un negocio comercial-artesanal, Productos Naturales PRAMA, destinado a la producción y distribución de alimentos saludables, sitio en Villa de las Rosas, Traslasierra (Córdoba, Argentina). En 2001 comenzó la divulgación de estas temáticas en distintos lugares del país y en su sitio web www.prama.com.ar. Más tarde se graduó como técnico en dietética y nutrición natural. En 2008 creó www.nutriciondepurativa.com.ar para difundir temas relacionados con los problemas alimenticios y la salud, y un año más tarde inició un ciclo nacional de talleres basados en cinco temas: cuerpo saludable, alimentos controvertidos, alimentos fisiológicos, cocina sin cocina y calidad reproductiva

41. *Nutrición depurativa*, Edición de Autor, Libro de Edición Argentina, 2009.

42. *Cuerpo saludable*, Edición de Autor, Libro de Edición Argentina, 2008.

mo es totalmente nuevo. Estamos diseñados para vivir 140 años y tener tres denticiones». Si esto es así, ¿qué ha pasado con nuestros cuerpos?, ¿por qué vivimos menos tiempo y con mala calidad de vida, por qué tenemos enfermedades, dolencias, hábitos poco saludables y hacemos un uso excesivo de fármacos?

NP: Es obvio que, como sociedad, nos estamos equivocando de camino. Cuando no alcanzamos con plenitud nuestro tiempo normal de vida (como sí lo hacen ciertas culturas), hay algo que está mal. Esto no tiene que ver con filosofías o «ismos» de moda, esto es fisiología pura. Cuando hablamos de salud, debemos pensar en nuestro diseño biológico frugívoro. Durante cinco millones de años de evolución, debimos adaptarnos a cambios ambientales, y sobrevivimos gracias a la proteína animal, la cocción y los cereales; pero en lugar de volver a las fuentes, culturizamos hábitos «no fisiológicos» (por razones adictivas) y ahora le sumamos la industrialización alimentaria.

Es como si tenemos un auto diseñado para determinada gasolina y un día llenamos el depósito con otro tipo de combustible. Aunque el vehículo funcione, con el tiempo, si se sigue utilizando ese mismo combustible, comenzará a tener problemas: el motor se quemará y un día el coche dejará de funcionar. Exactamente eso es lo que sucede cuando nos nutrirnos con alimentos no fisiológicos, por eso vivimos menos tiempo y con una mala calidad de vida.

Estamos diseñados biológicamente para vivir entre 140 y 150 años, pues todo animal vive entre seis y ocho veces su período de desarrollo. Esa longevidad humana existe y funciona en distintas latitudes y etnias, pero no en la mayoría. Sin embargo, se manipulan las estadísticas y, debido también a que se ha reducido la mortalidad infantil, parece que haya aumentado la expectativa de vida. No obstante, basta con ver la menor longevidad y la pésima calidad de vida de nuestros ancianos, en comparación con algunas generaciones atrás. Ahora, los españoles prevén una expectativa de vida de 55 años para los niños que nacen actualmente; en Estados Unidos tienen un 72% de la población con sobrepeso... Es obvio que estamos haciendo algo mal.

DT: Es decir que debemos cuidar más nuestro cuerpo... Pero ¿por dónde empezamos?

NP: La depuración y la nutrición son la base de nuestro tratamiento para recuperar la plena calidad de vida. La toxicidad corporal crónica es la causa profunda de las mal llamadas enfermedades. Frente a los problemas que genera la toxemia crónica, el camino del sentido común es limpiar y no ensuciar. En realidad, el cuerpo tiene sólo dos estados: orden o desorden, así de simple. Cuando hay orden, ni nos acordamos del cuerpo, y todo fluye maravillosamente, ya que hay energía, ganas de hacer cosas, creatividad, alegría... Cuando perdemos ese orden, dependiendo de la gravedad del desorden, hablamos de síntomas agudos (gripe), enfermedades crónicas (diabetes), degenerativas (cáncer) y envejecimiento prematuro. Más allá de los nombres de todas estas afecciones, son simples estados del desorden biológico. Y si profundizamos, comprendemos que son mecanismos de supervivencia corporal (homeostasis orgánica). La hipertensión es un buen ejemplo: el corazón se ve obligado a bombear con más fuerza, no por capricho o error genético, sino para compensar el espesamiento sanguíneo (ensuciamiento) y poder garantizar la adecuada irrigación. Sin embargo, se considera una enfermedad y se medica, en lugar de limpiar la sangre.

DT: Vivimos un momento en el que ingerimos alimentos cada vez más procesados y con mayor cantidad de conservantes, colorantes, transgénicos y sustancias adictivas. ¿Qué puede decirnos al respecto?

NP: Debemos ser creativos a la hora de abordar esta situación, pues somos la primera generación expuesta a un problema antes inexistente: el ensuciamiento corporal. Se trata de un fenómeno de las últimas décadas, generado por nuestra forma antinatural de alimentarnos y nuestro total olvido del mantenimiento depurativo.

El problema comienza cuando los alimentos que ingerimos no están adaptados a nuestra fisiología. Entonces la digestión de la comida es insuficiente, la flora se desequilibra, se genera putrefacción, inflamación y enlentecimiento del bolo alimenticio. Esta combinación de factores genera un peligroso incremento de la permeabilidad intestinal, lo cual permite que gran cantidad de macromoléculas alimentarias y bacterianas atraviesen fácilmente la delgada mucosa intestinal. De ese modo, gran cantidad de sustancias inconvenientes (incluidos huevos de parásitos) van a parar rápidamente al flujo sanguíneo, lo que ocasiona graves problemas ulteriores, como el colapso hepático, las nuevas parasitosis y problemas inmunológicos.

Es importante lo que concluyó el doctor Jean Seignalet[43], después de treinta años de tratar y remitir casos incurables: cuando los aportes superan las salidas, tarde o temprano podemos esperar una enfermedad; cuando las salidas superan los aportes, el retorno a la normalidad es factible; la eliminación parcial de los desechos genera una mejora; la eliminación total de los desechos genera la remisión completa.

DT: Entonces, ¿depurarnos y limpiarnos es imprescindible para mantener nuestro cuerpo saludable? ¿Cómo se empieza?

NP: En todos los casos es importante comenzar por un profundo trabajo depurativo que prevea la limpieza de los órganos colapsados (lavado intestinal, depuración hepática profunda, limpieza renal), el desparasitado, la depuración de los fluidos (sangre, linfa), la oxigenación del medio interno (movimiento, respiración profunda) y un reposo digestivo (un día a la semana sólo frutas). A su vez, debemos identificar los alimentos que ensucian el organismo para descartar-

---

43. Jean Seignalet ejerció como médico y catedrático en el Hospital de Montpellier (Francia). Fue director durante treinta años del departamento de trasplantes, y pionero en el trasplante de órganos y tejidos, en especial los renales. Su extensa formación como médico y biólogo le permitió elaborar una teoría global que relaciona gran parte de las enfermedades autoinmunes con la alimentación moderna; así diseñó una dieta que aplicó con gran éxito a sus pacientes.

los de la dieta, al menos hasta haber superado la crisis. Al mismo tiempo, tenemos que comenzar a utilizar alimentos más genuinos y mejor adaptados a nuestra natural capacidad digestiva (semillas, frutas, hortalizas, lo más crudo posible).

La clave es limpiar y no ensuciar. La depuración es siempre exitosa; mientras más profunda es la limpieza, más completa es la remisión. En este sentido, es interesante citar la vasta experiencia clínica del doctor Jean Seignalet, quien llevó una detallada casuística de un gran número de intervenciones basadas en combatir el «ensuciamiento» orgánico. En enfermedades autoinmunes, como la poliartritis reumatoide[44], tuvo un 80% de éxito, y en casos de espondilitis anquilosante, alcanzó incluso el 96%[45]. En el terreno de las enfermedades congestivas, obtuvo resultados igual de buenos: un 93% de éxito en casos de depresión nerviosa; un 97% en fibromialgia, y un 100% en artrosis y diabetes tipo 2. En afecciones de eliminación (acné, eccema constitucional, rinitis alérgica o sinusitis), su tratamiento fue de lo más exitoso. Aun así, el trabajo realizado por el doctor Seignalet, que falleció en 2003, nunca fue reconocido por sus pares.

DT: ¿Cómo se lleva a cabo el proceso de limpieza? ¿Cuántas veces al año debe realizarse? ¿Es un proceso que debe ser acompañado de una depuración en el sistema linfático?

NP: Si bien cualquier práctica depurativa es siempre preferible a nada, en general hay que considerar un proceso depurativo, sinérgico e integrado. Un ejemplo son las parasitosis internas, constatables en el 99% de la población y generadoras de toxemia cotidiana. Por tanto, es siempre bueno desparasitar, o sea, desalojar a estos «hués-

---

44. Reumatismo inflamatorio crónico que afecta a los diversos elementos que constituyen las articulaciones, que son membrana sinovial, cartílago y hueso.

45. Enfermedad crónica que causa inflamación de las articulaciones entre las vértebras de la columna y las articulaciones entre la columna y la pelvis. Esta enfermedad finalmente hace que las vértebras afectadas se fusionen.

pedes incómodos». Pero si empezamos el tratamiento «matando bichos», es obvio que el transporte y la evacuación de esas colonias sobrecargará la función de los órganos depurativos (intestinos, hígado, riñones), que naturalmente no están funcionando al cien por cien, pues han permitido el ingreso e instalación de los citados parásitos. En resumen, hay que desparasitar, pero al mismo tiempo hay que mantener limpios y activos los órganos de eliminación y drenaje. También es importante activar la limpieza de los fluidos internos (sangre, linfa, líquido extracelular), medios que vehiculizarán la mayor toxemia circulante. Del mismo modo, debemos oxigenar mejor el medio interno (los parásitos se desarrollan en medio anaerobio), elevar el nivel vibracional de las células y generar reposo digestivo, para que el organismo pueda direccionar más energía hacia la tarea de reordenamiento orgánico.

DT: Se ha descubierto que los intestinos tienen una relación directa con el cerebro —incluso se conocen como «el segundo cerebro»— por medio de una densa conexión de neurotransmisores. ¿Qué alimentos afectan el tracto intestinal? ¿Qué ocurre con la mucosa intestinal? ¿Ha visto las consecuencias de candidiasis en intestinos?

NP: Sin duda, la clave del moderno «ensuciamiento corporal» pasa por la disfunción intestinal y sobre todo por la excesiva permeabilidad de la mucosa. Los alimentos cotidianos aportan sustancias (gluten, caseína) inflamatorias, anestésicas y generadoras de moco colónico. También favorecen el desarrollo de parasitosis y micosis (candidiasis), que, a su vez, incrementan la permeabilidad. Las mismas cándidas en versión fúngica (hongos) generan raíces que perforan aún más la delgada mucosa. Al mismo tiempo, dado que la descomposición de proteínas animales requiere dieciocho horas de tránsito intestinal (un período muy largo en comparación con otros carnívoros), el desarrollo de flora putrefacta se ve favorecido. Este cuadro es el que posibilita el ingreso de abundante material patológico (desechos alergénicos) y parasitario (huevos, quistes) que invade los fluidos básicos (sangre, linfa, extracelular) y se disemina por todo el organismo (llega incluso al cerebro), con consecuencias crónicas y degenerativas. Por supuesto, el objetivo esencial del tratamiento depurativo es normalizar la capacidad filtrante y defensiva de nuestra delgada mucosa intestinal, que, en estado natural, sólo deja pasar nutrientes degradados y útiles, con lo que frena el paso de sustancias tóxicas y no degradadas.

DT: Una vez que estamos limpios, ¿qué debemos hacer?, ¿cuáles son los principios para no volver a intoxicar nuestro organismo?

NP: Siempre habrá ensuciamiento, ya que no vivimos en una burbuja de cristal aséptica e inerte. Existe la inevitable contaminación química alrededor, pese a que podamos soslayar gran parte evitando el uso de elementos tóxicos (aditivos alimentarios, cosméticos, amalgamas dentales, etc.). La clave pragmática es procurar la menor concentración tóxica posible, para que el organismo controle la situación de forma natural mediante nuestros órganos emuntorios[46] protectores (hígado, riñones y pulmón) preparados para ello. Eso sucede en las personas fisiológicamente funcionales: a pesar de los metales pesados, los agroquímicos y los contaminantes, uno puede llevar una vida plena, longeva y emocionalmente estable como ocurre de forma natural en las poblaciones longevas y en quienes siguen una vida higiénica.

DT: Me gustaría que comentara el daño que hacen al cuerpo los azúcares refinados, el trigo (gluten), las grasas malas, los lácteos y el exceso proteico. ¿Por qué habla de adicción a estos alimentos?, ¿qué pasa con nuestro cuerpo al ingerirlos?

NP: Si bien cada elemento tiene su fundamentación y particular nocividad, la característica común es su moderna preeminencia dietaria (cantidad) y su baja calidad. Si estos elementos se usarán en dosis

---

46. Del término latino *emunctorium*, de *emungere* («limpiar»). Cualquier glándula, canal, etc., que sirve para evacuar sustancias superfluas.

bajas y esporádicamente, en un contexto de orden fisiológico —algo que ha venido ocurriendo de manera natural durante miles de años en culturas longevas—, no habría gran problema. En relación con los azúcares (sacarosa, jarabe de maíz de alta fructosa, almidones), el problema está en su preponderancia (los cereales son la base de la «saludable» pirámide alimentaria que estimulan los gobiernos nutricionistas), en su refinación industrial (el organismo los identifica como reactivos que debe neutralizar) y en nuestra incapacidad fisiológica para metabolizar tanto azúcar, es decir, la resistencia celular a la insulina. En cuanto a las grasas, se da algo similar, agravado por la cocción y la prepotente irrupción de grasas sintéticas, los aceites transaturados o margarinas. Las proteínas animales, que son el alimento natural de los animales carnívoros, pero no de los frugívoros como nosotros los humanos, no escapan a estos conceptos, a partir de su abundante disponibilidad y deficiente calidad, debido a la cría industrial intensiva *(feed lot)*. A esto se agregan los profusos derivados lácteos (el ser humano es el único animal que consume secreción láctea de mamíferos tras su destete) y la omnipresente soya, que en realidad es una leguminosa inadecuada para el consumo humano, producida transgénicamente y procesada a nivel industrial masivo. En el fondo, todos comparten características adictivas al aportar o estimular el circuito de los péptidos opiáceos. Cuando provienen del alimento (gluten, caseína, cafeína) son exorfinas, que se suman a las naturales endorfinas (internas), cuya secreción estimulamos al ingerir las tradicionales combinaciones grasa/azúcar (chocolate, pastelería, hamburguesas). A esto se añaden los aditivos de uso industrial, como el glutamato monosódico, sustancia que «fideliza» al consumidor de los masivos productos industriales que lo contienen. Este entramado genera una especie de «tela de araña» de la cual es difícil escapar y nos parece que no hay alternativas.

DT: ¿Por qué alimentos podríamos reemplazarlos?

NP: En realidad, nada de esto debe ser reemplazado, ya que no estamos hablando de alimentos fisiológicos, es decir, diseños de la naturaleza con los cuales hemos evolucionado durante millones de años. Nuestra incuestionable naturaleza frugívora, fácilmente constatable con la práctica cotidiana, satisface por completo todas nuestras necesidades con el aporte de frutas, hortalizas y semillas. No hay macro o micronutriente que no esté adecuadamente presente en estos grupos alimentarios. Los ácidos grasos, los aminoácidos, los azúcares, los minerales, las vitaminas, las enzimas, la fibra soluble, los antioxidantes, etc., todo ello nos lo pueden proporcionar las frutas, hortalizas y semillas en el marco de una dieta variada, gustosa, económica y frugal.

No hay excusas científicas ni prácticas para no llevar adelante la experiencia en nuestros hogares. No hay nada que perder, ni riesgo que correr, siempre que mantengamos limpio y ordenado el organismo, sustrato metabólico que debe procesar nuestros alimentos cotidianos. En el ejemplo del automóvil, sería comparable a llenar de gasolina de primera un motor carbonizado y que funcionara mal; para que la combustión sea eficiente, es importante que el motor esté en buen estado.

DT: En mi caso, debo decir que al dejar de consumir alimentos que contienen gluten, caseína y proteína animal experimenté un positivo efecto desinflamatorio, constatable hasta en mi piel. ¿Cuál es su experiencia con la gente que ha cambiado su tipo de alimentación?

NP: Exactamente la misma, y no sólo desaparecen las variadas inflamaciones de los diagnósticos ortodoxos, sino que remiten las más variadas patologías, desde la obesidad, a los trastornos cardiovasculares, la diabetes, el tiroidismo, las enfermedades autoinmunes, el sida y los temidos tumores. Por cierto que desaparecen también las causas del envejecimiento prematuro y la fatiga crónica, con lo cual las personas recuperan el olvidado estado de plenitud física, mental y emocional al que todos los seres humanos tenemos natural derecho.

DT: ¿Qué nos puede decir respecto a los sustitutos edulcorantes y las bebidas de cola dietéticas?

NP: Los azúcares industriales y sus sustitutos sintéticos son el principal componente de estas insanas y antinaturales bebidas. Numerosos estudios confirman la nocividad tanto del jarabe de maíz de alta fructosa como de los edulcorantes de síntesis (aspartame, ciclamato, etc.). Sin embargo, son productos masivamente utilizados e ingeridos por la sociedad occidental moderna, sin que nadie le ponga el «cascabel al gato», pese a la evidencia devastadora de la obesidad, la diabetes y los daños cerebrales. ¿Cuánto tendremos que esperar para que estos productos sean considerados tóxicos por la sociedad en su conjunto, tal como ahora ocurre con el tabaco?

DT: Una vez que tomamos conciencia de que estamos ensuciando el cuerpo de forma constante con todo lo que ingerimos, ¿cómo debemos comenzar a alimentarnos?, ¿qué alimentos son esenciales en nuestra dieta para evitar las enfermedades y el deterioro asociado con la edad?

NP: La respuesta es obvia y reiterativa: la clave son los alimentos fisiológicos que nunca debimos abandonar: frutas, hortalizas y semillas. Si bien cada uno en su lugar de residencia tiene recursos diferentes, estos tres grupos alimentarios están siempre disponibles en cualquier latitud y clima. Y, sobre todo, son alimentos que pueden ingerirse sin cocción, otro procedimiento que altera, desvitaliza y genera toxemia cotidiana.

El alimento crudo ha sido nuestra base fisiológica durante millones de años y es la base de numerosas terapias que resuelven problemas crónicos y degenerativos, como la diabetes o el cáncer. En definitiva, cuanto más nos acerquemos a la pureza fisiológica, más rápido saldremos del desorden y la enfermedad. Contrariamente, cuanto más nos alejamos de esta tríada alimentaria, mayor desorden y enfermedad cultivamos. Es simple, contundente, sencillo de entender y experimentar. Las leyes fisiológicas no son materia opinable o de disquisición filosófica. Es lógica biológica.

DT: ¿Depurarnos y no ensuciar nuestro organismo puede prevenir el envejecimiento prematuro?

NP: Es obvio que no sólo lo previene, sino que nos devuelve al estado de plenitud física, mental y espiritual. Esto significa que el objetivo no es únicamente vivir muchos años, sino vivirlos mejor, con más vitalidad y en total armonía con el entorno. Creo que es el objetivo evolutivo de nuestra existencia física. A veces pregunto en los seminarios qué sentido tiene vivir sin gozar del estado de plenitud. Y la respuesta es el silencio profundo, pues esta cuestión pone en tela de juicio el común estado de resignación a convivir con la mediocridad y el sufrimiento que tiene la mayoría de la gente.

DT: ¿Qué recomendaciones generales les daría a los lectores que deseen comenzar esta vida saludable y limpia?

NP: Que no pierdan tiempo y actúen ya. Nuestro organismo está dotado de una inteligencia y una eficiencia funcional difícil de imaginar para nuestra mente estrecha y reductiva. Sólo requiere que nosotros seamos sensibles a su necesidad básica: orden y limpieza interna. El cuerpo sabe cómo regenerar estructuras y mantener funciones plenas, es algo que viene haciendo desde hace millones de años de forma autónoma y silenciosa, sin cobrar nada por ello y con el único objetivo de preservar la vida.

El cuerpo nunca «enferma», sino que siempre busca adaptarse al desorden, generando el menor daño posible y las mejores condiciones para la supervivencia orgánica. Así que lo único que debemos hacer es comprender esta lógica fisiológica y obrar en consecuencia: limpiando y ensuciando lo menos posible. La recompensa no puede ser mejor: plenitud, paz interna y evolución como personas. ¿Por qué no intentarlo? No hay nada que perder y mucho por ganar.

Capítulo III

Tercera herramienta: nutrición regenerativa

Hablar de nutrición y envejecimiento es como mirar a un mundo desde variadas y complejas aristas, porque los alimentos provienen del exterior e interactúan directamente con los mecanismos bioquímicos de nuestro cuerpo. Esta tercera herramienta tiene una importancia vital si queremos comenzar este camino del control de la edad.

Nuestro organismo es un motor que necesita de combustible para poder realizar todas sus actividades y funcionar, y este combustible es nuestro alimento.

¿QUÉ COMBUSTIBLE ESTAMOS CONSUMIENDO?

Como ya sabemos, vivimos en un ambiente plagado de sustancias químicas y compuestos que debilitan nuestro cuerpo.

¿QUÉ ES LO QUE EN REALIDAD COMEMOS?

Comemos alimentos procesados que traen escondidos aditivos, conservantes, solventes. Ya no comemos alimentos naturales con alto contenido en nutrientes.

Como dijo Néstor Palmetti, acerca de los aditivos adictivos[47]: «No es casualidad que tengamos adicción a comer alimentos como el trigo, los lácteos, los azúcares, el jarabe de maíz, etc., con sus adi-

---

47. Véase *Nutrición depurativa* (op. cit.).

tivos. Y tampoco es casualidad que tengamos antojos excesivos por alimentos como las galletas, panes, dulces, pasteles, etc. Los aditivos, además de conservar los alimentos, en algunos casos están orientados a crear una necesidad en nuestro cerebro, lo que llaman *la ruta de la dopamina*».

GLUTAMATO MONOSÓDICO

¿Qué es el glutamato monosódico (GMS)? Es una sal sódica obtenida a partir del aminoácido glutamina.

Este aminoácido libre (no esencial) es abundante en el organismo (músculos y cerebro), en alimentos proteicos (lácteos, carne, pescado, hongos) y en vegetales (perejil, espinaca, tomate). La glutamina es convertida en ácido glutámico, esencial para la función cerebral y la actividad mental, por eso se la conoce como «combustible del cerebro». El ácido glutámico se aisló por primera vez en 1866 y se descubrió como saborizante del caldo de alga kombu *(Laminaria japonica)*, usada tradicionalmente en la cocina japonesa.

Este descubrimiento en la cocina oriental revolucionó la industria alimentaria. Esto fue uno de los secretos de los japoneses, el cual se permeó a los americanos, a quienes les intrigaba el buen sabor de la comida de peor calidad. Gracias a la presencia del GMS, las comidas industriales mediocres evidenciaban buen sabor y se consumían abundantemente.

El GMS se convirtió en un común denominador de los alimentos industriales producidos a gran escala. Además de en las comidas de los restaurantes, el GMS se encuentra en fiambres, hamburguesas, bocadillos, mezclas de especias, alimentos conservados y procesados como sopas de sobre, cubitos de caldo, papas (patatas) fritas, aderezos para ensaladas, condimentos para preparar carnes a la parrilla, salsas, mayonesas, etc. En comedores de fábricas, escuelas y hospitales se sirven toneladas de GMS.

Desde hace décadas se viene relacionando el consumo de GMS con síntomas como cefaleas, opresión torácica, sensación de calor y hormigueo, rigidez y/o debilidad en las extremidades, aturdimiento, enrojecimiento facial y molestias gástricas.

GLUTAMATO MONOSÓDICO
(continuación)

Si bien hay muchos estudios sobre el efecto del GMS en la salud, tal vez la contribución más importante haya sido la de John Edward Erb, autor del libro *El lento envenenamiento de América* (www.spofamerica. com). Este investigador de la Universidad de Waterloo (Ontario, Canadá) descubrió algo impactante mientras reunía evidencias científicas para su libro. Al preguntarse por qué el GMS se añade a casi todos los alimentos industriales si es nocivo para el cerebro, halló que se trata de una sustancia adictiva. La misma Asociación de Glutamato lo reconoce: «Diversos estudios han demostrado que añadir GMS a alimentos como las sopas y el puré de papas (patatas) ha contribuido a incrementar el consumo de dichos alimentos». Incluso afirman que este efecto es saludable para los ancianos que suelen tener inapetencia.

El GMS añadido a la comida hace que el consumidor quiera más de esa comida. Existen investigaciones que demuestran que, cuando se ofrece una opción entre comidas similares, la gente prefiere la que tiene GMS. Esta adicción a comidas lleva a un incremento en ventas para las compañías que usan GMS.

Así pues, es obvio que se trata de una sustancia perjudicial para nuestra salud, tal como señalan expertos como el doctor Joaquín Velázquez, catedrático de la Universidad Interamericana de Puerto Rico, ex presidente de la Asociación de Naturópatas de Puerto Rico, que indica que el uso de GMS produce palpitaciones en el corazón, dolores de cabeza, mareos, desmayos, agarrotamiento en los músculos, náuseas, debilidad en las extremidades superiores, dolor en el cuello y síntomas similares a los de migraña.

La dopamina es un neurotransmisor del cerebro que produce placer y satisfacción, pero es un placer momentáneo. La nicotina, el alcohol y la cocaína activan la dopamina; este efecto sólo es de euforia momentánea, y cada vez nos hacemos más propensos a comer alimentos que generen este circuito. Pero el problema de ser esclavos de estos alimentos es que sus efectos son claros sobre la glucosa, la insulina y la serotonina, y se multiplican cuando están acompañados de grasas.

Lácteos, trigo, azúcares, carnes, grasas, pastas, pizzas, chocolates, dulces, panes, pasteles, hamburguesas y bebidas de cola son nuestra adicción diaria.

¿Te has preguntado por qué no eres adicto
a comer manzanas, uvas o zanahorias?

Somos adictos a carbohidratos como los almidonados y los azúcares porque están llenos de aditivos que nos llevan a ese pico «rico y momentáneo» de insulina. Ya veremos más adelante cómo explican los médicos este mecanismo.

«Además, el azúcar es una sustancia sin la cual nuestra vida cotidiana sería impensable. Lo primero que relacionamos con ella es el concepto de "dulce". Lo dulce es agradable y placentero...

AZÚCARES, EDULCORANTES SINTÉTICOS, GRASAS Y ADITIVOS QUE MATAN

Como es sabido, las funciones cerebrales dependen de los niveles de glucosa. La falta de este combustible cerebral puede ocasionar desde hipoglucemia hasta esquizofrenia debido a que el cerebro se encuentra «hambriento» de glucosa. El azúcar refinado es una glucosa bastante simple que por su misma composición no requiere de un largo proceso de digestión, el hígado prácticamente no tiene que sintetizarla y, por lo mismo, llega con asombrosa rapidez al sistema nervioso. Para que el organismo funcione en condiciones óptimas, la cantidad de glucosa sanguínea debe estar en equilibrio con la cantidad de oxígeno sanguíneo. Refiriéndose a los efectos psíquicos del consumo de azúcar, el doctor Bruker explica que la elevación en los niveles normales de glucosa, ocasionada por su ingestión, se experimenta como una leve euforia. Las consecuencias del regreso a los niveles normales, es decir, el descenso de glucosa, se halla en relación directa con la cantidad de azúcar consumida. Si ésta fue pequeña, la sensación es de una leve disforia. Cuanto mayor ha sido la cantidad ingerida, más cerca se estará de experimentar el descenso de glucosa como una sensación depresiva, que William Dufty ha dado en llamar *sugar blues.*

¿Quién quiere enterarse de que lo dulce es altamente perjudicial para la salud?»[48]

AZÚCARES, EDULCORANTES SINTÉTICOS, GRASAS Y ADITIVOS QUE MATAN
(continuación)

En su *Primer manual de nutrición consciente*, Laura Urbina lo explica en los siguientes términos: «Mientras la glucosa es absorbida por la sangre, nos sentimos animados. Un estímulo veloz. Sin embargo, a este impulso energético le sigue una depresión. Estamos inquietos, cansados, necesitamos hacer un esfuerzo para movernos o incluso pensar. Hasta que se eleva de nuevo el nivel de glucosa... Podemos estar irritables, hechos un manojo de nervios, alterados. La gravedad de la crisis doble depende de la sobredosis de glucosa. Si continuamos tomando azúcar, una nueva crisis doble empieza siempre antes de terminarse la anterior. Las crisis acumulativas al final del día pueden ser enloquecedoras. Tras varios años con días así, el resultado final son glándulas adrenales enfermas, agotadas no por exceso de trabajo, sino por un ajetreo continuo. La producción de hormonas, en general, es baja. Las cantidades no se amoldan. La alteración funcional, desequilibrada, se refleja en todo el circuito endocrino. Muy pronto el cerebro puede encontrarse en dificultades para distinguir lo real de lo irreal; estamos expuestos a volvernos precipitados, y cuando el estrés se interpone en el proceso, nos desmoronamos porque no tenemos ya un sistema endocrino sano para enfrentar cualquier contingencia. Día a día nos encontramos con una falta de eficiencia, siempre cansados, no logramos hacer nada, realmente sufrimos los *sugar blues*... Puesto que en algunas personas las células cerebrales dependen totalmente de la taza de azúcar en la sangre en cada momento para alimentarse, son quizá las más susceptibles de sufrir daños. La alarmante y creciente cantidad de neuróticos en el mundo lo evidencia claramente. No todos llegan al final. Algunas personas empiezan con glándulas adrenales fuertes: otras no. Los grados de abuso de azúcar y de melancolía varían, sin embargo, el cuerpo no miente: si se toma azúcar, se sienten las consecuencias».

---

48. M.O. Brucker, *¡Azúcar, azúcar! Cómo evitar la perniciosa influencia del azúcar en la alimentación actual*, Barcelona: Ed. Integral, 1994.

AZÚCARES, EDULCORANTES SINTÉTICOS, GRASAS Y ADITIVOS QUE MATAN
(continuación)

La doctora Nancy Appleton, en su libro *Lick the sugar habit*, dice lo siguiente: «Una de las sustancias aparentemente inofensivas y sin embargo una de las que crea mayores problemas al atacar nuestro sistema inmunológico es el azúcar. Los macrófagos quedan atorados en el azúcar y se imposibilita su acción. La misión de los macrófagos consiste en destruir, bloquear y activar la inmunidad cuando detectan la presencia de una toxina, un virus o una bacteria... Cada vez que ingerimos azúcar, aunque sea tan poco como dos cucharadas, las proporciones de minerales se desequilibran. Este desequilibrio en personas ya enfermas puede durar horas y a veces ya no se recuperan. Cuando los minerales del cuerpo están en desbalance día tras día, año tras año, posiblemente por generaciones, la habilidad del cuerpo para volver al estado de salud se agota. El cuerpo ya no puede volver a su armonía o balance».

Todo lo anterior se traduce en tres hechos:
mala salud, exceso de peso y envejecimiento.

Para estar sanos, tenemos que cuidar lo que comemos, pero raramente nos tomamos en serio esta afirmación y no tenemos en cuenta las consecuencias que se derivan de ello. Pero si comemos papas (patatas) fritas, galletas empaquetadas o sopas instantáneas o cocinamos con aceites hidrogenados, el resultado será que envejeceremos y enfermaremos con más rapidez.

Es importante mencionar que hoy en día los niños sufren una desventaja desde que están en el vientre materno: las mujeres embarazadas beben refrescos de dieta para no engordar, pensando que se están haciendo un favor a sí mismas; después de todo, los refrescos no contienen azúcar. Sin embargo, el bebé está consumiendo todas las sustancias químicas que la madre forma.

Una de las premisas que sostenemos a lo largo de este libro es que los edulcorantes artificiales son extremadamente dañinos para la salud.

TOXINAS

Las toxinas de la dieta hacen que a las células les sea imposible recibir los nutrientes que necesitan para estar saludables y reproducirse. Las toxinas esencialmente lo que hacen es apagar las luces a las células. Se marchitan, en ocasiones rápidamente y a veces con lentitud.

Las toxinas eliminan por completo las hormonas y el proceso de envejecimiento se ve acelerado, y como consecuencia de todo ello, contraemos enfermedades. Las toxinas matan las células, la pregunta es cuánto pueden tardar en hacerlo.

El profesor Damiano Galimberti[49] señala: «Nuestro cuerpo se ve obligado a utilizar las moléculas, los sustratos de energía, micro y macronutrientes que ofrecemos con los alimentos para que podamos satisfacer todas nuestras necesidades metabólicas. La comida es vida. Como tal, puede contribuir a una mejor calidad de vida y a vivir más tiempo o, por el contrario, si nuestra comida es de mala calidad, llena de tóxicos o muy procesada, promueve un mayor deterioro prematuro de la salud tanto física como mental».

Hormonas + dieta = ¡nuestro gran secreto!

Cuando en verdad logras tener estos dos aspectos en equilibrio, tu vida realmente cambia. El reemplazo hormonal nos da esa energía que vamos perdiendo con los años; la vitalidad y la libido regresan y, al combinarlo con una dieta adecuada, nutritiva y libre de químicos, puedes esperar que la salud que venga como consecuencia sea sorprendente.

---

49. Médico cirujano de la Universidad de Milán, especializado en nutrición humana y dietética. Desde 2005 es profesor en medicina preventiva y medicina del envejecimiento saludable en la escuela de posgrado de Dirección Estética y en el Ágora de la Medicina Anti-edad. Asimismo, es miembro asociado de la Academia Americana de Medicina Antienvejecimiento.

LOS EDULCORANTES SINTÉTICOS

Provocan pérdida de memoria y dificultades en la visión.

Así como estamos rodeados de sustitutos o reemplazos, así también sucede con el azúcar y sus múltiples opciones para endulzar. Parece simple: reemplazas el azúcar refinada por sacarina, ciclomato o aspartame y no engordas. ¡Error! Al aparecer con sabor dulce, el organismo pone en marcha una serie de mecanismos de preparación para metabolizar los azúcares que se avecinan (por ejemplo, secretan mensajeros y hormonas, como la insulina). Esto lo explica claramente Udo Pollmer en el libro *Buen provecho*.

Pero, luego del sabor dulce, los carbohidratos no llegan, y el circuito queda trabajando en vacío, con el consiguiente daño para el cuerpo. La insulina circulante en la sangre actúa sobre el azúcar habitual de reserva, generando hipoglucemia y, por ende, una sensación de apetito. Lejos de resolver el problema, los edulcorantes aumentan la toxemia, la ansiedad y la obesidad. Los criadores alemanes de cerdos usan la sacarina como agente de engorde, por su efecto obesogénico. Un estudio reciente, realizado en la Universidad de Ciencias de la Salud de Texas, demostró que la ingesta cotidiana de bebida de cola dietética incrementa un 67% el riesgo de desarrollar diabetes tipo 2 y genera otras alteraciones metabólicas.

No olvidemos la masiva exposición a estos compuestos. Recientemente, una investigación de la Universidad de Medicina Charité de Berlín alertó sobre los problemas del edulcorante sorbitol (E420), muy usado en golosinas y alimentos dietéticos. El sorbitol se absorbe muy mal en el intestino. Cantidades relativamente pequeñas causan síntomas gastrointestinales como gases, inflamación y calambres intestinales, en función de la cantidad ingerida.

Hemos visto lo que significan los sustitutos de azúcar, tanto a nivel de «engaño» al cuerpo, como el daño generado por los productos de síntesis química de probada toxicidad. Al consumir alimentos edulcorados artificialmente estamos movilizando males como la hipoglucemia, que derivan en ansiedad y mayor consumo de alimentos, tal como vimos en el capítulo anterior.

La buena comida alimenta a nuestras células, que se reproducen a sí mismas por miles de millones cada día. Los elementos tóxicos, parte de nuestra dieta y de nuestro estilo de vida, hacen que nuestras células comiencen a funcionar mal, y las células que no funcionan de manera correcta pueden enfermarnos y causarnos padecimientos como infecciones, fibromialgia, lupus, cáncer, enfermedades del corazón, artritis, etc.

Incorrecta alimentación = enfermedad

Si todas tus células están sanas, no te enfermarás, pero si por alguna causa empiezan a fallar, serán menos capaces de realizar la tarea que les ha sido asignada y es ahí cuando los problemas comienzan.

La buena alimentación ayuda a contrarrestar las infecciones bacteriales o virales, así como los factores genéticos. Si nos alimentamos correctamente, es menos probable que nos enfermemos y más probable que le ganemos a la genética. En cambio, no comer de forma correcta y consumir alimentos saturados de sustancias químicas es la combinación perfecta para destruir nuestro organismo.

Para protegernos de virus, infecciones o cualquier predisposición genética, debemos mantener bien nutridas a nuestras células. Sabemos que es difícil, pero debemos intentarlo; podemos comenzar hoy tomando conciencia de qué nos llevamos a la boca, sabiendo que ello repercute en nuestro deterioro y calidad de vida.

Hay que reconocer que no hay calidad de vida sin buena salud, y la salud no es ausencia de enfermedad, es mucho más que eso: es vivir felices, sentirse jóvenes, sin dolores, ni achaques, ni debilidad. La salud es energía, vitalidad y sexualidad. Si no tienes una buena salud, no tendrás una buena sexualidad. Como señala la terapeuta sexual Libe Molinasevich en su entrevista (que podrás leer en el apéndice): «La sexualidad rejuvenece desde cuatro puntos de vista distintos: el físico, el fisiológico, el psicoemocional y el de tu autoestima. Si tienes una buena autoestima, te vas a cuidar, te vas a arreglar y estarás en forma».

La salud es un estado completo de bienestar físico, mental y social, y no sólo la ausencia de enfermedad o dolencia.

Organización Mundial de la Salud (OMS)

Una gripe indica que algo en el cuerpo no anda bien. La gente sana resiste las infecciones, la gripe y los resfriados. Estar enfermo no es normal y la nutrición es el mejor medio para evitar esas enfermedades.

Quizá te preguntes qué significa comer de forma saludable. Un ejemplo es una rica ensalada con lechuga orgánica, jitomates, cilantro, perejil, un poco de apio, pepinos con abundante aceite de oliva de excelente calidad, sal de mar, tomillo u otras especies y, por supuesto, nueces, avellanas o almendras.

A esto puedes agregar una rica y orgánica pechuga de pollo, o un trozo de salmón rosado, con aceite de oliva. Puedes cocinarlos con romero, cúrcuma, estragón, diferentes tipos de tomillo, orégano, mejorana y sal de mar. Puedes comer en abundancia alimentos ricos y sanos, sin sustancias químicas, pesticidas y conservantes. Siempre que vayas a comprar tus alimentos, pregúntate: «¿Me hará bien?» Evita los aceites malos de maíz o de cacahuate (los restaurantes utilizan en su mayoría aceite de maíz o vegetales). Si comes en la calle y observas, verás que los aceites de maíz son negros, ¡y eso es veneno para tus arterias! Lo mejor es reemplazarlos por aceites benéficos (esencialmente los ácidos grasos, como el aceite de oliva, el de lino y el de palma[50]), que te ayudarán a crear los fosfolípidos en las membranas celulares[51]. Estos aceites son esenciales, ya que tu cuerpo no es capaz de producirlos, así que tienes que proporcionárselos desde una fuente externa.

Todos los médicos a los que hemos entrevistado para este libro nos han recomendado incrementar la ingesta de los aceites grasos omega 3, es decir, incluir en nuestra dieta aceite de lino, suplementos de aceite de pescado y otros, porque pueden mejorar, de manera drás-

---

50. Es un aceite de origen vegetal que se obtiene del mesocarpio de la fruta de la palma. Es el aceite con más volumen de producción, sólo superado por el aceite de soya. Es una rica fuente de vitaminas A y E.

51. Es una estructura laminar formada por lípidos y proteínas que engloba a las células, define sus límites y contribuye a mantener el equilibrio entre el interior y el exterior de éstas. Está compuesta por una lámina que sirve de «contenedor» para el citosol y los distintos compartimentos internos de la célula; también otorga protección mecánica. Está formada principalmente por fosfolípidos, colesterol, glúcidos y proteínas.

tica, la elasticidad de cada membrana celular para permitir la hidratación y que el oxígeno fluya dentro y fuera de ella libremente.

Los ácidos grasos esenciales ayudan a combatir la psoriasis, las alergias, el colesterol y la esclerosis múltiple.

Las células que se encuentran hidratadas y oxigenadas trabajan de manera óptima y revierten el proceso del envejecimiento para hacer que nuestro cuerpo esté sano y funcione sin complicaciones. Las células de nuestro organismo se reproducen constantemente y, para poder tener una vida larga y saludable, el proceso debe continuar.

GRASAS QUE MATAN, GRASAS QUE CURAN

Es muy importante conocer los ácidos grasos esenciales. Las grasas están formadas por eslabones llamados ácidos grasos, que son moléculas compuestas por una cadena de átomos de carbono, hidrógeno y oxígeno. Estas estructuras algo lineales presentan un extremo ácido (de ahí su nombre) y se diferencian entre sí por el grado de saturación del hidrógeno. Si bien existen muchos tipos de «ácidos grasos», éstos básicamente se dividen en dos grupos: saturados e insaturados. Estos términos aluden a la estructura química de los ácidos grasos.

El término «saturado» se aplica cuando todos los enlaces de carbono de la cadena molecular están ocupados o saturados por átomos de hidrógeno. Este tipo de ácido graso es abundante en las grasas animales y tiene la característica de solidificar a temperatura ambiente. Su acumulación o exceso resulta nocivo para la salud. Daña el sistema cardiovascular, provoca acumulaciones en el hígado, intoxica el cuerpo, genera hipertensión, etc. El término «insaturado» se aplica cuando dos átomos de carbono hacen un enlace doble entre sí, prescindiendo del hidrógeno; estamos en presencia de un ácido monoinsaturado. Es el caso del ácido oleico, abundante en aceites vegetales como el de oliva, donde representa más del 80% de su composición. Los ácidos grasos esenciales son aquellos que el organismo no puede producir, por lo que deben obtenerse a través de la dieta, se trata de ácidos grasos poliinsaturados. Dependiendo de cuál es el primer átomo de carbono con enlace doble, los científicos hablan de la familia de ácidos grasos omega 3 o 6. La letra griega omega hace referencia a la ubicación de dicho primer enlace doble: en el tercer átomo de carbono (omega 3) o en el sexto (omega 6).

GRASAS QUE MATAN, GRASAS QUE CURAN
(continuación)

Los ácidos linolénico y linoleico son los llamados cabeza de fila de las familias omega 3 y 6 respectivamente.

A partir de su presencia en el alimento, nuestro organismo —en particular, nuestro hígado— es capaz de producir sus derivados, cuyas funciones son variadas y fundamentales en el equilibrio del cuerpo. Pese a que hay excepciones a la regla, podemos establecer una sencilla identificación visual entre grasas (saturadas, sólidas a temperatura ambiente y de origen animal) y aceites (insaturados, líquidos y, generalmente, de origen vegetal). Las grasas de origen animal son la principal fuente de grasa saturada en nuestra dieta actual y son las responsables de peligrosos problemas de salud. Está demostrado que favorecen la arterioesclerosis, el depósito de colesterol en las arterias.

Al problema de alto consumo de grasas de origen animal, nosotros, los occidentales, le hemos sumado otro mucho más grave, nos referimos a las grasas hidrogenadas. Este «descubrimiento» industrial del siglo XX data de la Segunda Guerra Mundial, cuando la escasez de manteca obligó a la industria a buscar un sustituto: la margarina.

La margarina se obtiene a partir de un aceite líquido poliinsaturado que se lleva a temperaturas de entre 210 y 270 °C y se le sopla gas de hidrógeno. Después el aceite se solidifica y se obtiene un polímero con estructura similar al plástico.

Más tarde llegó el uso masificado de los aceites vegetales hidrogenados en la industria alimentaria, sencillamente por su bajo costo, practicidad y, sobre todo, conservación. Hoy en día, desde las panaderías hasta las grandes multinacionales alimentarias, pasando por las industrias lecheras, hacen uso de los hidrogenados. Incluso productos que se dicen «naturales» promueven la presencia de «aceites vegetales sin colesterol» entre sus ingredientes, en lugar de grasas animales, sin embargo nunca mencionan en sus etiquetas qué sucede con la estructura molecular de estos ácidos grasos industrializados.

Como resultado de la hidrogenación, la estructura molecular pasa de una configuración natural en forma de curva llamada «cis» a una no natural de forma escalonada llamada «trans». Mientras que el organismo necesita ácidos grasos cis para construir las membranas celulares y las hormonas, los ácidos trans no existen en la naturaleza.

GRASAS QUE MATAN, GRASAS QUE CURAN
(continuación)

La margarina es un compuesto químico que no se disuelve ni siquiera cuando la restregamos entre los dedos. Así que es fácil imaginar lo que sucede con estas partículas de consistencia similar al plástico una vez que entran en nuestro cuerpo.

Estudios recientes sobre los ácidos grasos trans (el profesor Martin Katan, del Centro Wageningen para Ciencias de la Alimentación y la División de Nutrición Humana y Epidemiología de la Universidad de Wageningen [Holanda], es uno de los primeros investigadores que señaló los efectos perjudiciales de las grasas trans) indican que producen los siguientes efectos: infiltración de grasas en el hígado, esclerosis de la aorta, incremento del colesterol malo, mayor riesgo de infarto, hipercolesterolemia, candidiasis, arterioesclerosis y trastornos en la estructura celular, predisponiendo al organismo a la enfermedad, al envejecimiento acelerado y a la muerte prematura.

Un motivo más que suficiente para perder unos segundos y fijarse en las etiquetas a fin de detectar la presencia de aceites vegetales hidrogenados.

Otro tema más desagradable aparece en la industria de los aceites vegetales. En la actualidad, la fuente principal de provisión de aceites vegetales son los estantes de los supermercados. Si conoces los procesos industriales de extracción y refinación de los aceites, comprenderás la magnitud del problema.

A través de un proceso de compresión mecánica se obtiene aceite de las semillas oleaginosas como las del girasol, maíz, lino, algodón, cacahuate, uva, etc. Las grandes industrias calientan las semillas hasta llegar a valores de entre 80 y 100 °C. Los procesos de calentamiento del aceite para llegar al que consumimos en la mesa, muchas veces, quitan el valor nutritivo del mismo. Por eso es tan importante consumir aceites vegetales de calidad y priorizar el aceite de oliva.

GRASAS QUE MATAN, GRASAS QUE CURAN
(continuación)

¿Qué hacer?

Evita las grasas saturadas. Es mejor cocinar con un poco de manteca de buena calidad que usar margarina o productos elaborados con aceites hidrogenados. No te desesperes, la naturaleza tiene sus fuentes ricas y nutritivas de ácidos grasos, están las semillas y las frutas oleosas como el lino, la chía, el girasol, el sésamo, la aceituna, la nuez, la almendra, el cacahuate o maní, el pistacho, la castaña, el aguacate o palta, etc. Si consumes algunas semillas diarias, obtendrás la cantidad necesaria de ácidos grasos esenciales para tu organismo. Por otra parte, existen pequeños negocios artesanales que prensan en frío estas semillas para conseguir aceites totalmente libres de los dañinos procesos de la refinación industrial. Por lo común, la gente considera que el aguacate o palta es generador de colesterol. Este fruto tiene un 25% de lípidos constituidos por ácidos oleico y linoleico, muy digestibles y químicamente similares al aceite de oliva, de ahí su efecto hipolipemiante, o sea que baja el nivel de colesterol en la sangre. De su pulpa se obtiene un sustituto ideal para la manteca si se le añade sal de mar, limón y especias.

Las fuentes de omega 3

El ácido linolénico —cabeza de fila de los omega 3— es el más difícil de obtener y el más escaso en nuestra dieta. Las fuentes más importantes son los peces de agua fría y las semillas de lino y chía. También se puede encontrar en ciertos vegetales de hoja verde (la verdolaga es la hoja verde con mayor concentración de omega 3), en algas de agua dulce (la espirulina), en semillas (nuez, soya, aceituna) y en el germen de trigo. Debido a la contaminación de los mares, sobre todo los de aguas frías, y la consecuente absorción de sustancias tóxicas —metales pesados y contaminantes persistentes— en el cuerpo graso de los peces, nos quedan los vegetales orgánicos como la fuente de omega 3 más fiable. En este sentido, las mayores concentraciones se encuentran en las semillas de lino y chía.

GRASAS QUE MATAN, GRASAS QUE CURAN
(continuación)

Chía, otra rica herencia de los mayas

La chía puede utilizarse a través del aceite de sus semillas. Dado su alto contenido de omega 3, basta con ingerir apenas un gramo de aceite en crudo para cubrir las necesidades diarias de ácido linolénico. La semilla de chía, aunque parcialmente desprovista de su valioso aceite, continúa sorprendiéndonos, y de ahí su uso como harina. Es altamente proteica, debido a su composición de aminoácidos, al no tener factores limitantes (ausencia de aminoácidos esenciales) como otras semillas.

Otras virtudes de esta pequeña semilla es el alto contenido de flavonoides (antioxidantes que nos protegen de tumores, afecciones cardiovasculares y radicales libres), vitamina B, calcio, fósforo, potasio, zinc y fibra soluble (mucílagos). Esto la hace ideal para preparar productos de panadería y un sinnúmero de preparaciones culinarias. Los requerimientos diarios de omega 3 se cubren con apenas cuatro gramos de harina.

Las fuentes de omega 6

En el caso de ácido linolelico, las carencias no suelen ser tan graves a nivel cuantitativo, pero sí lo son a nivel cualitativo. En los vegetales está presente en las semillas de girasol, maíz, soya, sésamo, nuez, cacahuate o maní, aceitunas, germen de trigo, aguacate o palta, espirulina, etc. También se encuentra en carnes de animales, de preferencia los de origen salvaje, a fin de evitar los efectos nocivos de la cría industrial.

Recuerda, si tus células están saludables,
no te puedes enfermar.

Hemos insistido en que nuestro cuerpo y nuestras células sufren de oxidación debido a los radicales libres[52]. En consecuencia, los antioxidantes son esenciales para la reproducción de células saludables. Estamos invadidos de sustancias químicas y materiales contaminantes que atacan a las células y las dejan expuestas a la oxidación.

Si los tejidos del cuerpo están llenos de antioxidantes, pueden detener las reacciones en cadena peligrosas en el momento en el que comienzan; los antioxidantes son, por lo tanto, esenciales para nuestro organismo y se obtienen a través de comida nutritiva y de suplementos.

Empezando a cambiar

Es momento de comenzar:

- Come alimentos orgánicos, libres de pesticidas.
- Evita los alimentos artificiales.
- No bebas agua clorada, instala filtros para protegerte contra el cloro y el flúor.
- Evita la carne, el pollo y el pescado alimentados con dietas tóxicas; consulta en nuestro sitio **www.proedad.com** supermercados donde conseguir alimentos orgánicos.
- Evita las harinas blancas, el arroz blanco, el azúcar, los aceites procesados y la mayoría de los productos lácteos. Gran parte de las personas son intolerantes a la lactosa. Prueba la leche de soya o de arroz, son muy nutritivas y tienen buen sabor.

---

52. Los radicales libres tienen electrones impares, que deben viajar en pares. Un electrón impar que ha sido despojado de su pareja porque se la llevó un radical libre trata agresivamente de encontrar a otro compañero, así que lo toma de otro lado, quizá de una molécula que está realizando un trabajo importante en alguna membrana celular y que, al ser captada por el electrón impar, deja de poder realizar sus funciones de forma correcta. Además, para empeorar la situación, esa molécula se convierte, a su vez, en un radical libre y busca de forma agresiva a su propio compañero electrón.

- Evita la comida almacenada en refrigeradores o congeladores, porque pierde sus nutrientes. Las personas que compran su comida diariamente tienden a ser más delgadas y a vivir más tiempo sin enfermedades.

Cada vez que vayas al supermercado elige con cuidado los alimentos que vayas a comprar. Si tus familiares te piden alimentos basura, explícales los daños que producen a nivel celular y en su salud.

Los refrescos dietéticos y los alimentos empaquetados como las papas (patatas) fritas, salsas, galletas con grasas malas, etc., nos producen enfermedades y sobrepeso. Las sustancias químicas que contienen estos alimentos nos hacen engordar, y además como son productos sin ningún valor nutritivo, el cuerpo sigue necesitando comer para encontrar algún nutriente, pero como no lo consigue, el organismo cae en un círculo vicioso, y la persona come y bebe más y más hasta que acaba desarrollando diabetes, enfermedades cardíacas o cáncer, y puede llegar a tener una muerte prematura.

Reglas de alimentación anti-edad

1. Come pequeñas cantidades de alimentos nutritivos con frecuencia. Cuantas más ingestas pequeñas hagas (cuatro, cinco e incluso puedes hacer seis), más ayudarás a tu metabolismo a mantener los niveles de insulina bajos.

2. No comas deprisa, mastica lentamente y muchas veces.

3. Come alimentos oscuros, bajos en carbohidratos, no blancos. Busca harinas integrales, evita el gluten.

    NOTA: el gluten es una glucoproteína que se encuentra en la semilla de muchos cereales combinada con almidón. Representa el 80% de las proteínas del trigo y es responsable de la elasticidad de la masa de la harina para que, con la fermentación, el pan obtenga su volumen y elasticidad. El gluten se puede obtener a partir de la harina de trigo, centeno y cebada. El gluten del trigo está formado por dos proteínas: glutenina y gliadina. El gluten favorece la formación de moco (desecho coloidal), que se adhiere a las paredes del intestino, lo cual, sumado a la falta de fibras vegetales (estimulantes naturales del movimiento intestinal y ausentes en la dieta refinada) y al efecto opiáceo que veremos a continuación, favorece el estreñimiento y la formación del moco colónico. Esto produce reacciones alérgicas (la celiaquía es su aspecto más visible), inflamación intestinal y migrañas, afecta al funcionamiento tiroideo y provoca fatiga crónica, además de bajar el sistema inmune. Hay cereales libres de gluten como el maíz, la quínoa, el amaranto y el arroz integral (el arroz en sí mismo no contiene gluten, pero cuando se refina y se procesa se le añaden sustancias con gluten, por lo que recomendamos comprar arroz integral que conserve su cáscara).

4. Primero come las proteínas, después los carbohidratos y por último las grasas. Si comes una ensalada de pollo, comienza por el pollo, continúa con la lechuga y termina con el aguacate y las nueces. Es sólo un ejemplo.

5. Toma abundante agua durante el día, pero evítala cuando comas.

6. Aliméntate con las frutas de la estación y escoge las que más color tengan. Prepara tus ensaladas como si fueran un colorido arco iris (véase el cuadro de la dieta de color anti-edad del doctor Galimberti que aparece a continuación).

7. Cocina con aceite de alta calidad y preferentemente de oliva.

8. Come a tus horas.

LA DIETA DE COLOR ANTI-EDAD
DEL DOCTOR GALIMBERTI

Di adiós a los complejos asociados con la edad. Para que tu dieta sea equilibrada, basta con que elijas cuidadosamente el color de lo que comes.

VERDE

Kiwis. Son una excelente fuente de vitamina C, útil para estimular el sistema inmunológico y prevenir ciertos tipos de cáncer. Contienen un alto porcentaje de magnesio y fibra.

Brócoli, espinacas, calabacita. Proporcionan ácido fólico, esencial para la producción de glóbulos rojos; vitamina C y betacaroteno.

Aguacates. Son ricos en ácidos grasos monoinsaturados, que ayudan a mantener bajo el nivel de colesterol. Además, contienen una interesante cantidad de potasio.

Lechuga (Kale). Proporciona betacaroteno y vitaminas antioxidantes. También contiene magnesio, calcio y potasio.

Uva. Contiene sustancias, tales como las proantocianidinas, el resveratrol y los flavonoides, que parecen ayudar a neutralizar algunos de los compuestos cancerígenos en el cuerpo.

Lechuga. En particular, la variedad romana es rica en ácido fólico, vitamina C y betacaroteno.

Puerro, cebollino, perejil. Todos ellos son fuentes de vitamina C.

Arvejas o chícharos. Tienen vitamina C, ácido fólico, hierro, magnesio y zinc.

Aceite de oliva. Es rico en ácidos grasos monoinsaturados y vitamina E, un antioxidante natural que ayuda a proteger las células.

BLANCO

Coliflor. Al igual que otras crucíferas blancas, proporciona altos niveles de vitamina C y betacaroteno.

Cebollas y ajos. Contienen vitaminas, selenio y compuestos de azufre que tienen una acción antiinfecciosa. Si se comen crudos, ayudan a controlar el colesterol y la presión arterial.

Avena. Contiene fibra, tiamina y magnesio, sustancias esenciales para conservar la buena salud de los nervios y los músculos, y del cuerpo en general.

Yogur, queso cottage, requesón, crema y leche. Proporcionan proteínas y calcio. Hay que elegir siempre las variedades con bajo contenido de grasa.

Atún, ostras y calamares. Contienen ácidos grasos omega 3, valiosos aliados del corazón. Y en muchos casos también proporcionan zinc.

LA DIETA DE COLOR ANTI-EDAD
DEL DOCTOR GALIMBERTI
(continuación)

MARRÓN O CAFÉ

Setas. Proporcionan cantidades importantes de fibra y potasio y son una excelente opción para aquellos que quieren mantener el equilibrio, ya que son bajos en calorías.

Pan integral de centeno. Proporciona tiamina, una vitamina B esencial para la producción de energía.

Arroz y cereales integrales. Son buenas fuentes de carbohidratos complejos (que dan la energía de liberación lenta) y proporcionan fibra.

Té y cerveza negra. Contienen flavonoides, sustancias que desempeñan una acción protectora sobre el corazón.

Nueces. Contienen mucha grasa, pero la mayoría son monoinsaturadas y ayudan a controlar el colesterol. También son una buena fuente de sustancias que fortalecen el cuerpo, como la vitamina E, hierro y ácido fólico. Proporciona zinc, excelente para la salud de la próstata.

AMARILLO

Plátanos-bananas. Son ricos en vitamina B_6, que ayuda a combatir las infecciones y la depresión. La alta cantidad de potasio del plátano, junto con una dieta baja en sodio, puede proteger de la hipertensión.

Piña o ananá, limón, pomelo o toronja. Aportan fibra soluble y vitamina C, que fortalece el sistema inmunológico.

Papas (patatas). Contienen al menos el doble de potasio que los plátanos y son ricas en hidratos de carbono complejos y fibra.

Pasta, preferentemente integral y sin gluten. Contiene cantidades significativas de tiamina y niacina, nutrientes que contribuyen a la producción de energía. Suman magnesio, riboflavina y ácido fólico.

Queso. Proporciona proteínas, potasio y grasas. Debemos elegir siempre las variedades menos procesadas y bajas en grasas.

Huevos. Ricos en proteínas, varias vitaminas del complejo B y vitamina A. Si se tiene la costumbre de comer muchos huevos, es recomendable que sean orgánicos, con adición de ácidos grasos omega 3.

Cerveza. Contiene carbohidratos, minerales y vitaminas del grupo B. Se aconseja limitar el consumo a un vaso al día.

LA DIETA DE COLOR ANTI-EDAD
DEL DOCTOR GALIMBERTI
(continuación)

NARANJA

Zanahorias. Son quizá la mejor fuente de betacarotenos. Ayuda a prevenir el cáncer y estimular el sistema inmunológico. Proporcionan mucha fibra, útil para reducir el colesterol, controlar la diabetes, y estabilizar el intestino. Se aconsejan para combatir los tumores del sistema digestivo.

Naranjas (fruta o zumo). Ricas en vitamina C, fibra y ácido fólico.

Mangos. Contienen vitamina B_6. Son buenas fuentes de antioxidantes como las vitaminas A, C y E.

Lentejas. Son una extraordinaria fuente de ácido fólico y proveen de potasio y magnesio, dos minerales que ayudan a combatir la fatiga y la presión arterial alta. Las lentejas son excelentes porque su índice glucémico es bajo y nos ayudan a controlar el azúcar.

Calabaza, melón. Son muy buenas fuentes de vitamina C y betacarotenos, que favorecen la curación de heridas y estimulan el sistema inmunológico.

Albaricoques, melocotones, nectarinas. Proporcionan fibra y vitamina C.

Camarones (y otros crustáceos). Son una excelente fuente de proteínas magras. Proporcionan vitamina B_{12} (una sustancia protectora del sistema nervioso) y también contienen niacina (vitamina PP) en cantidades moderadas.

Dr. Damiano Galimberti, especialista en ciencia de los alimentos en Milán.

Entrevista al doctor Damiano Galimberti[53]

El doctor Damiano Galimberti[54] ha sido director científico del Congreso Internacional de Medicina Preventiva y Envejecimiento. Actualmente es director científico de la Escuela de Posgrado en Medicina Antienvejecimiento en Milán, presidente de la Asociación Italiana de Lucha contra el Envejecimiento de la Asociación Médica y miembro de la Academia Americana de Medicina Antienvejecimiento. Desde 1991 hasta la fecha es consultor especialista en nutrición humana.

Nuestra intención es presentar a todos nuestros lectores de habla hispana sus conocimientos sobre nutrición y suplementación orientados a luchar contra el deterioro producido por la edad.

DT: ¿Qué podría decirnos sobre la relación entre las hormonas y la nutrición?

DG: No hay duda de que la evaluación y la corrección de los niveles hormonales en una persona sana representan uno de los pilares de la medicina de la salud. No disminuyen las hormonas porque se envejece, sino que se envejece porque disminuyen las hormonas.

El envejecimiento es un proceso natural que puede ser controlado, si bien no podemos detener nuestro reloj biológico, y puede haber verdaderos desafíos que encontraremos durante nuestro proceso de envejecimiento. La clave está en cómo viviremos esos años y cómo afrontaremos esos desafíos, pues el envejecimiento se identifica con la disminución de las hormonas. Puesto que tanto hombres como mujeres poseen las mismas hormonas, el envejecimiento no depende del sexo. Existen, es cierto, diferencias en la manifestación sintomatológica, pero éstas son de naturaleza cuantitativa y no cualitativa.

---

53. Traducción del italiano al español de Ricardo Navarro.

54. En adelante, DG.

Los estudios revelan que la mayor parte de los sujetos de 40 años tienen niveles hemáticos de hormonas principales significativamente bajos. Sólo dos hormonas —la insulina y el cortisol—, en lugar de disminuir, aumentan con el envejecimiento. Tanto hombres como mujeres deben realizar un conteo de balance crítico de estrógenos, testosterona, hormonas tiroideas, DHEA y cortisol.

Todas las hormonas tienen un rol específico, sin embargo cada una interactúa con las otras para crear un ambiente sinérgico que favorezca una mejor salud. Tener bajos niveles de estas hormonas contribuye a un lento, pero constante deterioro: disminución de la libido, de la energía, de la masa muscular, de la densidad ósea (osteoporosis) y del tono y la elasticidad de la piel, pérdida de memoria, problemas cardiocirculatorios, insomnio, irritabilidad y cambios de humor, entre otros varios síntomas.

La clave es restablecer un equilibrio interno hormonal equivalente al que se tiene cuando se es joven con la suplementación de hormonas y por medio de elecciones nutricionales dirigidas, que puedan utilizar los potenciales presentes en el perfil genómico individual: *Eat right for your genotype!* (¡Come de acuerdo con tu genotipo!)

La posición clásica del médico tradicional en relación con los valores de las hormonas que están algo desequilibrados es la de «esperar y ver»: actuar sólo si se salen significativamente de lo considerado normal. Pero es necesario actuar a tiempo sobre los valores hormonales desbalanceados aun levemente; el propósito es prevenir, es decir, hacer más lento o invertir el envejecimiento precoz o demasiado veloz, o bien contrarrestar las manifestaciones negativas correlacionadas con el estado de salud y/o del bienestar físico, mental y sexual.

El concepto al cual nos referimos es el de la *orquestación de las hormonas*. Estas sustancias están íntimamente interconectadas, por lo que no es posible regular una sin influir en las otras. El mantenimiento de la armonía en la orquesta hormonal es fundamental para conservar una buena salud. Con una evaluación profunda, es posible establecer un programa personalizado para alcanzar una vida saludable y dinámica, un programa de optimización hormonal personalizada, una dieta sana y un suplemento nutracéutico específico que puedan satisfacer las necesidades psicológicas, físicas y de bienestar sexual del individuo.

DT: Esta nueva medicina anti-edad supone varios avances increíbles que pueden ayudarnos a conocernos mejor. Hablo específicamente de nutrigenómica y farmacogenómica. ¿Puede explicarnos en qué consisten estas dos ciencias, cuáles son sus beneficios y cómo se trabaja con el paciente en Europa?

DG: La nutrigenómica es una ciencia nueva que aplica la genética a la ciencia de la alimentación para promover la medicina de la salud, basada en la susceptibilidad y en la predisposición a desarrollar una patología. Se lleva a cabo mediante la realización de programas preventivos basados en un estilo de vida correcto, una alimentación equilibrada y una suplementación hormonal y no hormonal personalizada. Y además se utilizan nutracéuticos y cosmecéuticos de última generación.

La nutrigenómica se basa en la conciencia de que existe una interacción dinámica entre genes y ambiente, nutrición y estilo de vida; es un acercamiento innovador y científico a la gestión de una vida más larga y con buena salud. Se mira donde otros no lo han hecho.

Las modificaciones genómicas analizadas son variaciones de nuestros factores hereditarios que se desarrollaron naturalmente en el curso de la evolución. No pueden predecir el momento exacto en el cual se desarrolla un problema en la salud, pero sí pueden predecir la susceptibilidad individual para desarrollar tal problema. Si el riesgo es notable, se puede hacer algo para prevenir sus consecuencias: la palabra clave es «prevención». Para cada enfermedad, el momento en el que se interviene es crucial. En todo caso, ¡prevenir es mejor que lamentar! Si bien los genes se dan desde el nacimiento, el desarrollo de determinadas enfermedades puede ocurrir en edades avanzadas. Si el panorama genético de una persona se conoce con la suficiente anticipación, las medidas que se tomen tienen una mayor posibilidad de éxito.

Existe, de hecho, la necesidad de superar, integrar y mejorar la medicina convencional de la enfermedad, que se basa en el concepto «repara-cuando-algo-está-roto», promoviendo la medicina de la salud, que se basa en la predictibilidad de la predisposición para desarrollar una enfermedad y el aumento de programas preventivos definidos por un estilo de vida correcto, una alimentación equilibrada y una suplementación hormonal y no hormonal personalizada.

El objetivo científico, y al mismo tiempo cultural, es promover la medicina preventiva a través de la evaluación de los índices de salud y el uso de la biotecnología molecular genética: en la medida en que se logra predecir y prevenir una enfermedad, se practica una verdadera medicina de la salud, capaz de alcanzar la calidad y la evolución de la edad. La salvaguarda de una salud óptima es el objetivo primario y no el simple y limitado recurso de curar una enfermedad.

La farmacogenética se basa en la definición de mecanismos biológicos (con base genética) responsables de la respuesta individual a los fármacos. La farmacogenómica se basa en la determinación y el análisis del genoma (ADN) y de sus productos (ácido ribonucleico [ARN][55] y proteínas), con el propósito de relacionar esta información con el estado o la respuesta presente a nivel celular de un individuo o población, a fin de encontrar nuevos blancos terapéuticos, descubrir y desarrollar fármacos y estudiar la respuesta a ellos.

Actualmente, en Europa se realizan nuevos tipos de chequeo que permiten tener una fotografía dinámica del cuadro de salud del paciente, cruzando los datos de laboratorio y de imagen con los genéticos, determinando su predisposición a desarrollar algún tipo de enfermedad, a fin de tener una verdadera medicina preventiva[56].

---

55. El ácido ribonucleico (ARN) es un ácido nucleico formado por una cadena de ribonucleótidos. Está presente en las células y es el único material genético de ciertos virus (virus ARN). El ARN celular es lineal y de hebra sencilla, pero en el genoma de algunos virus es de doble hebra.

56. Puedes consultar en www.proedad.com los análisis disponibles.

DT: ¿Estamos hablando de que podemos obtener un perfil casi completo del ADN de cada persona?

DG: Sí. Podemos decir que hoy se puede obtener un perfil completo de los principales factores de riesgo presentes en el contexto de la propia constitución genética. Esto no significa que las enfermedades se manifiesten de inmediato, se trata de definir la predisposición de las personas a desarrollar con el tiempo algún tipo de enfermedad, trastorno o reducción de las capacidades físicas o cerebrales.

El perfil se basa en la nueva tecnología de microrrayos. El *biochip* es una herramienta de test molecular diseñada para analizar un número de moléculas biológicas simultáneamente en corto plazo. No hace mucho se desarrolló un nuevo tipo de *biochip* y su efecto epigenético cambia. Estos *biochips* son una nueva herramienta de test molecular. El estado final del procedimiento es lo más importante, es la interpretación de la información genética que se obtuvo del análisis de *biochips*. Un equipo especial de científicos, doctores y especialistas evalúan la información genética y anotan las explicaciones individuales y las recomendaciones para acciones futuras.

Sólo este test permite en la actualidad un análisis completo y científicamente válido, gracias a la realización de algoritmos interpretativos y estadísticos que hacen posible averiguar cuál es la susceptibilidad de cada individuo, derivada del análisis de cada uno de los genes, en una evaluación más global, la cual da el justo peso y valor estadístico a cada gen.

DT: Los radicales libres son una gran amenaza para nuestro cuerpo, ya que pueden atentar contra su integridad, y se convierten en una agresión real: el estrés oxidativo. El organismo se defiende de los ataques con su sistema antirradical, el sistema antioxidante. Con la determinación del nivel de radicales libres, ¿podemos tomar medidas con antelación para contrarrestar el daño con una estrategia de apoyo antioxidante? ¿Qué alimentos antioxidantes podemos recomendar?

DG: Los radicales libres que producen daño a nivel proteico, lipídico y a cargo del ADN afectan directamente la estructura genética y la fisiología del organismo en su conjunto. Se pueden producir y nutrir de las alteraciones que se refieren a otros factores en juego en una íntima integración de los unos con los otros, siempre de forma nociva para la propia expectativa de la salud (véase la tabla siguiente).

ENVEJECIMIENTO Y ENFERMEDADES RELACIONADAS CON EL ESTRÉS OXIDATIVO

- Enfermedad de Alzheimer
- Ataque cardíaco
- Arteriosclerosis
- Pancreatitis
- Infarto de miocardio
- Enfermedad de Parkinson
- Cataratas
- Artritis reumatoide
- Diabetes y obesidad
- Cáncer

Los radicales no se pueden ver ni sentir, están ocultos y no se manifiestan de forma inmediata; sin embargo, representan una importante amenaza para nuestro organismo porque pueden minar su integridad, ejerciendo una verdadera agresión celular, denominada estrés oxidativo.

En condiciones normales, el organismo de una persona sana se defiende del estrés oxidativo activando su sistema antioxidante, mediante mecanismos enzimáticos (superóxido dismutasa, catalasa, glutatión) y no enzimáticos (vitaminas A, E y C, carotenoides, bioflavonoides, etc.). Sin embargo, estos mecanismos pueden neutralizar sólo una pequeña cantidad de radicales libres que se forman fisiológicamente en la célula, pero son insuficientes para afrontar un estrés oxidativo real.

Un aumento de los radicales libres más allá del valor considerado normal produce daños a nivel celular. No son daños inmediatos, pero se manifiestan inevitablemente con el tiempo, comprometiendo la funcionalidad de las células.

La Universidad de Boston, efectuó un estudio dirigido a cuantificar el poder antioxidante de varios alimentos vegetales. Se les atribuyó un *valor ORAC (oxygen radical absorbance capacity* o capacidad de absorción de oxígeno radical), es decir, una especie de unidad de medida de su acción antioxidante, lo que permite individualizar tres grupos de alimentos antioxidantes según su capacidad de acción: los alimentos del primer grupo aportan unas 1.200 unidades (U) por ración; los del segundo, 500 U aproximadamente, y los del tercero, 200 U.

Grupo 1
- Una taza de fresas: 1.170 U.
- Tres ciruelas: 1.455 U.
- Una taza de arándanos: 3.480 U.
- Un vaso de jugo de uvas negras: 5.200 U.
- Una porción de betabel cocido: 1.780 U.
- Una porción de col verde cocida: 2.050 U.
- Una taza de moras: 1.465 U.
- Una naranja: 983 U; un vaso de jugo de naranja: 1.150 U.
- Un vaso de jugo de toronja o pomelo: 1.275 U.
- Una porción de espinacas cocidas: 2.040 U.

Grupo 2
- Un racimo grande de uvas blancas: 400 U.
- Un racimo pequeño de uvas negras: 400 U.
- Una papa (patata) cocida: 575 U.
- Una cebolla cocida: 560 U.
- Un pimiento: 530 U.
- Una cucharada de pasas: 400 U.
- Un kiwi: 460 U.
- Un aguacate: 570 U.

- Una porción de coliflor cocida: 400 U.
- Una porción de ejotes cocidos (judías verdes cocidas): 425 U.

Grupo 3
- Tres albaricoques: 175 U.
- Tres rodajas de melón: 200 U.
- Una pera: 225 U.
- Un durazno: 250 U.
- Un plátano: 300 U.
- Una berenjena: 325 U.
- Una porción de ensalada de jitomates: 125 U.
- Una porción de ensalada de pepino: 40 U.

DT: ¿Podemos afirmar que con una nutrición adecuada ayudamos a detener el deterioro asociado a la edad y a prevenir cierto tipo de enfermedades?

DG: En nutrigenómica, los nutrientes se ven como señales que le dicen al cuerpo cómo comportarse. Las células responden a estas señales cambiando la expresión genética, lo cual puede cambiar la expresión proteínica y también, al mismo tiempo, el metabolismo. Así pues:

- Los componentes nutricionales pueden alterar la expresión del gen o la estructura del genoma.
- La influencia de la dieta sobre la salud depende del perfil genético individual.
- Los genes, cuya expresión se regula con la alimentación, desempeñan un papel importante en la emergencia y en la gravedad de patologías crónico-degenerativas.
- El estudio del genotipo individual puede proveer al médico de una terapia dietética para cada individuo, a fin de poder prevenir o retardar la aparición de patologías relacionadas con la alimentación.

Éstos son los cuadros clínicos que pueden favorecerse de estos perfiles de ADN[57]:

- **Control de peso:** para la personalización de la dieta y de los nutracéuticos que la pueden coadyuvar, con la finalidad de comparar resistencias eventuales a la pérdida de peso.
- **Genocosmesis:** interacción de genes y cosmecéuticos, con el fin de individualizar el tratamiento e identificar los cosméticos idóneos para combatir los elementos de envejecimiento de la piel.
- **Manejo del estrés:** sensibilidad del organismo y de la psique hacia los estímulos que generan estrés y que influyen sobre el humor y la reacción psicofísica. Se puede realizar un test adaptado a la persona que quiera controlar el estrés, mejorar la calidad del propio desempeño y reaccionar de manera óptima a las situaciones estresantes.
- **Condición física** para mejorar el desempeño deportivo y la respuesta hacia la actividad física y para personalizar el entrenamiento.
- **Menopausia y andropausia.**
- **Enfermedades cardiovasculares:** riesgo de trombos, dislipidemia, hipertensión, isquemia (infarto/ictus).
- **Oncología:** susceptibilidad a las neoplasias de mama, próstata, pulmón, colon, páncreas, estómago, útero, ovarios, tiroides y piel.
- **Envejecimiento cerebral:** influencia sobre el desempeño de la memoria y sobre la declinación cognitiva; riesgo de enfermedad de Alzheimer y de Parkinson.
- **Metabólico:** intolerancia y algunas sensibilidades alimenticias particulares con base genómica; análisis del riesgo de enfermedades metabólicas como diabetes y dislipidemia.
- **Odontológico:** para la salud de los dientes y para salvaguardar la higiene bucal, al contrastar las paradontopatías.

---

57. En www.proedad.com aparecen los análisis disponibles.

- **Biomarcadores de envejecimiento:** para evaluar la calidad de la actividad enzimática del organismo, con el fin de identificar la propia edad verdadera, la biológica; glicación, inflamación, estrés oxidativo y metilación.

DT: Hay mucha difusión hoy en día sobre el control de la insulina en nuestro cuerpo y los índices glicémicos. ¿Qué puede decirnos al respecto?

DG: El índice glicémico de un alimento representa la velocidad con la que aumenta la glicemia (o la concentración de glucosa en la sangre) tras el consumo de dicho alimento y, por lo tanto, su capacidad de inducir una consecuente secreción de insulina por parte de las células del páncreas.

Es sabido que cuanto más alta es la respuesta de insulina, el riesgo de ganar peso es mayor, y mayor es también la dificultad para perderlo. Los glúcidos (o azúcares) no son intercambiables porque no todos tienen los mismos efectos metabólicos. Los glúcidos se clasifican en una escala en función de su capacidad para aumentar la glicemia, y he aquí que los glúcidos de índice glicémico bajo provocan una glicemia baja, mientras que los de índice glicémico alto provocan un fuerte aumento.

La insulina es una hormona esencial para el funcionamiento normal del organismo, puesto que regula la absorción de la glucosa, azúcar necesaria para aportar energía a las células. Su papel es hacer que baje la glicemia durante el proceso metabólico que sigue a la digestión. Por ejemplo, cuando se come algún alimento glucídico (pan, pasta, papas [patatas], fruta, azúcar, etc.), éste se transforma en glucosa; la glucosa atraviesa la barrera intestinal para encontrarse a su vez en el torrente sanguíneo. Enseguida se registra un aumento de la glicemia, o sea del porcentaje de azúcar en la sangre con respecto a su nivel de base, el cual, en ayunas, es de aproximadamente 1 gramo por litro de sangre. Esta glicemia desencadenará una secreción de insulina cuya función principal es eliminar el exceso de glucosa en la sangre y enviarlo al hígado y a los tejidos musculares.

De esta forma, la glicemia regresa a su nivel de base. En un individuo con un metabolismo normal, es posible considerar que la secreción de insulina es proporcional a la importancia de la glicemia, en algunos otros individuos, como en los portadores de esta variante desfavorable a nivel genómico, la respuesta de la insulina puede ser desproporcionada con respecto a la glicemia.

El exceso de insulina se traduce, por lo tanto, en un aumento de peso, y al contrario, una disminución de insulina se traduce en una pérdida de peso. Si una persona consume de manera excepcional uno o más glúcidos de un índice glicémico elevado, la secreción de insulina es suficiente para provocar un descenso de la curva de la glucosa. Pero si el consumo de glúcidos con un índice glicémico elevado se volviera una costumbre o si se tuviera un polimorfismo genético desfavorable, como resultado del conjunto, se produciría la aparición de una resistencia a la insulina; aquí se habla también de una reducida sensibilidad a la insulina.

La glucosa tardaría en salir del torrente sanguíneo, por lo tanto, los receptores de insulina ya no funcionarían normalmente y, de este modo, la glicemia permanecería alta de forma anómala porque la glucosa tardaría en eliminarse. Ante tal inercia, el organismo se impacienta y ordena al páncreas una nueva dosis de insulina, la cual no hace más que agravar el problema. Así se crea un verdadero círculo vicioso en el cual el hiperinsulinismo alimenta la insulinorresistencia. Si la glicemia que sigue a la hora de la comida es demasiado elevada, es probable que la glucosa correspondiente resulte un exceso en relación con las necesidades del organismo. El hiperinsulinismo que esta glicemia generó tendría como consecuencia transformar la glucosa residual en grasa, la cual terminaría almacenada en las células adiposas.

La resistencia a la insulina es, por lo tanto, la disminución de la capacidad del organismo a responder a estas hormonas e influye negativamente en la eficiencia del uso de la glucosa. Mientras el páncreas logre producir suficiente insulina para compensar el nivel de resistencia, la respuesta de la glucosa permanece normal. La resistencia a la insulina y una desbalanceada secreción de la misma por parte del páncreas favorecen con el tiempo la aparición de diabetes tipo 2[58].

Los investigadores han tratado de relacionar la sensibilidad de la insulina a problemas de varios tipos. A individuos con variantes desfavorables se les puede aconsejar algunos cambios en su estilo de vida que podrían ayudar a retardar o a prevenir la pérdida de la sensibilidad a la insulina.

DT: ¿El alto consumo de almidones y azúcar favorece el envejecimiento?

DG: Necesitamos consumir almidones y azúcares, pero se deben privilegiar los alimentos integrales y los de bajo índice glicémico, consumiéndolos preferentemente durante la primera parte del día (antes de las seis de la tarde) y no exagerando su consumo. Es necesario evitar la glicación, que es un proceso metabólico bioquímico que acelera el envejecimiento del organismo:

- La glicación es una reacción química en la cual las moléculas de azúcar en la sangre reaccionan con proteínas, creando moléculas deformes y no funcionales (glicoproteínas).
- El proceso de glicación que hace que el pollo se dore en el horno es exactamente lo que pasa con las proteínas en nuestro cuerpo cuando envejece. Cuando las proteínas del cuerpo reaccionan con azúcares, se vuelven doradas y fluorescentes, pierden elasticidad y se convierten en masas insolubles que generan radicales libres.
- Las proteínas glicadas producen toxinas celulares llamadas *productos finales de glicación avanzada* o envejecedores, los cuales atan a los receptores en la superficie de las células y generan radicales libres e inflamación (glicotoxinas).

---

58. La diabetes tipo 2 es una enfermedad crónica (que dura toda la vida), caracterizada por altos niveles de azúcar (glucosa) en la sangre. La diabetes tipo 2 es la forma más común de esta enfermedad.

- Las glicotoxinas se acumulan en el colágeno de nuestra piel, córneas, cerebro y sistema nervioso, arterias y órganos vitales mientras envejecemos. Desafortunadamente, son muy resistentes a los procesos normales de función proteínica y renovación que mantienen el tono saludable de los tejidos y órganos.
- La glicación y la oxidación se refuerzan una a la otra en un círculo vicioso. Desde hace mucho tiempo, la glicación se considera un fijador del daño de los radicales libres, puesto que actúa como generadora de éstos.
- El daño causado por la glicación es irreversible.

DT: ¿Qué alimentos considera que son apropiados consumir? ¿Cuáles deben ser las mezclas adecuadas entre proteínas, grasas y carbohidratos?

DG: Es necesario reducir el consumo de proteínas procedentes de carnes, embutidos y quesos, mientras que se debe aumentar el de pescado (salmón fresco, anchoas, sardinas, etc.) y el de las proteínas vegetales (legumbres y soya, entre otros).

En cuanto a los carbohidratos, debemos privilegiar, como ya se ha dicho antes, los integrales y de bajo índice glicémico.

Y en cuanto a grasas, es importante equilibrar la ingesta de las omega 6 y omega 3, aumentando sobre todo el consumo de estas últimas, de tal manera que se obtenga una razón de 3 a 1.

En general, lo recomendable es tomar cinco porciones de fruta y verduras al día.

DT: ¿Cuál es el peligro de consumir grasas trans y grasas saturadas? ¿Cuáles son los beneficios de grasas «buenas» y dónde se encuentran?

DG: Es oportuno tener presente algunos aspectos cualitativos con el fin de reducir el consumo de ácidos grasos trans y grasas hidrogenadas. En las etiquetas de los productos se pueden encontrar las indicaciones de grasas saturadas y grasas insaturadas; éstas, a su vez, se dividen en monoinsaturadas y poliinsaturadas. Cuando encontramos en las etiquetas la leyenda de «ácidos grasos saturados», es que se han utilizado grasas que contienen una parte de átomos de hidrógeno. Regularmente se trata de grasas animales (mantequilla, grasa de cerdo, etc.). Cuando en la estructura de los ácidos grasos faltan algunos átomos de hidrógeno, éstos se definen como monoinsaturados; se trata principalmente de aceite de oliva o de semillas de canola. Cuando faltan más átomos de hidrógeno, a los ácidos grasos se les denomina *poliinsaturados* y están presentes en muchos aceites vegetales, además de en varios alimentos, tanto de fuentes animales como vegetales.

Los omega 3 representan la fuente de ácidos grasos que resulta más importante incrementar en la alimentación cotidiana. Las grasas *trans*, conocidas también como *hidrogenadas* o *transhidrogenadas*, se obtienen modificando los ácidos grasos poliinsaturados para hacerlos más «rígidos» y conferir mayor consistencia al producto (de «aceite», líquido a temperatura ambiente, a «grasa», sólida a temperatura ambiente): es el caso de la margarina, la cual se hace con aceites vegetales que se vuelven sólidos. Sin embargo, estas transformaciones alteran la estructura de las grasas, lo que las hace menos compatibles con nuestro sistema fisiológico.

Además, el uso de aceites o mantequilla para la cocción de los alimentos puede alterar la forma de las grasas utilizadas. El proceso de refinación de los aceites vegetales, a causa de las altas temperaturas de ciertos procesos, puede producir un porcentaje de grasas trans. Las temperaturas de algunos procesos de refinación se obtienen fácilmente al freír durante diez minutos un aceite vegetal. Ésta es la razón por la que los fritos, empleando aceites vegetales ricos en grasas poliinsaturadas, resultan dañinos.

Por citar sólo algunos datos: las grasas poliinsaturadas trans están presentes también en la mantequilla, la leche y la carne (4% de las grasas presentes); en la margarina untable representan un 20-50%, y en la no untable, un15-28%; en el caso de los aceites vegetales refinados, hablamos de un 2-7%, y en el de los pasteles, de un 30-

60%, mientras que en las papas (patatas) fritas de la comida rápida llegan al 45%.

Pensemos en los efectos en la salud de adultos y niños derivados del consumo de alimentos cocidos o precocidos con el uso de grasas trans. En primer lugar, aparece un aumento del colesterol «malo» (colesterol de lipoproteínas de baja densidad [cLDL]) frente a una disminución del «bueno» (colesterol de lipoproteínas de alta densidad [cHDL]). La alta concentración de lipoproteínas, consecuencia de una alimentación rica en estas grasas, es la causa del incremento; de hecho, es responsable de provocar enfermedades cardiovasculares. Una alimentación rica en aceites hidrogenados modifica la respuesta inmunitaria, lo que disminuye la eficiencia de la respuesta de las células B y aumenta la proliferación de las células T; además, altera la constitución y el número de los adipocitos (células de depósito de grasa), e interfiere en el metabolismo de los ácidos grasos esenciales omega 3.

FUENTES ANIMALES DE OMEGA 3
(por cada 100 gramos de alimento)

EPA

Sardinas	1,7 gramos
Pescado en general	0,5-1 gramos

DHA

Sardinas	2,4 gramos
Pescado en general	0,5-2 gramos

ALA

Ricotta	0,1 gramos
Fontina/caciotta	0,8 gramos
Leche entera	0,05 gramos
Yogur entero	0,05 gramos
Huevo de gallina	0,05 gramos
Huevo de ganso	0,5 gramos

FUENTES VEGETALES DE OMEGA 3
(por cada 100 gramos de alimento)

Aceite de lino	57	gramos
Semillas de lino	17	gramos
Nueces	6,2	gramos
Romero	6,2	gramos
Semillas de calabaza	5,0	gramos
Orégano seco	4,2	gramos
Albahaca seca	2,0	gramos
Frijoles de soya secos	1,3	gramos
Salvia seca	1,2	gramos
Frijoles secos	0,5	gramos
Verdolaga	0,4	gramos
Almendras	0,3	gramos
Aguacate (palta)	0,1	gramos
Avellanas	0,1	gramos
Aceite de oliva	0,07	gramos
Algas kombu	0,05	gramos
Algas nori	0,05	gramos
Algas wakame	0,05	gramos

El consejo, por lo tanto, es eliminar al máximo de la dieta las grasas hidrogenadas, evitando adquirir productos que las contengan. Para ello, es suficiente con prestar atención a las etiquetas, sobre todo de galletas, dulces, pasteles, helados, productos de pastelería, congelados, liofilizados y precocidos, que suelen contener margarina, grasas o aceites parcialmente hidrogenados. Las etiquetas de los ingredientes pueden decir: aceites vegetales hidrogenados, aceites vegetales parcialmente hidrogenados, grasas vegetales hidrogenadas, grasas vegetales parcialmente hidrogenadas, margarina, etc.

DT: ¿Qué podría decirnos sobre la relación que existe entre nutrientes y neurotransmisores?

DG: La actividad física es una de las formas más eficaces de alimentar la plasticidad neuronal, y esto se debe a que favorece la liberación de hormonas y neurotransmisores. En este contexto, también la alimentación puede tener importantes efectos positivos. Es bien sabido que las neuronas son células grasas por excelencia, en su membrana celular abundan los lípidos, que son sustancias de dos tipos: colesterol y fosfolípidos. Debe haber un buen equilibrio entre estas dos clases de grasas: un excesivo colesterol puede alterar las funciones de la membrana y, por lo tanto, de las neuronas. Pero los fosfolípidos no son todos iguales. Se ha establecido que también en este caso es necesario un equilibrio entre los ácidos grasos que contienen y, en particular, entre omega 6 y omega 3 de cadena larga, de los cuales el pescado es rico.

Por lo tanto, consideramos útil una integración nutricional con omega 3, en particular en los casos en donde las relaciones entre los ácidos grasos omega 3 y omega 6 no respeten las proporciones correctas. Investigaciones recientes han demostrado que una adecuada presencia de omega 3 en el cerebro tiene efectos antidepresivos y estimula la neurogénesis. La dieta mediterránea, rica en pescado, fruta, verdura y cereales, promueve incluso un mejor estado de ánimo.

En particular, en los casos en los que los valores hemáticos de colesterol y triglicéridos no sean normales, se aconseja, particularmente, el consumo de 20 o 30 gramos de semillas de lino; se pueden tomar por la mañana, en ayunas, después de mantenerlas en remojo en abundante agua caliente durante unos minutos, o bien trituradas y mezcladas en yogur (mejor si es de cabra o de oveja), zumo de fruta, leche de kamut, soya, etc.

Para obtener el balance correcto entre los ácidos grasos de la serie omega 3 y 6, aconsejamos agregar de cinco a diez semillas de girasol tostadas. La introducción de estos alimentos en particular, se aconseja a través del uso de aceites diferentes en relación con los tradicionales. Es siempre aconsejable el aceite extra virgen de oliva, el cual, en este sentido, sería recomendable que se mezclara con aceite de girasol o lino prensado en frío.

Además, es importante evaluar una reducción del aporte proteico de origen animal. Está ampliamente demostrado que un exceso de proteínas animales aumenta el ión de amonio, muy tóxico a nivel central. En este sentido, aconsejamos incrementar el consumo de proteínas vegetales.

En general, la serotonina, neurotransmisor fundamental para la regulación del humor y del apetito, aumenta al comer azúcares simples, contenidos en la fruta de la estación o en verduras como la lechuga, rábano, cebolla y ajo, y en el pescado. Un precursor de la serotonina es el triptófano, un aminoácido presente en los azúcares, el cual estimula su biosíntesis. Los alimentos ricos en triptófano son: endivias, espárragos, papas (patatas), espinacas, betabeles, coliflores, lechuga, tomates, pimientos, rábanos, berenjenas, aguacate (palta), piña, cacahuates (maní), plátanos (bananos), kiwi, ciruelas, nueces y cítricos. Éstos son, por lo tanto, los alimentos que debemos privilegiar en el caso de ser necesario realizar un suplemento con la dieta.

Por el contrario, el exceso de proteínas frena la implicación del triptófano en el cerebro y reduce la serotonina. El triptófano que proviene de azúcares simples (miel, fruta) tiene una acción más rápida y eficaz, mientras que ésta es más lenta si proviene de azúcares complejos (cereales). Sin embargo, es necesario subrayar que sin las vitaminas B_3, B_6 y C, el triptófano no se transforma en serotonina.

La vitamina B_3 se encuentra en la cebada, legumbres, tomates, leche, quesos, pescado, zanahorias, papas (patatas); la B_6, en leche, pescado, cereales, papas (patatas), quesos, espinacas, frijoles y zanahorias; la C, en frutas y verduras frescas como los cítricos, kiwi, pimientos y brócoli.

DT: ¿Qué dieta y suplementos podría recomendar a los lectores para ayudarles a combatir el deterioro del cuerpo asociado con el paso de los años?

DG: Esto depende de cada persona. Aquí se presentan valores promedio, aunque las dosis adecuadas de suplementos varían en cada caso, por lo general se recomienda tomar:

- **Melatonina:** 3 mg/día, antes de acostarse.
- **Ácido fólico:** 400 mg/día.
- **Carnosina:** 500-100 mg/día, contra la glicación.
- **Omega 3:** 1 g/día, alternando productos que contengan tanto EPA como DHA.

Y todo ello, además, unido a una alimentación naturalmente rica en antioxidantes. Otras sugerencias son las siguientes:

- **Coles de Bruselas, brócoli y col berza.** Se recomienda tomar una porción al día, mínimo cuatro veces por semana. Nunca deben cocerlas en agua; se deben cocer al vapor por poco tiempo y a temperatura baja. Lo ideal es saltearlas en una sartén con un poco de ajo.
- **Cúrcuma.** Agregar una cucharada a sopas, caldos, condimentos varios, platos de pasta o arroz: de esta forma simple y natural, se obtiene un aporte de curcumina suficiente. Lo ideal es mezclarla con un poco de pimienta, puesto que esta última hace más biodisponible la curcumina.
- **Té verde.** Infusionar al menos durante diez minutos y consumir unas cuatro tazas al día.
- **Frutas del bosque.** Particularmente frambuesas. Son buenas, ya sea frescas o congeladas.
- **Otras frutas indicadas.** Mandarinas, naranjas, tangerinas; pero sobre todo la granada (puede ser en jugo, pero puro). Una porción al día como mínimo. También las nueces (un puñado).
- **Utilizar pan y derivados con los cuatro cereales, pasta de farro[59] o de mijo, pasta, pan y arroz integrales.**
- **Condimentos.** Utilizar salsa de tomate casera preferentemente orgánica, concentrado de tomate o kétchup con albahaca y/o romero. El aceite de oliva es excelente.

---

59. El farro es el cereal más antiguo conocido por los seres humanos. Investigaciones científicas han comprobado que el farro contiene un 40% más de magnesio respecto a los demás cereales, razón por la cual merece el nombre de «magneta», como imán de vida.

- **Pescado.** Debemos consumir unos 200 gramos por ración, preferentemente de los siguientes tipos: sardinas, anchoas, macarela, salmón salvaje (no criado ni ahumado), pez capturado (no criado en cautiverio o en estanques). Evitar: pez espada, atún, pescado troceado, pescado de crianza, merluza y pescadilla. Frecuencia ideal: cuatro o cinco veces por semana.
- **Reducir la ingesta de quesos.** Es mejor tomar leche de soya, y yogures y quesos de soya como el tofu.
- **Reducir el consumo de embutidos.**
- **Carne.** Se recomienda comer preferiblemente pollo y pavo, y evitar el conejo. Como fuente alternativa es mejor consumir con más frecuencia dosis de legumbres.
- **Una copa de vino tinto en la comida y en la cena.**
- **Chocolate fundido.** El consumo diario de chocolate debe ser de sólo dos onzas de 20 gramos de chocolate con al menos 70% de cacao. Cuanto mayor sea la cantidad de cacao, mejor.
- **Alimentos que hay que evitar.** Alimentos marinados y conservados, ahumados, fritos y precocidos.
- **Alga wakame.** Consumir cuatro veces a la semana 2 gramos de esta alga, lo que equivale a una tira de 8-9 centímetros. Puede, acompañar a cualquier otro plato de verduras.

DT: ¿Qué otras recomendaciones nos puede dar?

DG: Nunca hay que perder la propia cultura alimentaria y nunca se debe importar la cultura alimentaria de otro país sin las adecuadas e indispensables correcciones. Debemos recordar que la restricción calórica es la mejor arma y que no puede haber una sana alimentación si no hay también un sano y regular ejercicio físico.

Finalmente, se debe comprender la importancia de someterse a un chequeo *healthy-aging,* que permita una prevención efectiva, gracias al conocimiento de la constitución y de las condiciones clínicas.

Hay que recordar que la inversión en el conocimiento es siempre rentable y que sólo con el conocimiento del propio organismo se puede ganar en salud.

Capítulo IV

Cuarta herramienta:
suplementación necesaria

En los últimos cincuenta años los investigadores han demostrado que la alimentación diaria sin suplementos no basta para suplir las necesidades del cuerpo. Como hemos visto, nuestro organismo es una maquinaria perfecta que puede regenerarse con el combustible necesario (alimentación), pero una nutrición inadecuada, producto de nuestros hábitos de consumo, ha provocado que debamos suplementarnos correctamente.

Las células de nuestro cuerpo requieren estar bien nutridas o alimentadas para reproducirse, sin esos nutrientes vitales no podemos funcionar. La suplementación diaria con vitaminas puede ser insuficiente para mucha gente, ya que ciertos factores, como las alteraciones en la salud, el envejecimiento y la elección del estilo de vida, deben ser considerados cuando se determinan las ingestas nutricionales personalizadas.

No es suficiente tomar vitaminas C y E o algún complejo vitamínico comercial para suplir esta necesidad; debemos ser evaluados por el médico y recibir una dosis adecuada de suplementos de acuerdo con nuestra actividad y desgaste físico. Incluso cuando consumimos con frecuencia alimentos orgánicos, también es necesario tomar suplementos.

Es común ir a la tienda de alimentos saludables o de vitaminas con la esperanza de que el empleado que se encuentra detrás del mostrador sepa de lo que está hablando —normalmente, no lo saben— y juntos intentar adivinar qué es lo que podría ser importante para nuestros cuerpos; pero este enfoque ya no es recomendable ni aceptable.

Cuando comenzamos nuestro programa anti-edad, pasamos de tomar tres cápsulas diarias a tomar casi diez: resveratrol, curcumina, omegas, etc., son algunos de los suplementos especiales para nuestras células que sirven para reponer adecuadamente los nutrientes que nos faltan, así como los suplementos de protección que necesitamos día a día. Existen compañías que se dedican a preparar regímenes individualizados de suplementos especiales para ti a través de estudios sanguíneos; es decir, que con un análisis de sangre se pueden ver tus deficiencias sin tener que adivinar. Para saber qué compañías existen en México y fuera de México que realicen estos estudios especializados, consulta **www.proedad.com**.

Este tipo de consumo de suplementos tiene sentido: repone en tu cuerpo exactamente lo que se ha perdido a causa del estrés, la toxicidad o el envejecimiento natural, y asegura que ingieras no sólo los ingredientes que te faltan, sino también las modalidades protectoras como el resveratrol, para protegerte contra las enfermedades; la curcumina, para eliminar los radicales libres; los extractos de granada, para protegerte de las enfermedades cardíacas y del cáncer de próstata; extractos de té verde, para incrementar la quema de grasa y mejorar la sensibilidad a la insulina; ácidos grasos esenciales como los aceites de pescado, para fortalecer las membranas celulares, y nutrientes como la mesozeaxantina y la luteína, que están diseñados para protegerte contra la degeneración macular.

Como se puede ver, tomar suplementos puede salvarnos la vida y protegernos contra las enfermedades; resulta esencial para deshacernos de la toxicidad de nuestro medio ambiente.

En **www.proedad.com** puedes encontrar los títulos de algunas de las revistas y empresas especializadas en la investigación y elaboración de suplementos que existen para el habla hispana.

Al final del capítulo te presentaremos una entrevista con la nutricionista Nathaly Marcus, quien nos explicó cómo, mediante los análisis de sangre, los especialistas pueden determinar nuestras necesidades exactas de suplementos.

Después de haber entrevistado a los médicos que colaboraron en la elaboración de este libro, nos queda definitivamente claro que los suplementos son una piedra angular en la vida actual y un paso necesario para lograr el bienestar.

Un ejemplo de lo que estamos diciendo es que, cuando dejamos de tomarlos en vacaciones o porque se nos olvidó hacerlo, experimentamos un severo agotamiento de nuestra energía. Además, nuestra piel ya no brilla de la manera en la que por lo general lo hace y nuestro organismo no funciona tan bien. Esto nos convence de que la alimentación no lo es todo.

VITAMINA A

Se encuentra en los siguientes alimentos:

Leche

Manteca

Quesos

Yemas de huevo

Funciones:

- Importante para la visión y para las funciones metabólicas y hormonales de la tiroides
- Favorece el crecimiento y desarrollo corporal
- Protege contra ciertos tipos de cáncer
- Beneficia al sistema inmunológico
- Favorece el revestimiento de órganos, huesos y dientes
- Ayuda a la formación y mantenimiento de la piel y de las mucosas

VITAMINA B$_1$ (TIAMINA)

Se encuentra en los siguientes alimentos:

Cereales intregrales

Funciones:

- Favorece el metabolismo energético
- Mejora el estado de ánimo y la actitud mental
- Beneficia al sistema nervioso
- Favorece la musculatura

Vitamina B$_2$ (riboflavina)

Se encuentra en los siguientes alimentos:

Carne vacuna

Huevos

Funciones:

- Favorece al sistema nervioso y al metabolismo energético y libera la energía
- Fabrica la sangre
- Ayuda a la actividad antioxidante
- Fortalece el sistema inmunológico y la visión

Vitamina B$_3$ (niacina)

Se encuentra en los siguientes alimentos:

Aves

Huevos

Nueces

Pescado

Semillas integrales

Funciones:

- Favorece el metabolismo y la circulación
- Controla la presión arterial
- Beneficia al sistema nervioso
- Provoca el apetito
- Auxilia en la digestión

VITAMINA B$_5$ (ÁCIDO PANTOTÉNICO)

Se encuentra en los siguientes alimentos:
Arroz integral
Huevos
Nueces
Pollo
Verduras

Funciones:
· Fabrica glóbulos rojos
· Mejora el metabolismo
· Equilibra las hormonas
· Mejora el sistema inmunológico y el nervioso

VITAMINA B$_6$ (PIRIDOXINA)

Se encuentra en los siguientes alimentos:
Arroz integral
Aves
Huevos
Mariscos
Nueces
Plátano
Soya

Funciones:
· Mejora el sistema nervioso
· Mejora el metabolismo y el sistema inmunológico
· Coadyuva en la fabricación de células sanguíneas

VITAMINA B_9

Se encuentra en los siguientes alimentos:

Coliflor

Huevos

Nueces

Salmón

Sardinas

Verduras

Funciones:

• Mejora el metabolismo

VITAMINA B_{12} (COBALAMINA)

Se encuentra en los siguientes alimentos:

Apio

Aves

Brócoli

Espárragos

Espinacas

Huevos

Mariscos

Naranjas

Nueces

Trigo integral

Funciones:

• Ayuda a la formación de glóbulos rojos

• Mejora el metabolismo y el tejido nervioso

VITAMINA C

Se encuentra en los siguientes alimentos:

Coliflor

Cítricos

Jitomates

Pimientos verde y rojo

Funciones:

- Neutraliza los radicales libres
- Protege los tejidos del estrés oxidativo
- Fortalece la formación de colágeno

VITAMINA D

Se encuentra en los siguientes alimentos:

Atún

Bacalao

Hígado

Yemas de huevo

Funciones:

- Protege huesos y dientes
- Coadyuva a la absorción mineral

VITAMINA E

Se encuentra en los siguientes alimentos:

Atún

Germen de trigo

Langosta

Nueces

Salmón

Verduras de hojas verdes

Yema de huevo

Funciones:

• Antioxidante y antiinflamatorio

• Mejora el metabolismo y la circulación

VITAMINA K

Se encuentra en los siguientes alimentos:

Brócoli

Coles de Bruselas

Espinacas

Huevos

Nabos verdes

Queso

Verduras de hojas verdes

Funciones:

• Coadyuva a la coagulación

• Mejora el metabolismo óseo

CALCIO

El mineral más importante del organismo es el calcio, pues constituye cerca del 3% del peso total del cuerpo. El 99% se almacena en los huesos y dientes y el 1% restante circula en la sangre, en los músculos, en los nervios y en los tejidos blandos. Coadyuva a la formación de los huesos y dientes, contribuye a las síntesis de las hormonas, controla la función muscular y da mantenimiento al ritmo cardíaco. Asimismo, controla la permeabilidad de las membranas celulares, transmite los impulsos nerviosos, promueve la coagulación sanguínea y cura las heridas, ya que promueve la coagulación sanguínea.

Se encuentra en los siguientes alimentos:

Almendras, leche de soya, sardinas enlatadas, tofu y verduras.

FÓSFORO

El fósforo es el segundo mineral más abundante en el organismo, constituye el 1% del peso corporal. El 85% está ligado al calcio y forma el fosfato de calcio. Sirve para fortalecer los huesos y las membranas celulares, contribuye a la formación del tejido muscular y mantiene el equilibrio hidroelectrolítico normal.

Por otra parte, actúa junto a diversos sistemas enzimáticos para metabolizar la energía y formar y metabolizar las proteínas.

Se encuentra en los siguientes alimentos:

Aves, leche, pescado y verduras.

POTASIO

Promueve el desarrollo muscular, sirve para energizar el metabolismo y regula la actividad neuromuscular. El 80-90% del potasio ingerido es excretado en la orina, el resto se pierde en las heces.

Los síntomas de deficiencia incluyen: debilidad muscular, fatiga, astenia y calambres gastrointestinales.

Se encuentra en los siguientes alimentos:

Aguacate (palta), arroz, berenjenas, brócoli, cereza, ciruela, coliflor, germen de trigo, jitomates, naranjas, nueces, plátanos, uva, verduras de hojas verdes, verduras crudas y betabel.

MAGNESIO

Sirve para mejorar el metabolismo, fortalecer los huesos y los dientes, prevenir la caries, favorecer el buen funcionamiento del sistema nervioso, estimula la función del calcio y sintetiza el ADN.

Alivia los dolores de la fibromialgia y de las migrañas, baja la insulina y la presión arterial, y sirve para controlar el asma y las arritmias cardíacas. También actúa como energizante.

El estrés físico o mental produce pérdida de magnesio. Es un mineral recomendado para ayudar a nuestros músculos y para mitigar la tensión de los mismos.

Se encuentra en los siguientes alimentos:

Almendras, alubias, arroz, avellanas, cacahuates, cereales, coco, germen de trigo, girasol, levadura de cerveza, nueces y verduras con hojas verdes.

HIERRO

El hierro interviene en la formación de la hemoglobina y de los glóbulos rojos.

La falta de hierro en el organismo puede producir mala síntesis proteica, deficiencia inmunitaria, aumento de ácido láctico y de noradrenalina y menor compensación de enfermedades cardiopulmonares y anemia. Existe carencia de este oligoelemento cuando se observa: una menor respuesta al estrés, menor rendimiento laboral, alteración en la conducta y mala regulación térmica.

Se encuentra en los siguientes alimentos:

Aves, cereales, frutas secas, mariscos, pescado y lentejas.

ZINC

Estimula la actividad de aproximadamente cien enzimas, colabora en el buen funcionamiento del sistema inmunológico y también es necesario para la cicatrización de las heridas.

La deficiencia de zinc perjudica al sistema inmunológico, genera retardo en el crecimiento y puede producir pérdida de cabello, diarrea, impotencia, lesiones oculares y de piel, pérdida de apetito por lo tanto, de peso, tardanza en la cicatrización de las heridas y anomalías en el sentido del olfato. Las causas que pueden provocar una deficiencia de zinc son la mala absorción del mineral o debido a trastornos digestivos.

Se encuentra en los siguientes alimentos:

Aves, germen de trigo, habas, mariscos, nueces, ostiones, pescado y salvado de trigo.

Yodo

El yodo es absorbido en el tracto intestinal y se transporta a través del torrente sanguíneo hasta la glándula tiroides, donde se almacena y se utiliza en su momento para producir hormonas. Es muy importante no carecer de ese oligoelemento para tener un buen funcionamiento de la hormona tiroidea y evitar así el bocio —crecimiento anormal de la glándula tiroides— y el hipotiroidismo.

Regula nuestro nivel de energía y un buen funcionamiento celular, además de facilitar que se queme el exceso de grasa en nuestro cuerpo. También cuida de nuestras uñas, cabello y dientes.

El bocio, el hipotiroidismo, la piel y el cabello seco, la tendencia a tener siempre frío, la obesidad y el estreñimiento pueden ser síntomas de carencia de yodo.

Se encuentra en los siguientes alimentos:

Ajo, algas marinas, cebolla, mariscos, pescado.

Curcumina

Este suplemento es conocido por sus funciones antitumorales, antioxidantes, antiartríticas y antiinflamatorias.

Es coadyuvante en algunas inmunodeficiencias, incluidas ciertas formas de cáncer como el hepático y el de mama.

Estudios recientes muestran que puede mejorar las condiciones mentales de los ancianos.

Se encuentra en los siguientes alimentos:

Curri.

ÁCIDO ALFA LIPOICO

Es un auxiliar en la dieta de los diabéticos tipo 2, pues aumenta en un 30% los niveles de insulina. Disminuye los síntomas de la neuropatía diabética, principalmente el dolor, el entumecimiento en las extremidades inferiores y el ardor; mejora la agudeza visual y ayuda a reducir la sequedad de los ojos; favorece la elasticidad de la piel y la suaviza; previene el envejecimiento prematuro; protege el cerebro de los radicales libres; ayuda a mejorar la salud cardíaca aumentando la eficiencia del músculo cardíaco; disminuye las varices; reduce el estrés y la hinchazón en las piernas, y ayuda a eliminar metales pesados como el mercurio y el plomo del organismo.

Se encuentra en los siguientes alimentos:

Espinacas, brócoli, levadura de cerveza, coles de Bruselas, salvado de arroz y carnes rojas.

OMEGA 3

Se ha demostrado que el consumo de grandes cantidades de este suplemento aumenta considerablemente el tiempo de coagulación de la sangre, lo cual explica por qué en comunidades que consumen muchos alimentos con omega 3 —japoneses o esquimales— la incidencia de enfermedades cardiovasculares es sumamente baja.

Otras investigaciones muestran que su consumo tiene efectos benéficos sobre el cerebro. Asimismo, si se consume en dosis altas, disminuye la depresión.

Se encuentra en los siguientes alimentos:

Pescados azules, atún, sardina, corvina, salmón, semillas de lino y de chia.

LA COENZIMA Q-10

Tiene la responsabilidad de producir energía celular. Sin embargo, mientras vamos envejeciendo nuestro cuerpo produce menos.

Nos ayuda a estimular la regeneración de la vitamina E, es antioxidante, disminuye la presión arterial y reduce la agregación plaquetaria.

L-CARNITINA

Se forma de los aminoácidos lisina y metionina en nuestro hígado, riñones y cerebro. El hierro, la niacina, las vitaminas del grupo B y C son necesarios para producir carnitina.

Estimula la memoria de corto y largo plazo, ayuda a convertir grasa almacenada en energía, mejora le energía y la capacidad de concentración, aumenta la disponibilidad de oxígeno y la eficiencia respiratoria, baja los niveles del colesterol malo, ayuda a transportar grasas de cadena larga a las células, promueve la reparación del ADN de mutaciones por la producción de radicales libres, aumenta el cHDL y reduce los triglicéridos.

Se encuentra en los siguientes alimentos:

Productos lácteos, carnes rojas, frutos secos, cereales, calabaza, sésamo, girasol, espárragos y brócoli.

ACETIL-L-CARNITINA

Es la forma de L-Carnitina que puede ayudar de manera efectiva a la memoria y a la cognición. Se recomienda este suplemento en los siguientes casos: enfermedad de Alzheimer, angina de pecho, daños cerebrales, depresión, daño nervioso, senilidad, Parkinson, enfermedades renales, así como en la recuperación de infarto o embolia.

Se encuentra en los siguientes alimentos:

Carnes rojas, brócoli y semillas de girasol.

ENTREVISTA A LA NUTRICIONISTA NATHALY MARCUS (MÉXICO)

Nathaly Marcus[60] es una joven y experimentada nutricionista, especializada en medicina funcional y medicina anti-edad, que trata el tema de los suplementos de una forma innovadora. Sus recomendaciones sobre suplementos, tendencias alimenticias y cuestiones hormonales son de gran interés.

DT: ¿Cuándo debemos comenzar a ingerir suplementos?

NM: Mucha gente dice que su salud es su prioridad: tienen una alimentación «sana», hacen ejercicio y visitan a su médico regularmente. Sin embargo, en el mundo en que vivimos, actualmente estos buenos hábitos no son suficientes para mantener una salud óptima. Existen varias razones por las cuales no logramos obtener los nutrientes necesarios de nuestros alimentos: mucha de la tierra donde hoy se cultivan las frutas y verduras carecen de nutrientes, ya sea por excesivo uso de las mismas, por no haber un reciclado de cultivos o por el empleo de pesticidas. Por lo tanto, los alimentos no contienen cantidades adecuadas ni son fuentes suficientes de estos nutrientes (vitaminas, minerales, etc.).

Asimismo, la cocción, al igual que muchos de los métodos utilizados para preparar los alimentos como los procesos de esterilización, enlatado, congelamiento y blanqueado, destruyen el valor nutricional que puedan contener.

Además, la exposición a radicales libres en el medio ambiente —sobre todo, en Ciudad de México, que presenta tanta contaminación ambiental—, así como a las sustancias químicas presentes en el agua, el aire y los alimentos, a teléfonos celulares, la televisión, las computadoras, el microondas y el sol excesivo causa una carga extra

---

60. En adelante, NM.

a la oxidación que nuestro cuerpo no puede controlar. Esto provoca deficiencias, enfermedades y envejecimiento prematuro. Todo ello se agrega a nuestro estilo de vida: el estrés, el consumo de alcohol —que reduce muchos minerales—, el ejercicio vigoroso o el sedentarismo y una dieta alta en grasas trans y saturadas, alimentos cada vez más procesados, así como un alto consumo de harinas y azúcares refinados, que nos aportan muy pocas propiedades nutricionales.

Para poder detener y contrarrestar esta oxidación y estas deficiencias, requerimos de suplementos como los antioxidantes, que tienen propiedades protectoras y regenerativas que nos ayudan a mantener nuestra salud y a reducir las enfermedades.

DT: ¿Se pueden prevenir las enfermedades y el envejecimiento con dieta y suplementos?

NM: La nutrición y la dieta tienen un papel muy importante en cómo se expresan los genes. Hoy se sabe que la expresión de un gen de una cierta enfermedad depende del medio ambiente, el tipo de alimentación, las toxinas a las que estamos expuestos, nuestros niveles de estrés y los nutrientes que nuestro cuerpo recibe.

DT: ¿Qué es la medicina funcional?

NM: La medicina funcional es una medicina integral, dirigida a tratar el origen, las interacciones y los mecanismos de las enfermedades, restablecer la salud de los sistemas orgánicos y promover el bienestar enfocándose en la individualidad bioquímica de cada persona para restaurar el balance fisiológico, psicológico y estructural. Es como un sastre que corta un traje a la medida, sabiendo que éste será único e irrepetible.

Por lo tanto, en la medicina funcional tenemos en cuenta muchos factores: historia clínica del paciente, estilo de vida, alimentación, actividad física, composición corporal, niveles de estrés, antecedentes familiares, predisposiciones genéticas, exposición ambiental, aspectos psicológicos y estudios bioquímicos específicos donde podemos encontrar deficiencias y excesos de vitaminas, minerales, antioxidantes, aminoácidos y ácidos grasos esenciales.

En consecuencia, la medicina funcional que aquí realizamos está basada en la medicina naturopática, integral, regenerativa y complementaria; son varios nombres, pero en realidad se trata de la misma medicina y su objetivo es maximizar el potencial del cuerpo; impartir el poder sanador del organismo buscando la homeostasis[61] a través del autocuidado; lograr una sanación verdadera cuidando y atacando deficiencias y excesos; enfatizar la prevención; cambiar el estilo de vida; encontrar la causa de las alteraciones y resolverla de forma integral y permanente.

DT: ¿Cómo sabemos si lo que consumimos, alimentos, nutrimentos o suplementos, nos hace bien o es adecuado para nosotros?

NM: Es preciso observar los síntomas que se presenten: cansancio, caída de cabello, piel seca y deficiencias cognitivas, etc., los cuales pueden deberse a un estilo de vida dañino (demasiado ejercicio o sedentarismo) y una dieta incorrecta sin los niveles de proteína adecuados o que no incluya frutas y verduras o ácidos grasos esenciales omegas, o que sea completamente *light* —es decir, cuando todo lo que se come es *light* y no tiene ninguna propiedad nutricional—, y no aporte realmente lo esencial para cubrir las necesidades energéticas, estructurales y reparativas.

La maravilla es que hoy existen estudios específicos para poder detectar esas deficiencias a fin de no tener que hacer una recomendación general y poder individualizar el tratamiento, dependiendo de la edad, sexo, actividad física, estrés, estilo de vida y alimentación.

Lo que sí sabemos ahora es que nuestra dieta es cada día más baja en minerales y en ácidos grasos esenciales. Por ejemplo, nos faltan los ácidos grasos omega porque consumimos poco pescado y, si lo consumimos, está contaminado con mercurio. Las grasas insa-

---

61. Tendencia de un organismo vivo a estabilizar sus diversas constantes fisiológicas.

turadas son indispensables para el buen funcionamiento nervioso, cardiovascular y cerebral.

Se sabe que un 60% de nuestro cerebro está formado por grasa y que existe un bajo consumo diario de alimentos sanos e indispensables como las almendras, el aguacate o el aceite de oliva. Pero sí comemos todos los días alimentos pro inflamatorios como papas (patatas) fritas, pasteles, pan de dulce lleno de grasas saturadas, hidrogenadas y trans. Con este tipo de alimentación, estamos favoreciendo la aparición de enfermedades como la arteriosclerosis, la obesidad, la inflamación y otros problemas que estamos viviendo en México y en todo el mundo.

Existe una deficiencia de ácidos grasos esenciales; cada vez más, se ve gente con problemas de hipercolesterolemia[62], diabetes mellitus, déficit de atención, autismo, así como síntomas de cambios de humor, depresión, mala concentración, eccemas en la piel, etc.

DT: La gente comúnmente es bombardeada por información de productos milagrosos que sirven para adelgazar, para verse bien, para no estar tristes… ¿Cómo saber qué vitaminas y alimentos son los adecuados para consumir?

NM: No hay acuerdo entre los mismos nutricionistas. Algunos dicen que hay que evitar todas las grasas, otros, que sólo se deben comer claras de huevo. No hay una cultura en donde nos enseñen a comer y a no tener que hacer dieta para bajar de peso. Debemos ser conscientes de lo que implica una buena alimentación para toda la vida, tenemos que aprender a cambiar nuestro estilo de vida.

Nuestra genética sólo contribuye al 30% de nuestras enfermedades, el resto depende de nuestra alimentación y estilo de vida.

Las balas que cargan la pistola es nuestra genética,
lo que dispara el gatillo es nuestro estilo de vida.

---

62. Aumento patológico de la tasa de colesterol en la sangre.

No existen alimentos milagro, pero los alimentos que consumimos permiten que el organismo funcione adecuadamente e influyen en la salud, bienestar, vitalidad y longevidad. Por esto es tan importante fomentar una buena alimentación.

Nuestras células producen una variedad de sustancias químicas pro y antiinflamatorias llamadas *prostaglandinas*, usando nutrientes de los alimentos que comemos como su materia prima. Los alimentos actúan sobre las rutas inflamatorias en las que el cuerpo construye, repara, regenera y desinflama.

Hay que fomentar hábitos sanos: hacer ejercicio regularmente, mantener un peso de acuerdo con nuestra estatura y minimizar el estrés.

Estar cansados nos parece normal. Responsabilizamos al estrés y al envejecimiento. Hoy sabemos que ese cansancio puede deberse a muchos factores: deficiencias nutricionales, demasiado estrés oxidativo, inflamación crónica por una dieta poco adecuada, deficiencias hormonales y metabólicas, etc.

---

*Hoy se sabe que el envejecimiento es una enfermedad
y que se puede envejecer con dignidad no sólo viviendo
más años, sino dándole vida a esos años.*

La siguiente metáfora te ayudará a entender cómo funciona el cuerpo: imagina que tu organismo es un banco y que tú tienes que depositar materia prima (las herramientas para ir envejeciendo) en él. Esta reserva es necesaria porque cuando se envejece hay que sacar lo que se acumuló durante muchos años, pues el cuerpo no absorbe igual los nutrientes de los alimentos a los 30 que a los 75 años, ya que no los asimila de la misma forma que cuando se es joven, y estas deficiencias se acentúan. Es decir, las funciones del organismo van declinando. Pero si vamos acumulando buena materia prima a lo largo de nuestra vida, comiendo de forma sana, tomando los suplementos necesarios para favorecer el funcionamiento cerebral y cardiovascular, así como el del sistema musculoesquelético y otros sistemas, entonces vamos creando una valiosa reserva que nos permitirá impedir deficiencias importantes.

La enfermedad es la punta del iceberg, los síntomas son el indicador de que algo en niveles muy profundos está ocurriendo en el cuerpo. En vez de suprimir los síntomas, debemos encontrar y resolver su verdadera causa.

DT: Pero si el cuerpo elimina lo que no necesita, sobre todo cuando se toman demasiadas vitaminas, ¿cómo podemos mantener durante toda la vida una reserva de sustancias nutritivas?

NM: Se eliminan algunas sustancias si son excesivas, por eso hay que realizar un estudio que indique qué cantidad se necesita de determinados elementos. Además, mantener la ingesta constante de ciertas vitaminas no asegura que estemos creando una reserva, porque se toman de manera que se crea un ciclo continuo de gasto y aporte, que es diferente en cada individuo, dependiendo de su edad, actividad física, estrés, dieta habitual, consumo de alcohol, medicamentos, así como de una serie de factores importantes.

El cuerpo elimina ciertas vitaminas que no necesitamos, como las hidrosolubles, pero las liposolubles (A, D, E y K) no son eliminadas. Por eso es importante medirlas, para ver los niveles en los que nos encontramos. Estamos viendo que la mayoría de nuestros pacientes presenta un déficit de vitamina D, que hoy se conoce como *prohormona* y que ayuda a la modulación inmunológica, a la construcción de hueso y a prevenir ciertos tipos de cáncer.

Por ejemplo, el cuerpo va formando mielina —que es la grasa que recubre las neuronas— con ciertos alimentos y ciertas grasas esenciales omegas. Por lo tanto, el organismo toma ciertos alimentos y suplementos y los lleva a procesos de reparación, desinflamación, construcción y regeneración.

También se puede lograr detener ciertos procesos degenerativos y de envejecimiento, como el deterioro cognitivo, visual, auditivo y óseo.

Es importante entender que no necesito sentirme mal para tomar un suplemento ni para cuidarme con este tipo de medicina. Se puede empezar a prevenir ciertas enfermedades crónico-degenerativas con una alimentación adecuada y con ciertos suplementos.

Los estudios específicos son muy útiles para detectar qué le falta a cada persona y en qué dosis; hay que adaptar los suplementos dependiendo de las necesidades individuales. Por ejemplo, si eres una persona que lleva una dieta vegetariana, presentarás un déficit de vitamina B_{12}, la cual es muy importante para el buen funcionamiento cardiovascular, la memoria y el sistema nervioso. Toda persona vegetariana debe tomar vitamina B_{12} para evitar deficiencias, pues sólo se encuentra en alimentos de origen animal.

DT: ¿Cuáles son los estudios disponibles en México y Latinoamérica para personas que no tienen acceso a los estadounidenses?

NM: La toma de sangre se hace en el país local y se manda a analizar a Estados Unidos. Desgraciadamente, en México no hay laboratorios que hagan este tipo de estudios. En nuestra clínica así lo hacemos. Primero hacemos un estudio de ácidos grasos esenciales para ver si existe deficiencia de omegas.

También podemos determinar los niveles de antioxidantes como el glutatión, el ácido lipoico, las vitaminas D y E, y aminoácidos como la colina o el inositol, y controlar los niveles de las vitaminas del complejo B. Lo interesante de estos estudios es que se mide el porcentaje de antioxidantes en el cuerpo: si se está en un nivel bajo (25%), se propone un cambio de dieta y se prescriben suplementos. Después de un año, el estudio se repite y podemos comprobar que los niveles de antioxidantes han mejorado. En ese momento se hacen las pruebas necesarias para ver si se ha alcanzado el nivel adecuado.

Hay estudios que incluyen muchas de las rutas metabólicas y factores del cuerpo que contemplan la oxidación, la producción de neurotransmisores, las funciones gastrointestinales, la producción de energía y el metabolismo de grasas y carbohidratos. Dichos estudios también nos permiten conocer qué alimentos están generando cierta sensibilidad o causan síntomas como gastritis, colitis, reflujo, inflamación, dolores de cabeza y fatiga, entre otros.

Asimismo, realizamos otros estudios como el Spectracell a nivel celular para detectar deficiencias de cada vitamina, mineral y antioxidante[63].

Queremos que la población hispanoparlante sepa qué alimentos debe consumir. Muchas veces el tratamiento se determina más por sintomatología que por análisis clínicos; queremos ayudarles a cambiar su dieta, a volverse más conscientes de sus malos hábitos, a cambiar su estilo de vida y disminuir su estrés, sobre todo, promoviendo su autocuidado.

DT: Entonces, ¿en medicina funcional, antes que nada, se comienza con estos estudios y con ellos se ve al paciente de forma integral?

NM: Lo importante es conocer al paciente, escucharlo para hacer su historia clínica; conocer su dieta, lo que le preocupa, qué pequeños cambios podemos indicarle para mejorar su salud y que vea resultados. Es importante poder interpretar los estudios; la idea es que, sea cual sea la situación del paciente, podamos brindarle herramientas que se adapten a sus necesidades y que pueda incorporar a su vida de forma permanente.

Los mexicanos desayunamos atole[64], tamales[65], pan de dulce, etc., y volvemos a cenar lo mismo. También comemos tacos y tomamos refrescos, por lo tanto, nos faltan todos los grupos de alimentos. Es necesario regresar a una dieta antiinflamatoria.

---

63. Si quieres conocer qué estudios específicos hay disponibles, visita **www.proedad. com.**

64. Es una bebida de origen prehispánico consumida principalmente en México, Guatemala y otros países de Centroamérica. En su forma original, es una cocción dulce de harina de maíz en agua, en proporciones tales que al final de la cocción tenga una moderada viscosidad. Se sirve lo más caliente posible.

65. Alimento preparado generalmente con masa de maíz cocida al vapor, envuelto en hojas de la mazorca de la misma planta de maíz o de plátano, maguey, e incluso papel aluminio o plástico. Pueden llevar o no relleno, el cual puede contener carne, vegetales, chile, frutas, salsa, etc. Son dulces o salados.

DT: Tomamos refrescos[66] desde que amanece.

NM: Sí, consumimos muchos refrescos y, además, combinamos los bolillos[67] con el refresco de cola o con jugos artificiales, y nos olvidamos de tomar agua. Nos faltan todos los antioxidantes presentes en frutas verdes, rojas, anaranjadas y en verduras de hojas verdes. A veces nada más hay que cambiar la dieta, agregar más proteína de buena calidad, disminuir la carne roja, acentuar el consumo de pollo y pescado, incluyendo más grasas buenas como el aceite de oliva, el aguacate, nueces y almendras. También hay que consumir avena y semillas de girasol para recuperar esas vitaminas, minerales y grasas esenciales que nos ayudarán a mejorar la salud y la calidad de vida.

DT: ¡Claro! Es imprescindible tomar suplementos. ¿Los que conocemos como multivitamínicos o multiminerales genéricos de una cápsula diaria sirven?

NM: Un multivitamínico tiene todas las vitaminas y minerales, pero en dosis muy bajas, por eso necesitamos medir cada vitamina, mineral y antioxidante de forma individualizada. Así podremos recetar dosis terapéuticas que ayuden a mejorar las funciones corporales y prevenir futuras alteraciones.

DT: ¿Cómo podemos saber si las vitaminas que estamos tomando son buenas para nuestro organismo? ¿Leer la etiqueta o comprar marcas comerciales puede ayudarnos a conocer si la biodisponibilidad es buena?

---

66. En México, Venezuela, República Dominicana y España se le llama así a una bebida con contenido de saborizante y agua carbonatada, la famosísima gaseosa. Generalmente, son refrescos o gaseosas de cola.

67. El bolillo o pan francés es, en México y Guatemala, un tipo de pan económico y bastante popular elaborado con harina de trigo, que no es considerado dulce. Un pan similar es la *baguette*.

NM: Existen categorías de suplementos:

- **Grado farmacéutico:** los suplementos que se encuentran en este grado cumplen con el más alto requerimiento regulatorio de pureza, calidad, disolución (habilidad de disolver) y absorción. Únicamente se deben consumir suplementos de este grado.
- **Grado médico:** los suplementos aquí incluidos son muy altos en pureza y calidad y comprenden vitaminas prenatales.
- **Grado nutricional o cosmético:** estos suplementos no han sido examinados en cuanto a pureza, disolución o absorción. Pueden carecer de un alto grado de ingredientes activos.
- **Grado agricultura:** estos suplementos se usan en veterinaria y no se deben consumir.

También es importante que no contengan conservadores y cerciorarse de que los omegas se combinen con algún antioxidante como la vitamina E.

En relación con los omegas, debemos cuidar:

- **Su pureza:** deben estar libres de mercurio, plomo y otras toxinas.
- **Su frescura:** para minimizar su oxidación, deben mantenerse en un lugar fresco y cerrado, asegurarse de que no tengan sabor a pescado.
- **Su sabor:** evitar olor o sabor rancio, que es signo de un aceite manufacturado de forma incorrecta.

DT: ¿Y qué pasa con nuestro sistema digestivo? ¿Debemos favorecer su funcionamiento con suplementos especiales?

NM: Hay que atender las posibles deficiencias, deterioro y disminución hormonal. Primero hay que regenerar el aparato digestivo, reemplazar las bacterias malas por bacterias buenas. El abuso de antibióticos y los malos hábitos alimenticios pueden causar un crecimiento anormal de bacterias inapropiadas que matan nuestra propia flora intestinal causando disbiosis[68] e intestino permeable. Este problema desarrolla alergias, intolerancias y sensibilidades alimenticias y un pobre sistema inmunológico...

Por ejemplo, después de tomar antibióticos, la suplementación de flora intestinal ayuda a limitar los efectos negativos de los antibióticos al disminuir bacterias indeseables y fortalecer la repoblación de bacterias buenas.

DT: ¿Recomiendas suplementos para la flora intestinal a las personas que padecen colitis, acidez, estreñimiento y gases?

NM: Si hoy me preguntaran cuál es el suplemento al que le daría prioridad, te contestaría que la flora. La salud y el bienestar de todo el cuerpo depende del sistema inmunológico y digestivo. El 60% del sistema inmunológico se encuentra en el intestino; tener una buena flora intestinal es crucial para la salud.

La dieta también es importante; los probióticos están más sanos cuando llevas una dieta basada en carbohidratos y complementada con verduras, leguminosas y granos integrales.

Una dieta alta en lácteos, azúcar, grasas y harinas refinadas provee un ambiente de bacterias y hongos poco sano.

Las funciones importantes de la flora son:

- Ayuda a producir biotina[69], ácido fólico y niacina[70].
- Fortalece el sistema inmunológico y la producción de glóbulos blancos.
- Ayuda a fabricar lactasa[71].

---

68. Poca vida.

69. Vitamina B. Se utiliza principalmente en terapéutica dermatológica y se conoce también con el nombre de vitamina H.

70. La niacina, conocida también como nicotinamida, ácido nicotínico, vitamina B_3 o factor PP, es una vitamina hidrosoluble.

71. Enzima necesaria que ayuda a realizar la digestión de productos lácteos.

- Desempeña un papel importante en la digestión, evitando los gases, el estreñimiento, la acidez, la colitis y la gastritis, así como alergias alimenticias.

DT: ¿Cuáles son los problemas asociados al consumo de azúcares y almidones (panes dulces, por ejemplo)? ¿Existe algún suplemento que pueda contrarrestar el efecto de estos alimentos?

NM: Primero, es importante escoger alimentos de bajo índice glicémico. El índice glicémico clasifica los alimentos de acuerdo con la velocidad con la que se absorben los carbohidratos que contienen y con la elevación de la glucosa en la sangre. Significa que si consumimos alimentos de bajo índice glicémico, la glucosa en nuestra sangre no se elevará de forma rápida, sino de forma muy gradual, sin causar picos de glucosa.

Otra forma de contrarrestar el efecto de los carbohidratos en los niveles de glucosa en la sangre es combinar siempre estos alimentos (cereales, frutas, etc.) con una ración de proteína y grasa; esto ayudará asimismo a que la absorción sea más lenta. A esto le llamamos también comer por bloques: un bloque de hidratos de carbono, uno de proteína y uno de grasa en cada comida que hagamos.

Una suplementación cuidadosa e individualizada, así como un plan de alimentación pueden ayudar a mejorar los niveles de glucosa en la sangre y a que la insulina, que es la encargada de proporcionar glucosa a nuestras células para que pueda ser utilizada como energía, se eleve de forma proporcional a los carbohidratos que consumimos, evitando mucha secreción de insulina, así como resistencia a ésta.

Siempre hay que recordar que tomar suplementos sin cambiar los hábitos alimenticios no es una buena idea. Primero debemos cambiar nuestra forma de comer, disminuir el consumo de azúcares y harinas refinadas, sustituir estos alimentos por frutas y verduras naturales, evitar los jugos y consumir alimentos ricos en fibra y de bajo índice glicémico.

Existen varios suplementos que ayudan a metabolizar mejor la glucosa: el ácido alfa lipoico, el complejo B, el cromo, la L-Carnitina, el *bitter melon* (melón amargo), la fibra soluble, el omega 3, el vanadio, la coenzima Q-10 y el magnesio.

DT: Se ha hablado mucho del milagroso suplemento llamado resveratrol. ¿Qué opinas?, ¿cuáles son los efectos si lo consumimos?, ¿es verdad que puede ayudarnos si nuestra dieta es alta en carbohidratos o azúcares?

NM: El resveratrol es un polifenol. Es una sustancia presente en la uva que ayuda a combatir ciertas enfermedades; tiene muchas funciones: favorece la inhibición de la agregación plaquetaria, ayuda a prevenir la enfermedad de Alzheimer y el cáncer; induce a la fase II de detoxificación enzimática —coadyuva a que el cuerpo convierta sustancias tóxicas en sustancias menos tóxicas, listas para que el cuerpo las pueda excretar—, es un antiinflamatorio y un antioxidante, y reduce el riesgo de padecer ciertas enfermedades cardiovasculares.

DT: ¿En qué tipo de vinos encontramos el resveratrol más puro?

NM: Está presente en alimentos como la cáscara de uvas y en el vino tinto, principalmente en el tipo Pinot Noir.

DT: ¿Cuál es la dosis diaria recomendable de resveratrol?

NM: De 250 a 500 miligramos diarios.

DT: Continuando con tus recomendaciones, ¿qué otras vitaminas son indispensables para nuestro organismo?

NM: Me resulta difícil contestar esta pregunta, hay tantas vitaminas, minerales y aminoácidos que tienen papeles importantes en nuestra salud. Pero mencionaré algunos que considero esenciales y de los

que, sin embargo, nuestro organismo presenta cada día más carencias debido a nuestra dieta y estilo de vida.

- **Omega 3.** Ayuda a disminuir el colesterol, reduce el riesgo de
  enfermedades coronarias, es excelente para la salud visual y
  crucial para las funciones cerebrales, así como para el estado
  de ánimo. Tiene propiedades antiinflamatorias y anticoagu-
  lantes.

  Fuentes de ácido alfa linolénico (ácido graso poliinsaturado esencial de la serie omega 3): pescado, atún, salmón, linaza.
  Las nueces, almendras, pistachos, semillas de girasol son fuente de omega 6, que también es un importante ácido graso
  esencial.

- **DHA.** Es un ácido graso esencial de la serie del omega 3; constituye el 20% de nuestro cerebro y sistema nervioso. Es vital
  para mantener un óptimo estado de la salud, influye positivamente en la lucha contra el Alzheimer. Tiene un papel físico y
  mental en el desarrollo del feto y en los niños. Mejora su atención, concentración e inteligencia, y reduce el riesgo de alergias. Evita la depresión posparto.

  Fuentes de DHA: pescados de agua fría (salmón, arenque,
  anchoas), atún, la macarela y las sardinas.

- **EPA.** También es de la serie de ácidos grasos del omega 3.
  Reduce los niveles de triglicéridos y de ácidos grasos libres. Es
  un importante antidepresivo, útil en la salud osteoarticular,
  así como un potente antiinflamatorio.

  Algunas fuentes de EPA son: aceite de hígado de bacalao,
  salmón, macarela, sardinas, espirulina, microalgas y nueces.

- **Magnesio.** Importante cofactor; más de 350 enzimas del cuerpo utilizan magnesio. Está involucrado en la producción de
  adenosinatrifosfato (ATP), una de las fuentes más importantes de energía en el cuerpo. Más de la mitad del magnesio corporal se encuentra en los huesos, previniendo la pérdida de
  densidad ósea. Tiene numerosas funciones, como asistir al sistema nervioso, inducir el sueño, relajar los músculos, mante-

ner un normal ritmo cardíaco y metabolizar las grasas y las proteínas para producir energía. Remueve el exceso de amoniaco, mejora la utilización de la glucosa... En fin, que es esencial para la vida de casi todas las células corporales.

DT: ¿Por qué los médicos recomiendan calcio y no magnesio?

NM: Porque el calcio es muy importante, pero el magnesio trabaja junto con el calcio para favorecer su absorción.

Siempre que se tome calcio se debe acompañar con algo que lo ayude a absorberse, como por ejemplo la vitamina D o el magnesio. La deficiencia de magnesio es muy común por factores como alcoholismo, antibióticos, medicamentos para el asma, ingesta de cafeína, excesivo consumo de azúcar, mucha fibra, esteroides, diuréticos, estrés, trauma, laxantes y fosfatos presentes en refrescos.

Las fuentes importantes de magnesio son: germen de trigo, almendras, nuez de la India, avellanas, aguacate o palta, arroz integral, tofu, dátiles, chabacanos secos, semillas de girasol, ajo, plátano, espárragos, manzana, betabel y coliflor principalmente.

Otro suplemento muy importante son las once vitaminas del complejo B, esenciales para disfrutar de una salud óptima, ya que ayudan al sistema nervioso, producen energía a partir de los carbohidratos y favorecen la salud cardiovascular y neurológica.

Lo mejor es consumir un complejo B, en lugar de tomar de forma individual cada una de estas vitaminas, ya que ello puede provocar desbalances. Si estás tomando reemplazo hormonal de estrógenos o anticonceptivos, debes ingerir dosis extras de vitaminas del complejo B, ya que estos tratamientos causan su deficiencia.

Las vitaminas del complejo B resultan beneficiosas porque:

- Ayudan a detoxificar estrógenos del hígado.
- Ayudan a metabolizar la glucosa.
- Estabilizan la química del cerebro.
- Ayudan a disminuir la tensión del cuerpo y relajar el sistema nervioso.

- Ayudan a eliminar calambres de las piernas.

Su deficiencia suele estar causada por el alcohol, antibióticos, antiácidos, café, diuréticos, anticonceptivos, azúcar, té y sulfitos[72].

Fuentes importantes: levadura, hígado de cordero y de res, germen de trigo, semillas de girasol, almendras, nueces, yema de huevo, frijoles, lentejas, arroz integral y salvaje, pavo, salmón, semillas de ajonjolí y harina integral.

Otras vitaminas indispensables para nuestro organismo son:

- **Vitamina C.** Se obtiene a través de la dieta o tomando suplementos, porque el organismo no la puede producir. Es esencial para que funcionen muchos sistemas del cuerpo.
- **Vitamina D.** Ya no se conoce como vitamina, sino como hormona. Ayuda a la reabsorción de calcio del tracto intestinal, a que el cuerpo asimile el fósforo y a que el páncreas esté libre de insulina. También es necesaria para la coagulación, el crecimiento y desarrollo de los dientes y huesos, y la función tiroidea. Asimismo, estimula la mineralización de los huesos y modula el sistema inmunológico. Cada día presentamos deficiencias de vitamina D por la falta de exposición al sol.

DT: ¿Cuáles son los beneficios de la coenzima Q-10, la curcumina, la acetil-L-Carnitina y la creatina?

NM: La coenzima Q-10 es un nutriente liposoluble que se encuentra en muchos alimentos y que se produce en casi todos los tejidos corporales. Tiene la responsabilidad de producir energía celular. Sin embargo, mientras vamos envejeciendo, el cuerpo produce cada vez menos coenzima Q-10. Existen varios estudios que correlacionan la deficiencia de este nutriente y el cáncer de mama.

---

72. Aditivos de alimentos.

Entre los beneficios asociados con la coenzima Q-10, cabe destacar los siguientes:

- Estimula la regeneración de la vitamina E.
- Es antioxidante.
- Disminuye la presión arterial.
- Reduce la agregación plaquetaria.
- Produce energía en las múltiples rutas metabólicas de todas las células.

Existen múltiples trastornos que pueden ser tratados con la coenzima Q-10: enfermedad de Alzheimer, asma, fatiga crónica, enfermedades coronarias, arritmias, diabetes, Parkinson, migrañas, fibromialgia, problemas periodontales y fibrosis pulmonar.

Se recomienda tomar 100-360 miligramos diarios, dependiendo del diagnóstico y deficiencia. No se debe ingerir más de 100 miligramos sin consultar al médico. Hay que consumir este suplemento con alimentos de alto contenido graso para mejorar su absorción.

Fuentes importantes de alimentos: anchoas, macarela, corazón de filete, brócoli, nueces, carne de cerdo, salmón, sardinas y espinaca.

La L-Carnitina es diferente al acetil-L-Carnitina, se forma de los aminoácidos lisina y metionina en el hígado, riñones y cerebro. Tener insuficiencia de esta coenzima implica un déficit de estos dos aminoácidos. El hierro, la niacina y las vitaminas del grupo B y C son necesarios para que la L-Carnitina se convierta en acetil-L-Carnitina.

Los beneficios de esta coenzima son:

- Se puede convertir en el cuerpo en acetilcolina, principal neurotransmisor de la memoria.
- Energetiza el corazón.
- Estimula la memoria de corto y largo plazo.
- Ayuda a convertir la grasa almacenada en energía.
- Mejora la energía y el enfoque mental.
- Aumenta la disponibilidad de oxígeno y eficiencia respiratoria.
- Baja el cLDL.

- Puede disminuir el progreso de la enfermedad de Alzheimer.
- Ayuda a transportar grasas de cadena larga a las células.
- Previene la degeneración del ADN.
- Promueve la reparación de mutaciones del ADN por la producción de radicales libres.
- Aumenta el cHDL.
- Reduce los niveles de triglicéridos.

La acetil-L-Carnitina puede ayudar de forma efectiva a la memoria, cognición y a recuperarse de un infarto cerebral. Existen varias enfermedades y trastornos que se pueden beneficiar de este suplemento: enfermedad de Alzheimer, angina pectoral, daños cerebrales, depresión, déficit de atención, daño nervioso, senilidad, enfermedad de Parkinson y enfermedades renales. Además, resulta muy efectiva en la recuperación de infarto o embolia.

Se recomienda una dosis de 500 a 4.000 miligramos diarios, dependiendo del diagnóstico.

La cúrcuma es un fitonutriente derivado de la especie tumérico; su principal elemento es el curri y es miembro de la familia del jengibre. Tiene altas propiedades medicinales, como demuestra su larga historia, al mejorar la inflamación inhibiendo ciertas enzimas y otras sustancias inflamatorias. Ayuda a disminuir el cLDL y presenta interesantes propiedades anticancerígenas. Muchos estudios científicos muestran que ayuda a mantener la cognición y a reducir las úlceras gástricas y duodenales.

Carnosine es un antioxidante poco conocido que se almacena en nuestro cerebro, corazón y músculos; asimismo, nos protege del proceso de glicación[73], el cual resulta de la producción de radicales libres y provoca el envejecimiento. Se recomienda para ciertas enfermedades y trastornos: cataratas, diabetes mellitus, hipertensión, infarto, aterosclerosis, enfermedad de Alzheimer, autismo, mala cicatrización y daño cerebral.

---

73. Proceso de adición de carbohidratos a una proteína, a estas moléculas se les llama *glicoproteínas*. Éstas se pueden secretar o pueden formar parte de una pared celular.

Algunos de los beneficios asociados con el carnosine son:

- Favorece la unión de los iones metálicos que causan daño en los tejidos.
- Ayuda a mantener la memoria.
- Protege los tejidos musculares del ácido láctico.
- Regula los niveles de cobre y zinc.

Está presente en alimentos de carne de cerdo y de pollo. Se recomienda ingerir de 1.000 a 2.000 miligramos diarios.

DT: ¿Cuál es la importancia de la desintoxicación en el programa anti-edad?

NM: Desintoxificación es el proceso en el cual las sustancias tóxicas ambientales como la contaminación, medicamentos, subproductos del metabolismo, químicos, ftalatos[74] (presentes en plásticos), aditivos conservadores, hormonas sintéticas presentes en los alimentos, metales pesados, etc., son removidos por el organismo. Este proceso es una de las principales funciones del hígado (principal órgano de desintoxificación), el aparato gastrointestinal, los riñones y la piel.

Este proceso se realiza en dos fases:

- **Fase 1:** las enzimas convierten las toxinas en compuestos intermedios.
- **Fase 2:** los compuestos intermedios se neutralizan y se vuelven hidrosolubles, así el cuerpo puede eliminar las toxinas transformándolas en heces fecales y orina.

Cuando el cuerpo es incapaz de desintoxicarse adecuadamente,

---

74. Los ftalatos o ésteres de ftalato son un grupo de compuestos químicos principalmente empleados como plastificadores (sustancias añadidas a los plásticos para incrementar su flexibilidad). Uno de sus usos más comunes es la conversión del cloruro de polivinilo (PVC) de un plástico duro a otro flexible.

el resultado es una acumulación tóxica que, en niveles bajos, causa innumerables síntomas, como fatiga, falta de concentración, dolores musculares, alergias y mala memoria.

Cuando la acumulación alcanza niveles elevados durante mucho tiempo, puede producir enfermedades neurológicas y serios problemas de salud. Por eso es tan importante el proceso de desintoxicación, que depende de muchos nutrientes, vitaminas, minerales y otros suplementos que pueden asegurar la eliminación de forma efectiva y fortalecer el aparato gastrointestinal para evitar la reabsorción de toxinas en otros órganos como el cerebro y las vías respiratorias.

DT: ¿Es posible prevenir esta carga tóxica o minimizar la acumulación de toxinas en nuestro organismo?

NM: Sí, para ello debemos beber agua purificada de buena calidad; disminuir el consumo de alimentos procesados y grasas hidrogenadas y trans presentes en la comida basura, así como de los alimentos fritos calentados y refritos a altas temperaturas, margarinas, mantecas y aceites de palma y de coco, cafeína y alcohol; eliminar el tabaco; aumentar la actividad física; reducir la exposición a pinturas, pesticidas y otras sustancias tóxicas; vivir lejos de lugares donde hay plantas industriales; evitar el consumo de pescados que contengan niveles altos de mercurio, y acudir de forma habitual a una sauna y tomar baños de vapor para aumentar la sudoración.

También existen varios suplementos que apoyan al organismo en la fase 1 y 2 de la desintoxicación y ayudan a que el cuerpo elimine las toxinas: los bioflavonoides, minerales como el magnesio y el zinc, la vitamina C y algunas del complejo B (B_2, B_6, B_3, B_{12}), el ácido fólico y el lipoico, el glutatión, la coenzima Q-10, la N-acetil cisteína, el sylimarin, el fosfatidil colina, la fibra y la clorofila en cápsulas.

Además, son varios los alimentos que favorecen este proceso de forma natural: la granada, que contiene ácido elágico, un poderoso antioxidante; las crucíferas (brócoli, coliflor, coles de Bruselas); el frijol de soya, el ajo, la cebolla; el té verde, por sus polifenoles y catequinas, que son antioxidantes y detoxificantes maravillosos.

Capítulo V

Quinta herramienta: cuida tu sistema digestivo

¿Sabías que tus resfriados pueden ser producto de problemas intestinales? ¿Sabías que tu sistema digestivo está directamente conectado con tu cerebro?

Cuando comenzamos a ver las múltiples facetas de la medicina anti-edad y las afirmaciones de que «el envejecimiento comienza en los intestinos», no llegábamos a entender la importancia de tener un sistema digestivo sano.

Muchos de los médicos entrevistados para la elaboración de este libro hablan de la importancia de tener un sistema digestivo sano, pues saben que el camino para tener una buena salud se inicia en el tracto intestinal.

Los ingredientes de los alimentos que comemos nutren a cada una de nuestras células lo suficiente para que pueda replicarse a la perfección cientos de veces; este proceso se ha degradado debido a la contaminación del aire y del suelo, y a sustancias químicas tóxicas como los pesticidas y herbicidas.

La comida de baja calidad, los métodos deficientes de preparación y las toxinas o parásitos pueden llevarnos a una decadencia prematura de nuestro sistema digestivo y a enfermedades crónicas a largo plazo como la artritis, la diabetes, la fibromialgia, la fatiga, la enfermedad de Alzheimer, el colon irritable, la degeneración macular[75], etc.

---

75. La degeneración macular asociada a la edad es una enfermedad del ojo ocasionada por degeneración, daños o deterioro de la mácula. La mácula es una capa amarillenta de tejido sensible a la luz que se encuentra en la parte posterior del ojo, en el centro de la retina; esta área proporciona la agudeza visual que permite al ojo percibir detalles finos y pequeños. Cuando la mácula no funciona correctamente, las áreas del centro del campo visual empiezan a perder nitidez.

Se estima que casi el 40% de la población mexicana sufre algún tipo de enfermedad digestiva. Por esta razón debemos empezar a dar a la dieta la importancia que se merece, ya que los alimentos son nuestra fuerza vital y el combustible que nuestro cuerpo necesita para trabajar eficientemente, para replicar las células y para mantenerse sano.

Recuerda que tu sistema digestivo comienza en tu boca y termina en tu ano, pasando por los intestinos, que son el centro de nuestro cuerpo y el mayor componente del sistema inmunológico.

El tracto gastrointestinal es uno de los sistemas más complicados del cuerpo, de hecho, los médicos se refieren a él como «el segundo cerebro», porque contiene una red extensa de nervios, neurotransmisores y receptores nerviosos que le permiten operar de manera muy independiente del cerebro. El único control que tenemos es tragar; cuando comemos empujamos la comida o la bebida hacia nuestro esófago, y en este punto las redes nerviosas insertadas en él toman los alimentos y los mueven hacia abajo, o sea hacia el estómago, utilizando una ola de contracciones musculares llamadas *peristalsis*; esta función se realiza automáticamente.

Una vez que comprendas cómo funciona el sistema digestivo, seguramente adquirirás nuevos hábitos alimenticios, ya no consumirás alimentos que contengan sustancias químicas y procurarás masticar correctamente para ayudar al proceso digestivo. Te vas a sentir muy bien, pues tu vientre ya no estará inflamado; no tendrás más problemas con los gases, ni sufrirás acidez ni reflujo, ni tampoco estreñimiento.

Una buena salud proviene de la habilidad del cuerpo para digerir los nutrientes y eliminar los desechos; eso es lo que hace el sistema digestivo. Su propósito es asegurarse de que digieras los alimentos por completo y elimines los desechos de forma natural.

Somos lo que comemos, pero es igualmente importante el hecho de que somos lo que digerimos. El problema es que no todos los alimentos que consumimos se utilizan de manera adecuada, incluso asumiendo que comamos alimentos de la mejor calidad, no podemos alcanzar una óptima salud a menos que nuestro sistema digestivo esté funcionando al cien por cien.

Para mantener tu sistema digestivo operando en niveles óptimos por medio de los nutrientes adecuados, debes entender qué es lo que le sucede a la comida desde el momento en que entra en tu boca, hasta que deja tu cuerpo. También debes saber qué puede salir mal en ese proceso y por qué.

¿CÓMO FUNCIONA?

Entender el mecanismo de la digestión te ayudará a relacionar todos los aspectos que pueden estar provocando tus problemas digestivos. A continuación te explicamos qué ocurre cuando tomas un bocado de algún alimento.

El sistema digestivo comienza en la boca, lugar donde los dientes mastican la comida y la convierten en partículas más pequeñas. La saliva cubre y suaviza dichas partículas con enzimas que descomponen los carbohidratos. Una vez que la masticación se completa, la comida se traga y se transfiere por el esófago hasta el estómago.

El esófago es un tubo muscular de 25 centímetros de largo cubierto con células que producen mucosidad, la cual lubrica la comida para que pase con facilidad. El esófago lleva la comida hasta el estómago a través de sus contracciones musculares que se asemejan al movimiento de una ola.

La válvula muscular que se encuentra al final del esófago se conoce como *esfínter interior esofágico*. Esta válvula permanece cerrada cuando no se ingiere alimento para que el ácido estomacal no pueda entrar en el esófago y causarle acidez. Se abre y se cierra rápidamente para permitir que la comida pase al estómago.

Muy poco del proceso de absorción se da en el estómago, ya que, esencialmente, es un tanque de contención para mezclar la comida. Su función principal es almacenar y realizar la digestión preliminar; funciona como una gran licuadora.

El estómago que funciona de manera óptima secreta cinco sustancias importantes: mucosidad, ácido clorhídrico (HCI), pepsina, gastrina (hormona que regula la producción de ácido) y lipasa gástrica (que ayuda a la digestión de grasas). Las células del estómago se recubren de mucosidad para protegerlo del HCI y de las enzimas de la digestión. La mala alimentación, como los refrescos, dañan esa mucosidad natural. Las personas que padecen de agruras o acidez estomacal casi no producen HCI, lo que las puede llevar a sufrir inflamación y gases, así como a almacenar parásitos y bacterias.

Del estómago, la comida pasa al intestino delgado a través del duodeno y termina en la válvula ileocecal, por la cual se une al intestino grueso. En el intestino delgado se absorben los nutrientes y las proteínas ya digeridos, y se vierten secreciones como la bilis y el jugo pancreático. Mide alrededor de 6 metros y tiene tres secciones: el duodeno, que son los primeros 25 o 30 centímetros y absorbe principalmente los minerales; el yeyuno, de aproximadamente 2,5 metros, que absorbe las vitaminas solubles en agua, los carbohidratos y las proteínas; y el íleon, de 3 metros, que se encarga de las vitaminas solubles en grasa, la grasa, el colesterol y las sales biliares.

El intestino grueso o colon se inicia a partir de la válvula ileocecal; es el último órgano a través del cual pasan los residuos alimenticios. Su longitud es variable, puede medir entre 120 y 160 centímetros, y su grosor va disminuyendo progresivamente hasta llegar a la parte más estrecha donde se une con el recto. Tiene tres segmentos principales: el ascendente, que se encuentra en la parte derecha del cuerpo; el transversal, que conecta el lado derecho con el lado izquierdo; y el descendente, que está en la parte izquierda del cuerpo. Cuando la materia fecal pasa al recto, se siente la necesidad de defecar.

Cuando cualquier parte del tracto gastrointestinal no está funcionando por completo, se experimenta incomodidad y puede desarrollarse una enfermedad. Esta razón debería ser suficiente para que mastiques la comida lentamente, ya que esta acción hace que el proceso completo funcione.

Por desgracia, la mayoría de las personas esperan a estar enfermas para hacer algo en relación con su salud. El deterioro del tracto gastrointestinal puede producirse durante años sin producir ningún síntoma, aunque generalmente se empieza a manifestar en: dolores de cabeza, estreñimiento e indigestión y gases, hasta llegar a colitis ulcerante, síndrome de colon irritable, úlcera péptica, gastritis, aerofagia, alergias, lupus, esclerodermia, artritis reumatoide, psoriasis, eccema, enfermedad de Crohn[76], degeneración macular, cáncer de estómago, etc.

Recomendaciones

- Come alimentos sanos (de preferencia orgánicos).
- Aprende a masticar la comida a conciencia y lentamente.
- Come probióticos como acidófilos y bifidobacterias.
- Toma enzimas digestivas.
- Come algunos alimentos crudos diariamente.
- Consume cantidades óptimas de fibra y ácidos grasos esenciales.
- Reemplaza el ácido estomacal perdido con ácido clorhídrico (suplemento).

---

76. La enfermedad de Crohn es una enfermedad crónica autoinmune en la cual el sistema inmunitario del individuo ataca su propio intestino produciendo inflamación. Frecuentemente, la parte afectada es el íleon o tramo final del intestino delgado, aunque la enfermedad puede aparecer en cualquier lugar del tracto digestivo.

Síndrome de intestino permeable

Los intestinos están protegidos por una membrana con funciones muy importantes para nuestra salud. Entre ellas, la absorción de nutrientes, la producción de enzimas digestivas, de ciertas vitaminas y de anticuerpos, los cuales actúan como primera línea de defensa contra infecciones.

Esta membrana absorbe nutrientes de los alimentos que ingerimos, y rechaza sustancias que, al ser absorbidas, podrían dañar al cuerpo. Los hábitos alimenticios y de vida que tenemos y el medio ambiente inflaman y dañan esta membrana, lo que produce un intestino permeable. Cuando la membrana intestinal se inflama, pierde su propiedad protectora y su capacidad de absorber nutrientes, de producir enzimas digestivas y de crear el ambiente perfecto para que los microorganismos que habitan en nuestro interior convivan en armonía.

Con un intestino demasiado permeable estamos expuestos a cualquier invasión. Cuando ingerimos alimentos no biológicos, también estamos ingiriendo cientos de diferentes tipos de pesticidas, insecticidas, metales pesados y otras clases de sustancias químicas. A través de un intestino inflamado y demasiado permeable, estas sustancias nocivas pasan a la sangre y afectan a los diferentes sistemas del cuerpo (inmunitario, hormonal, nervioso, respiratorio, reproductivo), causando síntomas tan variados como migrañas, artritis, alergias, menstruaciones dolorosas o irregulares, palpitaciones, mareos e irritabilidad, entre otros.

Al mismo tiempo, un intestino inflamado y demasiado permeable es más susceptible a la invasión de parásitos, bacterias o la multiplicación de ciertas levaduras como *Candida albicans*. Todos estos microorganismos son responsables, a su vez, de una gran lista de síntomas que pueden incluir desde diarrea hasta tos crónica. Por otro lado, estos microorganismo suelen inflamar el intestino causando un exceso de permeabilidad.

ENFERMEDADES Y DESEQUILIBRIOS RELACIONADOS CON EL SÍNDROME DEL INTESTINO DEMASIADO PERMEABLE

Enfermedad celíaca

Alcoholismo

Enfermedad de Crohn

Alergias alimenticias

Eccema tópico

Parasitosis crónica

Candidiasis crónica

SÍNTOMAS RELACIONADOS CON EL SÍNDROME DEL INTESTINO DEMASIADO PERMEABLE

Migrañas

Dolores musculares y de articulaciones

Diarrea y/o estreñimiento

Fatiga

Décimas de fiebre

Malestar general

Hinchazón abdominal

Flatulencia

Náuseas

Palpitaciones

Mareos

Problemas menstruales

Mal aliento

Nerviosismo

Insomnio

CAUSAS MÁS COMUNES DEL SÍNDROME DEL INTESTINO DEMASIADO PERMEABLE

Inflamación. La causa principal, como ya he mencionado, es la inflamación. Ésta puede deberse a: poca masticación en las comidas o deficiencia de ácido clorhídrico o enzimas pancreáticas. Cuando los alimentos ingeridos no se digieren bien, se produce fermentación y/o putrefacción en el intestino. Esto da lugar a la producción de ciertos gases que pueden dañar e inflamar la pared intestinal.

Deficiencias nutricionales. Una dieta pobre en nutrientes puede ser responsable de muchos problemas de salud, entre ellos el intestino demasiado permeable.

Dieta proinflamatoria. Ciertos alimentos y sustancias como el trigo, productos lácteos, azúcar, café, té, alcohol y alimentos procesados y no biológicos pueden irritar el intestino y producir inflamación y excesiva permeabilidad.

Uso de medicamentos como los esteroides, aspirina y paracetamol, los cuales, aunque alivian los síntomas de inflamación en otros lugares del cuerpo, afectan la mucosa gastrointestinal y precipitan un ataque enzimático y de ácido en la pared intestinal. Desafortunadamente, las personas que sufren del síndrome del intestino demasiado permeable son las que con más frecuencia toman este tipo de fármacos debido a los síntomas que presentan.

Infecciones intestinales, incluidas infecciones por bacteria, levadura y parásitos. Estos organismos atacan la membrana intestinal produciendo inflamación, destruyendo la flora intestinal e impidiendo la producción de ciertas vitaminas como la B, K y A.

Intolerancias alimentarias que pueden producir toxinas en el intestino y, por consiguiente, irritación e inflamación. Muchas personas no saben que padecen intolerancias porque la reacción, a veces, no es inmediata. En muchos casos, los síntomas pueden aparecer a las 48 horas e incluso después de tres días. Las alergias más comunes en Europa son al trigo y sus productos (pan, pasta, galletas, empanadas, pizzas) y a los productos lácteos y sus derivados (leche, yogur, mantequilla, crema).

El síndrome del intestino demasiado permeable es muy común. Hay muchas personas que lo sufren sin saberlo. También es complicado, ya que puede dar lugar a una serie de síntomas crónicos y, a veces, difíciles de tratar. Sin embargo, tiene tratamiento y cura.

Para más información sobre este síndrome,
visita **www.proedad.com**, sección Tips.

Capítulo VI

Sexta herramienta:
baja tu nivel de estrés

Todo es para ayer, y además de ser urgente, es importante. El límite de tolerancia para los errores se aproxima a cero. Y no sólo te mueves con rapidez, sino que comes de forma apresurada o comes mientras trabajas, hablas a toda velocidad… Las semanas y los días pasan muy deprisa y la vida se consume en estado de alarma e impaciencia. La vida es una batalla que hay que vencer; y para que unos venzan, otros tienen que perder; es tu filosofía y, en base a ella, has de actuar.

El estado de alarma permanente somete al corazón a un castigo incesante; no es de extrañar que las patologías que afectan al sistema circulatorio causen estragos entre este particular grupo de población.

Te preguntarás lo que significan los párrafos anteriores. Son una descripción de una persona sometida a estrés social y emocional.

El «estrés»[77] es una palabra que todos usamos diariamente, pero que muy pocos identificamos como una acción que trabaja de forma sigilosa y silenciosa en nosotros, en nuestro beneficio, pero también de forma perjudicial si la convertimos en crónica, pues puede afectar gravemente el organismo Debemos comprender que no existe nada tan eficaz para movilizar los recursos vitales del cuerpo como

---

77. La palabra «estrés» viene del inglés *stress*, que significa «fatiga». Es una reacción fisiológica del organismo en la que entran en juego diversos mecanismos de defensa para afrontar una situación que se percibe como amenazante o de demanda incrementada. Es una respuesta natural y necesaria para la supervivencia, a pesar de lo cual, hoy en día, se confunde con una patología. Esta confusión se debe a que este mecanismo de defensa puede acabar, bajo determinadas circunstancias, siendo algo frecuente en ciertos modos de vida, lo cual desencadena problemas graves de salud. Cuando esta respuesta natural se da en exceso, se produce una sobrecarga de tensión que repercute en el organismo y provoca la aparición de enfermedades y anomalías patológicas que impiden el normal desarrollo y funcionamiento del cuerpo humano.

el estrés. De igual forma, no existe un peligro mayor para nuestra vida que ser consumidos por la energía capaz de ser desplegada por ese moderno mal. Enemigo o aliado, ése es el estrés.

Existe un estrés positivo, el *eustrés*, que puede llenar nuestra existencia de energía y vigor, pero el estrés negativo, el *distrés*, puede arruinar nuestra vida y dañar nuestros órganos. El estrés es siempre una respuesta de carácter fisiológico. Ante un agente estresante externo o interno, se produce una segregación de hormonas que originan cambios a distancia en diversas partes del organismo.

El agente que es capaz de generar distrés en una persona produce eustrés en otra. Existen factores de aprendizaje que predisponen a experimentar un tipo de estrés u otro en relación con cada agente causal. Es precisamente en este punto cuando cualquier estímulo externo puede convertirse en un agente estresante: el timbre del teléfono, una llamada en la puerta, un apagón, etc., pueden causar alarma y un exceso de reacción. Cuando esta experiencia se vuelve habitual, no resulta extraño levantarse agotado por las mañanas y permanecer todo el día en ese estado hasta la noche, que de nuevo dará lugar a un sueño poco reparador.

Podemos comprobar que existen innumerables agentes externos e internos capaces de producir un impacto en nuestro sistema nervioso y hormonal de tal intensidad que son experimentados como distrés; no es necesario que el agente desencadenante sea muy poderoso, basta con que la respuesta al mismo lo sea.

Las causas del estrés pueden ser diversas, aunque a menudo es la combinación de agentes de diferentes procedencias lo que acaba provocando respuestas excesivas.

CAUSAS DEL ESTRÉS

Sociales: trabajo, familia, otras relaciones. A nivel social, el estrés dependerá del entorno local en que la persona se encuentre y de la propia personalidad; quedará determinado por lo que sucede y cómo se interpreta. Cada cultura tiene un patrón de respuestas en relación con la muerte, la enfermedad, el dinero o la familia; ello establecerá las respuestas y el nivel de adaptación posible.

Biológicas: enfermedades, sucesos ligados a procesos degenerativos. Toda enfermedad genera una sobrecarga para el organismo debido a la necesidad de adaptarse para superar la patología, y todo distrés afecta al sistema inmunológico, favoreciendo la enfermedad y dificultando la recuperación. He aquí una ecuación cuyas partes son: *enfermedad = distrés + distrés + enfermedad*. Es una ecuación perversa de la que sólo se sale cuando el organismo tiene suficiente vitalidad para poder superar la combinación de los esfuerzos requeridos para ello.

Agentes tóxicos: alcohol, café, nicotina (una de las tres mil sustancias que contiene el cigarrillo) y drogas. Estas sustancias son capaces de producir una demanda de adaptación al organismo, que, cuando sobrepasa ciertos límites, impone una penalización para su funcionamiento. Esa imposición obliga al cuerpo a actuar con una merma de sus posibilidades originarias. Y conforme las sustancias tóxicas aumentan y otros factores estresantes se manifiestan, el cuerpo desempeñará sus funciones básicas con un mayor deterioro y cada vez le resultará más difícil adaptarse al siguiente esfuerzo. También es causa de distrés biológico la carencia de nutrientes básicos para el mantenimiento del equilibrio homeostático del organismo.

Climáticas: frío, calor, humedad, etc. Es comprensible que temperaturas extremas afecten al funcionamiento del organismo, modificando los requerimientos de adaptación al medio ambiente. Lo mismo sucede con la altura: una persona que vive en las provincias de los Andes o en la Ciudad de México o en la Paz (Bolivia) modifica su química interna, de forma que su sangre pueda absorber más oxígeno; ello la vuelve más espesa, y esta simple adaptación modifica sus expectativas de longevidad y dificulta nuevas adaptaciones.

El estrés mental y emocional actualmente es considerado por la medicina como un factor importante que detona una cadena de enfermedades. Hoy en día no podemos separar la dinámica cuerpo-mente; de hecho, en el campo de la medicina los elementos psicosomáticos tienen una importancia redundante.

Es interesante mencionar la existencia de la psiconeuroinmunología[78] con una visión unificada de cómo funciona el cuerpo y se relaciona consigo mismo y su entorno.

El párrafo anterior nos introduce en lo que hemos estado mencionando hasta ahora: hay que ver el cuerpo de forma funcional e integral.

La mente, los pensamientos y las emociones no pueden separarse de nuestro cuerpo, debemos conocernos y aprender a controlar las emociones negativas y el pensamiento, así como los procesos que alteran el delicado equilibrio de la salud y el bienestar, que es donde se producen nuestras enfermedades.

Como dice el doctor Alexander Krouhan[79]: «No hay enfermedades, sino enfermos».

Así pues, como el estrés provoca envejecimiento prematuro, queremos compartir con los lectores de este libro nuestra experiencia y las herramientas que nosotros utilizamos para paliarlo y vivir saludablemente.

Profundicemos un poco acerca de cómo actúa el estrés en nuestro cuerpo: el organismo se encuentra en funcionamiento gracias a las hormonas que fluyen en nuestra sangre, producidas por el sistema endocrino (como hemos visto en la primera herramienta), producto de las glándulas. Este sistema trabaja de forma mancomunada con el sistema nervioso; por lo tanto, podemos referirnos al *sistema neuroendocrino*.

---

78. Ciencia que reúne los conocimientos de varios campos de estudios en endocrinología, inmunología, psicología y neurología.

79. Médico cirujano de la Universidad La Salle/UNAM, especialista en medicina interna y subespecialista en endocrinología y metabolismo por la Universidad de Miami y el Hospital Jackson Memorial. Diplomado en medicina anti-edad por la Academia Americana de Medicina Antienvejecimiento y en medicina funcional e integrativa por el Instituto de Medicina Funcional.

FASES DEL ESTRÉS

Fases de alarma

En un medio de defensa, ante una amenaza inmediata y real, el cuerpo responde incluso sin que seamos conscientes de ello. De la reacción inmediata se encarga el sistema neuroendocrino por medio de la segregación de hormonas que aceleran el pulso, aumentan el ritmo respiratorio y nos vuelven más excitables, de forma que nuestra reacción pueda producirse rápidamente. El cuerpo se prepara para la lucha o la huida, por lo tanto, se producirán los cambios internos que originarán pérdidas en uno u otro caso. En el evento, se quemarán las energías y, si todo sale bien, el cuerpo se recuperará con normalidad de este esfuerzo.

La adrenalina y noradrenalina activan todos los sistemas para que funcionen al límite, adecuándose a las necesidades en un escaso espacio de tiempo. El cortisol segregado colabora en la acción de recuperación, aportando energía y produciendo efectos antiinflamatorios.

El inconveniente es que una reacción tan poderosa repetida multitud de veces por estresores menores exige al cuerpo someterse a una carga forzada no exenta de riesgos. La adrenalina nos consume y la cortisona ataca al sistema inmunológico cuando reaccionamos de forma excesiva ante cualquier estresor.

Fase de resistencia

Cuando la fase de alarma se repite o se mantiene en el tiempo, el cuerpo reacciona adaptándose al esfuerzo requerido, ya sea a la altura o a vivir en un piso con vecinos ruidosos. Si no se puede hacer nada para retornar al equilibrio orgánico original, el organismo se adaptará pagando un costo.

Esta sobretasa se paga por haber sacado al cuerpo del equilibrio.

La fase de agotamiento

Llega un momento en que el cuerpo no puede continuar con tanto esfuerzo, en consecuencia las energías se acaban; el equilibrio interno, después de estar amenazado largo tiempo, se rompe; el sistema inmunológico se ve afectado; la capacidad de resistir a los agentes patógenos de cualquier tipo disminuye y la enfermedad aparece. Si el desgaste previo ha sido excesivo, la vida corre peligro, en caso contrario, el cuerpo tras un descanso suficiente se recupera parcialmente, aunque con secuelas derivadas del colapso sufrido: derrames cerebrales, hipertensión, úlceras, infartos, cáncer, infecciones, etc., tienen la puerta abierta en un organismo debilitado.

Pero, como ya vimos, el sistema está diseñado para ayudar a garantizar la seguridad del organismo frente a amenazas externas o internas, y procurarle su supervivencia y defensa.

El problema reside cuando nuestra mente alerta con frecuencia al sistema neuroendocrino porque detecta situaciones de pánico o peligro, por ende, el cuerpo, con sólo pensar que está en riesgo, se sobredefiende.

Ese sobretrabajo del cuerpo desgasta nuestras glándulas adrenales hasta agotarlas, y es entonces cuando entramos en estados de estrés profundos o fatigas crónicas.

La insulina y el cortisol, las llamadas *hormonas del estrés*, son nuestras aliadas diarias, pero también pueden jugar en contra de nuestro organismo. El cortisol nos da empuje y energía ante situaciones de peligro —por ejemplo, en el momento que cruzamos una calle y se acerca un coche, tenemos la energía necesaria para echar a correr—. Veremos con más detalle esta explicación en la entrevista realizada al doctor Andrés Lucena.

La insulina es nuestra aliada y nos abastece de combustible, producto del consumo de alimentos, pero el problema surge cuando los niveles de cortisol e insulina son elevados y causan daños graves como la obesidad o la diabetes.

Los elevados niveles de insulina y cortisol son agentes inflamatorios. Muchos de nosotros sufrimos de un exceso de estas dos hormonas por ingerir azúcares y otros carbohidratos y por padecer demasiado estrés y tomar café[80].

Pero modificando nuestra dieta y hábitos podemos contrarrestar estos niveles. Debemos suprimir de nuestra alimentación los azúcares y alimentos ricos en almidón para nivelar la insulina. La eliminación de café nos ayudará a controlar los niveles de cortisol altos.

No olvides que debes controlar tus emociones y tus pensamientos; es crucial para evitar los picos de estrés.

---

80. Recientes estudios demostraron que el consumo de café por las mañanas puede acelerar al sistema nervioso y, en consecuencia, aumentar los niveles de cortisol durante todo el día.

Varios estudios han demostrado cómo el estrés controla el desempeño del eje hipotálamo, pituitaria y adrenal (HPA), principal productor de hormonas. Este eje es el que regula procesos como la digestión, el sistema inmunológico y la energía del cuerpo. Ahora imaginemos cómo en situaciones de estrés y presión, las condiciones de equilibrio se pierden y, por ende, somos propicios a enfermedades. Cuando los niveles de estrés y de cortisol permanecen altos de forma crónica, inmunodeprimimos nuestro sistema y la respuesta lógica son los resfriados, gripes e infecciones.

POSIBLES EFECTOS DEL ESTRÉS

- Dolores de cabeza ocasionales que se repiten cada vez más a menudo
- Fatiga crónica que no parece desaparecer con el reposo, antes sí lo hacía
- Desesperación y cansancio
- Problemas circulatorios, pesadez en las piernas, varices
- Contracturas musculares en cuello, dorso y zona lumbar, que no ceden con el descanso
- Pérdida ocasional de memoria, al principio aumenta e irrita
- Dolores de estómago, problemas para hacer la digestión
- Estreñimiento
- Colitis
- Tics nerviosos
- Dificultad para dormir o descansar
- Insomnio
- Sensación de estar despierto mientras se está durmiendo
- Aumento de las adicciones: comida, azúcar, alcohol, tabaco
- Necesidad de tomar medicamentos para dormir
- Falta de concentración, dispersión
- Pesimismo
- Sensación de fracaso constante

Estudios previos han demostrado que el estrés está vinculado también a un aumento de frecuencia cardíaca y a un sistema inmunológico debilitado. Ahora los investigadores han descubierto que los niveles elevados de estrés parecen aumentar los niveles de colesterol, y el colesterol alto es un factor de riesgo para enfermedades cardíacas y circulatorias.

Investigadores del Laboratorio de Neuroendocrinología de la Universidad de California (UCLA) han demostrado que la suma de situaciones estresantes agrega más años al ADN[81] de una persona, haciendo que no se corresponda con su edad cronológica real. Estos científicos encontraron que las células de la sangre de mujeres que habían pasado la mayor parte de sus vidas cuidando de un hijo discapacitado tenían, genéticamente, una década más de edad que las mismas células de aquellas madres que llevaban menos tiempo en la misma difícil tarea.

Este estudio, que aparece en las actas de la Academia Nacional de Ciencias de Estados Unidos, sugiere también que la percepción de estar estresado puede agregar años genéticos a la edad biológica de una persona.

«Éste es un descubrimiento significativo —afirmó el doctor Bruce McEwn, director del Laboratorio de Neuroendocrinología de la Universidad Rockefeller de California—. Ya sabíamos que al envejecer tenemos más tendencia a engordar, a desarrollar enfermedades del corazón y diabetes, pero esto es una novedad.»

---

81. Los científicos se centraron en una parte del ADN llamada telómero, en el extremo de los cromosomas de la célula. Como la cabeza de un cerillo partido, el telómero se contrae cada vez que la célula se divide y se duplica. Las células se reproducen a sí mismas muchas veces en la vida para reparar y fortalecer al órgano que las alberga, para crecer o para luchar contra cualquier enfermedad. Una sustancia química llamada *telomerasa* ayuda a restaurar una porción del telómero en cada división. Tras 10-50 divisiones, el número varía según el tipo de tejido y el estado de la persona: los biólogos aún no comprenden bien cómo funciona el sistema, pero el telómero se vuelve tan corto que la célula no puede reproducirse más. Cuando los investigadores compararon el ADN de madres que cuidaban hijos discapacitados, encontraron una impactante tendencia: después de considerar los efectos de la edad, calcularon que cuanto más tiempo habían estado las mujeres cuidando a su hijo, más corto era el largo de su telómero y más baja la actividad de su telomerasa.

A pesar de que los médicos han relacionado el estrés psicológico con una función inmunológica débil y un mayor riesgo de contraer infecciones, aún intentan comprender cómo es que esta tensión permanente daña y debilita los tejidos del organismo. Recientes investigaciones sugieren que el proceso puede ser revertido.

El estrés puede predisponer, volver crónica y acelerar todo tipo de enfermedad e ineficiencia física, debilitando el sistema inmunológico y disminuyendo la vitalidad; además crea problemas fisiológicos a varios órganos y sistemas del cuerpo, precipitando la pérdida de funcionalidad de nuestro organismo y de nuestro reloj biológico interno, de ahí el envejecimiento.

Esto nos sugiere que un bajo nivel de estrés y un buen manejo del mismo pueden reducir, de manera significativa, la velocidad del envejecimiento, ya que estos dos elementos actúan sobre aquellos factores que influyen en el ritmo de nuestro reloj biológico interno, el cual podemos controlar. La prueba de esto se encuentra frente a nuestros ojos: la gente que aparenta menos años de los que tiene no está estresada, porque consigue altos niveles de vitalidad y hace una excelente gestión del estrés. Si logras lo mismo, tienes muchas posibilidades de bajar tu ritmo de envejecimiento.

SUPLEMENTOS QUE REDUCEN EL ESTRÉS

Hay elementos que coadyuvan a reducir los niveles elevados de cortisol y optimizan la salud:

Vitamina C. Además de sus efectos benéficos como regenerador del tejido conectivo y de coadyuvar al funcionamiento del sistema inmunológico, ha demostrado que ayuda a modular los niveles altos de cortisol producido por el estrés.

Magnesio. El químico nutricionista australiano Peter Gilham[82] indica que entre el 90 y el 95% de la población mundial vive con niveles de magnesio que no son saludables para su cuerpo. El agotamiento por falta de magnesio está causado por muchas variantes: alcohol, tabaquismo, sudoración excesiva, consumo de drogas, hipotiroidismo, diabetes, azúcar, carbohidratos, sodio o dietas demasiado ricas en calcio y, finalmente, estrés. Algunos síntomas de su deficiencia son: asma, disminución de los niveles de energía, insomnio, dolores de cabeza y musculares, tensión, fatiga, ansiedad, convulsiones, nerviosismo, síndrome premenstrual, huesos débiles, rechinar de dientes, insomnio, dificultad para respirar y problemas cardíacos.

Omega 3. Este suplemento ha demostrado que puede ayudar a las personas a disminuir el estrés. Su simple adición a la dieta diaria alivia tensiones no deseadas. La evidencia disponible indica que los seres humanos han evolucionado y prosperado gracias a las dietas ricas en pescados y mariscos, y que estos ácidos grasos forman parte de la grasa en las membranas celulares del cerebro. Sus nutrientes favorecen una buena salud mental.

DHEA. Este suplemento mejora la resistencia del cerebro a los cambios producidos por el estrés, ya que mantiene las capacidades funcionales y protege contra las enfermedades.

También existen hierbas adaptógenas[83] como la rodiola y el ginseng que pueden ser muy útiles para contrarrestar el estrés y los rigores físicos de nuestro estilo de vida moderno. Trabajan ayudando a la modulación de los niveles y la actividad de las hormonas.

---

82. Peter Gillham abrió su centro de nutrición en Estados Unidos en 1978 y se convirtió en productor de suplementos nutricionales.

83. Un adaptógeno es una sustancia que ayuda al cuerpo a lidiar mejor con el estrés, ya sea físico o mental.

Como ya hemos dicho, el estrés puede ser nuestro aliado o nuestro enemigo. Lamentablemente, vivimos en un mundo que nos hace adictos y esclavos del estrés. Somos responsables de nuestra realidad, por eso trabajar con pensamientos y emociones positivas nos ayudará a sobrellevar los momentos de estrés.

ESTRATEGIAS PARA LIDIAR CON EL ESTRÉS

No queremos despedirnos de esta herramienta sin compartir con los lectores de este libro algunas estrategias que a nosotros nos han funcionado:

Reduce la ingesta de café o cafeína. Algunos estudios han demostrado que la cafeína puede aumentar los niveles de las hormonas, un incremento que puede durar todo el día, manteniéndose hasta la hora de ir a dormir.

Aliméntate sanamente. Evita las comidas pesadas, ricas en grasas. Introduce en tu dieta frutas, verduras y alimentos antioxidantes como las semillas.

No te compadezcas. No caigas en la trampa de la autocomplacencia con tu cansancio, falta de energía, ansiedad o preocupaciones, consumiendo alcohol, sedantes, estimulantes, nicotina u otras sustancias, ya que empeorarás los síntomas del estrés a largo plazo.

Desayuna bien. No te vayas al trabajo sin desayunar bien, aunque no tengas hambre por las mañanas. Un día de trabajo intenso requiere de bastante energía y tu estrés será mayor si no tienes suficiente «combustible».

Toma agua. Intenta mantener una hidratación saludable, teniendo agua disponible en todo momento. Beber un sorbo de agua cuando se está tenso ayuda a mantener la calma.

Dormir debe ser tu prioridad. El sueño es fundamental para rejuvenecer cada día. Trata de irte a la cama a la misma hora todas las noches.

No caigas en la negación. Si estás experimentando síntomas físicos o psicológicos serios, no te limites a decir «es debido al estrés». La mejor forma de solucionar un problema es detectarlo en las etapas iniciales para poder combatirlo fácilmente.

Camina. Si no tienes tiempo para una sesión de ejercicios, simplemente camina, aunque sólo sea diez o quince minutos cada día (treinta minutos es lo óptimo); ello puede mejorar tu estado de ánimo.

Cambia tu forma de reaccionar. En el momento que se te presente una situación complicada que pueda despertar tu enojo, detente.

Aprende técnicas de respiración. Nos hemos acostumbrado a respirar de forma instintiva y superficial, sobre todo cuando estamos estresados. Toma conciencia de tu respiración y llévala hasta el diafragma. Al inhalar siente cómo tu estómago, tus costillas laterales y tus pulmones se inflan. Inhalar de esta forma relaja tu sistema nervioso y equilibra tu mente y tus emociones. Comprueba tu respiración durante el día, y especialmente antes, durante y después de situaciones de alta presión.

Sonríe. La risa, aunque sea forzada, genera sustancias químicas que relajan el sistema nervioso, ya que tu energía sube y, por lo tanto, liberas el estrés.

Despiértate temprano. Si te levantas quince minutos antes, los contratiempos serán menos estresantes.

Deja tu ropa y tu material de trabajo preparado la noche anterior. Trata de dejar todo lo que vas a necesitar al día siguiente listo: mesa para desayunar, ropa que te piensas poner, material de trabajo, etc.

Anota las cosas que hay que hacer durante el día. No confíes en tu memoria, la presión de intentar recordar y no olvidar puede ser estresante. Lo mejor es anotar las horas de las entrevistas y las otras obligaciones: compras, lavandería, mensajes, etc.

No hagas nada de lo que te puedas arrepentir, no digas mentiras. Las mentiras te crean más estrés del que te imaginas.

Duplicado de llaves. Haz un duplicado de todas las llaves que necesitas y guárdalas en un lugar seguro.

No aplaces los asuntos pendientes. Las dilaciones son estresantes. Cualquier cosa que tengas que hacer mañana hazla hoy. «No dejes para mañana lo que puedas hacer hoy.»

Planifica con anticipación. Mantén una buena despensa de productos de primera necesidad, no esperes a que se acaben.

Llega con antelación a tus citas. Calcula 15 minutos de tiempo extra para llegar a tus citas, entrevistas o encuentros.

Pregunta. Toma unos momentos para repetir las instrucciones que te dan, pregunta si no sabes llegar a algún sitio y si tienes alguna duda sobre cualquier tema.

Aprende a decir que no. Hay que saber decir que no a proyectos extras, actividades sociales o invitaciones. Debes ser consciente de que no tienes tiempo ni energía para todo.

Transforma las necesidades en preferencias. Nuestras necesidades físicas básicas se reducen a alimentos, agua y mantener el calor. Todo lo demás son preferencias o deseos, no te hagas esclavo de los deseos.

Escoge a tus amigos. No te juntes con gente pesimista o poco inteligente.

Estírate. Si en tu trabajo tienes que estar muchas horas sentado, estírate un poco.

Usa tapones para los oídos. Si necesitas encontrar tranquilidad en tu casa y no la tienes porque tus hijos o tu pareja escuchan la música muy fuerte, utiliza tapones para los oídos.

Sé ordenado. Organiza tu hogar y lugar de trabajo con el fin de saber exactamente dónde están las cosas. Guarda todo en su sitio, así no tendrás que pasar por el estrés de buscar lo que necesitas.

Aprende a vivir cada día. No vivas varios días a la vez. Vive el presente.

Disfruta cada día. Haz todos los días algo que realmente te guste.

Ama y sé positivo. Añade un poco de amor a todo lo que hagas. Aprende a ser positivo.

Toma una ducha con agua caliente. El agua y el cerebro tienen sinergias positivas.

Haz algo por los demás. Te relajará. Ayudar a otros hace que uno se sienta bien; si puedes, hazlo a diario.

Sé empático. Céntrate en comprender más que en ser comprendido.

Mejora tu aspecto. Puede ayudarte y hacerte sentir mejor.

Sé flexible. Hay cosas que no merecen la pena hacerlas perfectamente y temas en los que es mejor no comprometerse.

Cambia de ritmo los fines de semana. Utiliza tu tiempo de fin de semana de forma distinta y haz actividades que te den placer.

Realiza primero las tareas desagradables. Si tienes que hacer una actividad que no te gusta como planchar o arreglar el coche, hazla muy temprano, de esa forma durante el resto del día estarás libre de ansiedad.

Delega responsabilidades. Aprende a delegar responsabilidades a otras personas, confía en los demás.

Sé optimista. Merece la pena creer que las personas lo están haciendo lo mejor que pueden.

ENTREVISTA A ANDRÉS LUCENA
(COLOMBIA)

El doctor Andrés Lucena[84] es médico y cirujano de la Universidad del Rosario (Colombia). Es uno de los más destacados investigadores y estudiosos de la medicina antienvejecimiento en su país. También es miembro activo de la WOSSAM (Sociedad Mundial de Medicina Antienvejecimiento), de A4M (Academia Americana de Medicina Antienvejecimiento), de la Organización Europea de Medicina Científica Antienvejecimiento y de la IHS (Sociedad Hormonal Internacional).

DT: Doctor, ¿es posible, con todas estas herramientas que ahora tenemos a nuestro alcance, detener el paso del tiempo?

AL: Todos los seres humanos tenemos la potencialidad de vivir alrededor de 120 años, y la medicina anti-edad es la respuesta para que todos podamos alcanzar este objetivo con calidad de vida y no postrados en una cama sin saber quiénes somos y convertidos en una carga para la sociedad.

Para lograrlo, podemos hacer cosas muy sencillas que están a nuestro alcance para optimizar las funciones de nuestro cuerpo y mantenerlo saludable, previniendo la aparición de las enfermedades crónico-degenerativas, que son las últimas que nos matan. Cada uno de nosotros tiene que hacer todo lo posible para mantener su cuerpo en óptimo funcionamiento, y con este fin podemos aprovechar los grandes avances de la medicina, como la medicina regenerativa, que es el paso siguiente de la medicina anti-edad, y que nos permitirá reemplazar nuestros órganos enfermos. Mientras eso sucede, la primera herramienta de la que disponemos —y la más importante— es una nutrición adecuada antienvejecimiento.

---

84. En adelante, AL

Los conceptos «somos lo que comemos» y «los alimentos son nuestra medicina» son milenarios. Hemos observado que la gente que consume más frutas y vegetales tiene menos cáncer, menos enfermedades cardiovasculares, menos enfermedades neurodegenerativas, etc., y sabemos que las enfermedades crónicas se asocian al incremento de la producción de radicales libres (estrés oxidativo), y que las frutas y vegetales son ricos en antioxidantes. Por lo tanto, los antioxidantes deben prevenir estas enfermedades neutralizando directamente estos radicales libres, lo cual es parcialmente cierto, ya que hoy sabemos que algunos compuestos derivados de frutas y vegetales alteran la expresión de genes en el cuerpo humano, entre los que se encuentran compuestos biológicamente activos, incluyendo teoflavones y catequinas del té, curmininoides de la cúrcuma, resveratrol de las uvas etc., que son activadores de genes (sirtruinas[85]) implicados en el incremento de la longevidad demostrada de la restricción calórica.

Con el advenimiento de la nutrigenómica, que es el estudio de cómo los alimentos afectan nuestros genes dependiendo de nuestra genética individual, hoy podemos elaborar dietas basadas en nuestras propias necesidades y personalizar el uso de micronutrientes. Esto ya es «medicina personalizada», y lo único que tenemos que hacer es un examen de ADN para saber cuáles son los compuestos —o alimentos— que favorecen nuestros genes «buenos» o aplacan y mantienen dormidos nuestros genes «malos».

En resumen, lo primero es poner en nuestros platos un arco iris de frutas y vegetales orgánicos de todos los colores, que son los que tienen todos los antioxidantes y compuestos que activan nuestros genes buenos y no consumir nada blanco, como harinas procesadas y dulces, que son los venenos que activan nuestros genes malos. De esta forma regulamos la glicemia y la insulina. Adicionalmente, todos debemos tomar al menos un buen multivitamínico/mineral, antioxidantes como las vitaminas C, E, coenzima Q-10, ácido lipoi-

---

85. Las sirtuinas son una clase de enzimas que afectan al metabolismo celular regulando la expresión de ciertos genes vegetales y animales.

co y resveratrol, y un buen suplemento de omega 3. Luego hay que personalizar nuestra lista de suplementos, dependiendo de la individualidad biológica de cada uno y de los resultados de las pruebas que ordene el médico.

En segundo lugar, está el ejercicio, que todos podemos hacer y para el cual sólo necesitamos un buen par de zapatillas de deporte. Está comprobado que sólo se necesita caminar, de forma rápida, tres o más veces a la semana durante 45 minutos para activar esta fabulosa medicina anti-edad que disminuye el riesgo del cáncer, la enfermedad cardiovascular, la diabetes y la obesidad, la depresión, la osteoporosis y enfermedades osteoarticulares. Además, se sabe que el ejercicio activa la neurogénesis o producción de nuevas neuronas, lo que rejuvenece nuestro cerebro y reduce la incidencia de enfermedades neurodegenerativas y, como efecto secundario, el ejercicio produce endorfinas que nos dan una sensación de bienestar y felicidad. Por lo tanto, moviéndonos y haciendo una actividad que nos guste cada día conseguiremos estar más jóvenes.

En tercer lugar, todos debemos conocer cómo están los niveles de nuestras hormonas (sexuales, DHEA, cortisol, hormona de crecimiento, tiroideas), ya que empiezan a disminuir a partir de los 30 años, y esto le da la señal a nuestro cuerpo de que ya comenzamos a envejecer. Además, esta situación se correlaciona con la aparición de las enfermedades crónico-degenerativas. Hoy, a través de una toma de sangre y/o de muestras de saliva y/u orina, podemos saber cuáles son nuestros niveles hormonales y sus deficiencias para corregirlos con hormonas bioidénticas (de origen natural y con la misma estructura molecular) y darle el mensaje a nuestro cuerpo de que seguimos siendo jóvenes. De esta forma, podremos recuperar la energía y vitalidad de nuestra juventud, manteniendo una apariencia más fresca, ya que las hormonas afectan a cada una de los millones de células de nuestro cuerpo.

En cuarto lugar, debemos conocer la carga tóxica existente en nuestro organismo a través de exámenes de cabello, sangre y orina que determinan el nivel de sustancias tóxicas como el mercurio, plomo, aluminio etc., e instaurar un programa guiado por nuestro médico de desintoxicación a través de sueros intravenosos, de quelación y de nutrientes, y de fortalecimiento de los órganos claves para esta función (hígado, riñones, piel). Además, debemos mantener un buen funcionamiento del intestino, impidiendo o corrigiendo el síndrome de intestino permeable causante de enfermedades autoinmunes y muchas otras, por medio de prebióticos y probióticos, que mejorarán nuestro sistema inmunológico de defensas.

Por lo tanto, corrigiendo el estrés oxidativo y la inflamación, devolviendo nuestras hormonas a los niveles de nuestros años jóvenes con hormonas bioidénticas, mejorando la respuesta al estrés, regulando la glucosa y la insulina, desintoxicando nuestro cuerpo y mejorando nuestro sistema inmunológico, podemos afirmar, sin ninguna duda, que hoy en día se pueden aumentar los años de vida saludable y productiva.

DT: ¿Qué podríamos decirles a las personas que se ven envejecidas cuando se miran al espejo?

AL: El siglo XXI es el siglo de la belleza y de la apariencia física. Todos queremos vernos jóvenes y tener unos cuerpos perfectos y esculturales. La lucha diaria con el espejo y las imágenes de modelos perfectos con las que nos bombardean en todos los medios de comunicación hacen que seamos esclavos de la apariencia. Lo que hemos olvidado es que la belleza comienza con nuestra salud y que, sin ella, la máscara externa no es más que eso, una máscara que se queda sin soporte. Tenemos que pensar de forma diferente y darnos cuenta de que sin salud lo externo no vale nada. La medicina antiedad está basada en el concepto de belleza interior que se va a reflejar como belleza exterior, previniendo la aparición de las enfermedades crónico-degenerativas. En consecuencia, debemos seguir mirándonos en el espejo, pero conociendo cómo estamos interiormente, comenzando con un programa personalizado de medicina preventiva y de salud hormonal, que puede cambiar nuestro aspecto físico mucho más que la mejor crema.

DT: ¿Por qué las hormonas y el balance hormonal son tan importantes en la medicina anti-edad?

AL: Podríamos decir que las hormonas actúan como mensajeros y que su información es vital para el funcionamiento adecuado de nuestro cuerpo. A su vez, tienen una interrelación muy estrecha entre sí, como si fueran una red, pero con el paso del tiempo su funcionamiento va declinando por diversos motivos —por ejemplo, la falta de materia prima para producir sus mensajes, alteraciones metabólicas desencadenadas por malos hábitos de vida como una alimentación inadecuada, tabaquismo, estrés, toxicidad medioambiental, etc.—. El sistema hormonal coordina las diferentes estructuras del cuerpo, y un desequilibrio tiene profundas implicaciones sobre el envejecimiento y la salud.

Sabemos que la producción hormonal disminuye poco a poco con la edad a partir de los 25-30 años, hasta manifestarse con la aparición de la menopausia y la andropausia. Esta evolución inevitable puede ser retrasada al reequilibrar la producción hormonal. Corrrigiendo las hormonas podemos mejorar nuestra condición profesional, sentimental, física y estética. Las hormonas son capaces de transformar nuestro aspecto. La medicina anti-edad se basa en la calidad de vida y en la longevidad, y la terapia de reemplazo hormonal es uno de sus pilares fundamentales.

Si hacemos una sustitución hormonal personalizada de acuerdo con las deficiencias de cada persona, a dosis fisiológicas con hormonas bioidénticas, no tenemos que tener miedo de su utilización. Un tratamiento de reemplazo hormonal permite que los niveles hormonales de una persona lleguen a ser los propios de alguien entre 10 y 20 años más joven. Es la reconquista de la juventud y la belleza. Los resultados son más que sorprendentes; la persona redescubre el gusto por la vida, reencuentra la energía perdida, la vitalidad de la juventud, la fogosidad del enamoramiento, la piel tersa y luminosa, músculos bien formados y fuertes. En resumen, las hormonas son indispensables para el bienestar y la belleza.

DT: Mucha gente se enferma y no se sabe de dónde proviene la enfermedad. ¿Pueden las hormonas influir en nuestras enfermedades?

AL: Las hormonas son mensajeros biológicos que transmiten información a la célula que tiene un receptor específico para la hormona específica. En el momento en que esta red de comunicaciones empieza a fallar, envejecemos más rápidamente, lo que aumenta la probabilidad de enfermar o de morir. La aparición de las enfermedades crónico-degenerativas se correlaciona con la disminución de los niveles hormonales.

Como ejemplos podemos comenzar con el envejecimiento de la piel y las primeras arrugas por falta de hormonas femeninas como los estrógenos; la aparición del sobrepeso y la acumulación de grasa anormal en determinadas zonas puede ser por déficit de hormona tiroidea o por problemas del cortisol y falta de hormonas masculinas y hormona de crecimiento; algunos trastornos cardiovasculares y cardíacos en los hombres tienen que ver con la disminución de testosterona y en las mujeres con la falta de estrógenos; la hipertensión arterial y el aumento de colesterol pueden deberse a una deficiencia de hormonas tiroideas; la osteoporosis puede ser consecuencia de un déficit de estrógenos, testosterona y hormona de crecimiento... Para cada enfermedad existe un déficit hormonal que debe ser diagnosticado y corregido lo más pronto posible. Podríamos afirmar que una primera consulta para mirar estas deficiencias hormonales debe instaurarse a partir de los 25 o 30 años.

DT: ¿Existe algún tipo de relación entre las hormonas y el estrés?

AL: El estrés nos acompaña en muchas situaciones de la vida moderna, y el organismo es capaz de afrontarlo a través de la regulación de sus sistemas de defensa. Pero cuando el estrés es persistente e intenso, altera el funcionamiento de los principales centros reguladores del organismo —el hipotálamo, la hipófisis y la glándula suprarrenal, entre otros— y el balance entre el sistema simpático y parasimpático, lo que crea un círculo vicioso que afecta a todo el organismo. Un estrés prolongado y repetido, ya sea bueno o malo, nos hace envejecer más rápido, ya que compromete el equilibrio de todos nuestros sistemas orgánicos y produce reacciones que terminan por provocar daños. Al prolongarse el estrés, los niveles de hormonas importantes como el cortisol, las sexuales y tiroideas bajan considerablemente, y las reservas y la producción de nuevas hormonas disminuye poco a poco.

El cuerpo y las glándulas endocrinas sufren, lo que provoca la aparición de signos de deterioro en los tejidos, y la fatiga y la ansiedad se vuelven permanentes.

DT: ¿Cómo actúa el estrés en nuestro cuerpo?

AL: En general, el estrés es la respuesta del cuerpo a condiciones externas que perturban el equilibrio emocional de la persona. El resultado fisiológico de este proceso es un deseo de huir o de confrontar violentamente la situación que lo provoca. En esta reacción participan casi todos los órganos y funciones del cuerpo, incluidos el cerebro, los nervios, el corazón, el flujo sanguíneo, el nivel hormonal, la digestión y la función muscular.

Se han hecho diferentes clasificaciones de los tipos de estrés, pero básicamente podemos decir que existen dos clases: el estrés bueno y el estrés malo, y el organismo adapta su respuesta según se trate de uno o de otro.

En cuanto al estrés bueno, en principio, se trata de una respuesta normal por nuestra parte ante las situaciones de peligro. El organismo se prepara para combatir o huir mediante la secreción de sustancias como la adrenalina, producida principalmente en unas glándulas llamadas *suprarrenales* o *adrenales*. La adrenalina se disemina por toda la sangre y es percibida por receptores especiales en distintos lugares del organismo, que responden preparándose para la acción. Es entonces cuando:

- El corazón late más fuerte y rápido.
- Las pequeñas arterias que irrigan la piel y otros órganos se contraen, para disminuir la pérdida de sangre en caso de he-

ridas y para dar prioridad al cerebro y los órganos más críticos para la acción (corazón, pulmones, músculos).
- La mente aumenta el estado de alerta.
- Los sentidos se agudizan.

Hablamos de estrés malo cuando se hace crónico. La demanda de adrenalina se alarga en exceso y la dopamina (sustancia que dirige el «centro del placer») se agota, lo cual desencadena reacciones de ansiedad, depresión y angustia. Se puede manifestar de múltiples maneras:

- Sudores, taquicardia, mareos.
- Dolores de cabeza, cuello y espalda.
- Alteraciones gastrointestinales, del sueño y del apetito.
- Presión sanguínea alta.
- Trastornos depresivos; desgana, irritabilidad, apatía.
- Pérdida del interés sexual, entre otros.

DT: ¿Podría decirnos qué es el cortisol?

AL: El cortisol o hidrocortisona es una hormona que se produce en la corteza de la glándula suprarrenal y, en mucho menor grado, en el cerebro y los intestinos. Es el glucocorticoide más potente del cuerpo. Los glucocorticoides son un grupo de hormonas que tienen la capacidad de aumentar los niveles de azúcar en la sangre y, por lo tanto, impedir la hipoglicemia. Es una hormona esencial para la vida, con tres acciones principales: aumenta el azúcar sanguíneo y, por ende, la energía, incrementa la presión arterial y neutraliza la inflamación. Por estas acciones, el cortisol mejora el ánimo, la capacidad de trabajo, la resistencia al estrés, estimula las defensas del cuerpo, tiene una acción antirreumática y antidolor, y también calma el sistema nervioso simpático que produce adrenalina, un neurotransmisor estimulante.

Su producción diaria es de 15-35 miligramos y sus niveles son más altos en las primeras horas del día (de seis a ocho de la mañana) y más bajos por la tarde y la noche. Con el envejecimiento se disminuyen los niveles intracelulares de cortisol y se pierden sus receptores, lo que causa una disminución de sus efectos benéficos. Además, las hormonas anabólicas (las que construyen el cuerpo) disminuyen mucho más rápido y aparece un desbalance a favor del catabolismo del cortisol. Por lo tanto, es muy importante la corrección de las deficiencias de esta hormona, ya que es indispensable para la salud y la calidad de vida. El cortisol se libera en respuesta al estrés, con el objetivo de restaurar el equilibrio en el cuerpo, pero en situaciones de estrés prolongado se presenta un aumento en la secreción. Con el paso del tiempo puede darse una fase de descompensación y después de descompensación tardía, donde los niveles de cortisol estarán disminuidos. Todos estos cambios desencadenan alteraciones importantes en el funcionamiento del organismo, por ejemplo, en la regulación del azúcar, sodio, potasio y agua, así como también en la respuesta del sistema inmune al entorno.

DT: ¿Cómo interactúa —para bien o para mal— el cortisol con otras hormonas?, ¿qué pasa con las hormonas sexuales?, ¿podemos afirmar que, cuando tenemos estrés y aumentan los niveles de cortisol, la libido baja?

AL: Las hormonas masculinas y femeninas también se elaboran en las glándulas suprarrenales. En los hombres, las adrenales proveen una fuente adicional de testosterona y son la fuente exclusiva de la hormona femenina estrógeno. En las mujeres, las suprarrenales proveen una fuente secundaria de estrógenos y progesterona, y son casi las únicas productoras de testosterona. La libido disminuye en ambos sexos cuando hay una baja función adrenal. A más estímulo de las glándulas suprarrenales por estrés o demandas internas, menos responde la corteza suprarrenal con la producción de cortisol. Como consecuencia, disminuye la secreción de hormonas sexuales suprarrenales, como la DHEA y sus precursores. Esto incrementa los efectos negativos del estrés crónico. La pérdida de libido se asocia con frecuencia a la fatiga adrenal y a una caída en la producción de testosterona por las adrenales. Estas hormonas también disminuyen con la edad, y una reducción de DHEA y testosterona guarda relación con muchos de los procesos degenerativos del envejecimiento.

DT: ¿Qué ocurre con nuestro estado de ánimo, con la irritabilidad y la depresión? ¿Por qué tenemos en ocasiones una necesidad acuciante de comer azúcares y luego sufrimos una colitis o experimentamos un cansancio extremo? ¿Cómo afecta el estrés a la insulina y a nuestro peso?

AL: Las personas que presentan un déficit de cortisol y estrés crónico sufren sus consecuencias en sus pensamientos y emociones, sobre todo en situaciones de mucho estrés. Éstas se manifiestan como ansiedad extrema y ataques de ira, y terminan en depresión. Esto se debe a la producción excesiva de adrenalina y otras catecolaminas[86] que causan un *shock* inicial y luego, al gastarse, una depresión y cansancio extremo. Por otro lado, al haber un déficit de cortisol, la persona experimenta una bajada de azúcar o hipoglicemia, lo que la obliga a comer dulces o azúcar. Esto hace que aumente la insulina por una mayor demanda de energía en las células y el azúcar en la sangre vuelve a caer. De tal forma, la persona vuelve a comer dulces, lo que incrementa los problemas de sobrepeso y obesidad. Así se forma un círculo vicioso de estrés, hipoglicemia, comer azúcar y engordar. Recientes estudios han encontrado que el cortisol estimula unas enzimas en las células grasas que aumentan el depósito de grasa visceral. También, por la falta de cortisol, que es el antiinflamatorio natural del cuerpo, la persona empieza a sufrir de diversas «itis», desde rinitis hasta colitis, por la falta del efecto antiinflamatorio de esta hormona.

DT: ¿Cómo afecta el cortisol a nuestro sistema inmunológico y nuestras defensas?

---

86. Las catecolaminas son un grupo de sustancias que incluyen la adrenalina, la noradrenalina y la dopamina, las cuales son sintetizadas a partir del aminoácido tirosina.

AL: El cortisol influencia la mayoría de células que participan en las reacciones inmunes y/o reacciones inflamatorias; en especial, los glóbulos blancos y, sobre todo, regula los linfocitos. También afecta las funciones de otras células blancas, como las células naturalmente asesinas (NK), los monocitos, macrófagos, eosinófilos, neutrófilos y basófilos. El cortisol actúa evitando que estas células de defensa reaccionen en exceso, previniendo la irritación y la destrucción del sitio donde se congregan dichas células en nuestra defensa.

Por lo tanto, una deficiencia de cortisol aumenta la susceptibilidad a muchas enfermedades como alergias agudas, alergias alimentarias, asma, infecciones como el flu, la mononucleosis, enfermedades inflamatorias (artritis) y enfermedades del tejido conectivo como el lupus. Asimismo, los niveles altos de cortisol y bajos de DHEA alteran los reguladores inmunológicos, lo que causa atrofia del timo, disminución de inmunoglobulinas y de NK, así como aumento de interleuquinas pro inflamatorias. Un aumento de cortisol y una disminución de DHEA se correlacionan con pérdida de la memoria de corto plazo, y al aumentar la inflamación, puede haber una atrofia del hipocampo, lo que da como resultado pérdida de memoria, trastornos del humor y neurológicos, y problemas del sueño.

DT: ¿Cuáles son los daños que sufre el sistema cardiovascular?

AL: Lo importante es el balance en el cortisol, pues ello nos brinda una salud óptima. Niveles elevados de cortisol por tiempo prolongado (llamado síndrome de mala adaptación) tienen efectos metabólicos catastróficos, como el incremento en la secreción de insulina, el aumento de depósitos de grasa, alteraciones de la función inmune, pérdida de la masa muscular, hipotiroidismo, pérdida de memoria, alteración de las hormonas sexuales, pérdida de hueso, retención de sodio y agua, elevación en los lípidos sanguíneos y aumento en la formación de placa en las arterias y de los marcadores de inflamación (PCR). Todo esto, por supuesto, incrementa el riesgo cardiovascular.

DT: Cuando tenemos grandes cargas de estrés, notamos que nuestro cutis se oscurece y nos aparecen ojeras. ¿Por qué ocurre esto?

AL: Como estamos hablando de un proceso crónico de desgaste donde inicialmente la glándula suprarrenal puede compensar la necesidad de mayor cantidad de cortisol por el estrés continuo, inicialmente puede no producirse la pigmentación, porque podríamos decir que existe una compensación temprana. Pero con el paso del tiempo, y si el factor desencadenante se perpetúa, la glándula no podrá seguir produciendo la cantidad necesaria de cortisol que demanda el proceso de estrés crónico, ya que tendríamos una disminución importante de la producción de cortisol, que podría estar entre el 70 y el 90%. Es aquí cuando empezamos a notar pequeñas máculas hiperpigmentadas y efélides[87] en las zona de mayor exposición al sol, principalmente en la cara y cuello; esto podría deberse a una deficiencia en la regulación y compensación que ejerce la hormona adrenocorticotropa (ACTH)[88] al estimular la producción de cortisol. Sin embargo, la glándula está cansada y este estímulo no va a ser suficiente porque la reserva se está terminando. Así pues, otras hormonas como la alfa MSH[89] tienen un papel importante, y se estimulará a los melanocitos a producir una pigmentación «fisiológica» donde éstos tendrían una mayor sensibilidad a la luz solar, principalmente, pero también a la luz artificial.

DT: Entonces, ¿en los programas anti-edad se trabaja el control del estrés?

---

87. Son las conocidas pecas, frecuentes en personas pelirrojas o de piel blanca, aunque pueden verse también en piel morena. Son manchas lenticulares de color café claro.

88. La hormona adrenocorticotropa, corticotropina o corticotrofina (ACTH) está producida por la hipófisis, que estimula a las glándulas suprarrenales.

89. Hormona melanocito estimulante (MSH); recibe su nombre debido a su efecto sobre los melanocitos: las células de la piel que contienen el pigmento negro, melanina.

AL: ¡Sí, claro! Hemos dicho que el estrés y su control forman parte de todas y cada una de las funciones corporales positivas y negativas. Por lo tanto, cada día toma más relevancia su estudio, su diagnóstico y, lo más importante, su trato multidisciplinario, ya sea farmacológico, nutricional, psicológico, religioso, etc. Cualquier programa exitoso anti-edad debe tener un plan para controlar el estrés, ya que sin él no podremos llegar a los 120 años.

DT: ¿El estrés está relacionado con la belleza?

AL: El estrés excesivo es dañino para todo el cuerpo. Puede ser la causa primaria de acné, eccema, psoriasis, picazón en la piel, caída del pelo, sudor excesivo, rosácea, caspa, herpes oral y urticaria. También puede producir insomnio, comer en exceso, fumar y beber, lo cual termina afectando de manera secundaria a la piel.

En la piel también pueden aparecer manchas debido a que el estrés prolongado produce deficiencia de cortisol y de ACTH. En un esfuerzo por compensar esta pérdida, se estimula en exceso la glándula suprarrenal, que también produce melanina (hormona encargada de la pigmentación de la piel), lo que tiene como consecuencia una hiperpigmentación o manchas.

El estrés puede afectar también al cabello, produciendo una caída inusual, adelgazamiento o un problema de producción del mismo. Ello puede deberse a:

- Una inhibición de la TSH[90], lo que lleva a la pérdida de cabello.
- En las mujeres se puede dar un adelgazamiento del cabello debido a un desbalance entre los estrógenos y las hormonas andrógenas producidas por el estrés, ya que éstas tienden a disminuir y la ACTH a tratar de compensarlas, estimulando además hormonas andrógenas que se producen en la glándula suprarrenal como la DHEA y la aldosterona.

---

90. La hormona TSH hace que la glándula tiroides produzca dos hormonas: la triyodotironina (T3) y la tiroxina (T4), que ayudan a controlar el metabolismo del cuerpo.

DT: ¿El estrés afecta al sueño?

AL: Normalmente, por la noche la secreción de cortisol es baja y no se necesita. La melatonina y la hormona de crecimiento son secretadas al final del día y disminuyen los niveles de cortisol, por lo tanto, la persona puede dormir fácilmente.

Pero durante períodos de estrés los niveles de cortisol permanecen altos, y por la tarde y por la noche disminuyen los de melatonina y los de la hormona de crecimiento, lo que hace que la persona permanezca despierta y pensativa. El insomnio crónico se asocia con niveles altos de cortisol, y las consecuencias metabólicas de no dormir bien son aumento de peso y de todos los factores de inflamación, incremento del riesgo cardiovascular, de la fatiga y la pérdida de la memoria de corto plazo, desarreglos en el metabolismo de la hormona tiroidea, alteraciones en la liberación de hormona de crecimiento y de melatonina y aumento en el riesgo de cáncer.

DT: Con altos niveles de estrés, ¿envejecemos más rápidamente?

AL: Una persona sometida a mucho estrés envejece rápidamente y los signos de envejecimiento aparecen sin darse cuenta: el pelo se encanece y se cae, las arrugas aumentan día a día, la calidad de la piel se degrada, el cansancio es continuo con gran sufrimiento interior… Indudablemente, todos los estudios son contundentes y demuestran que el estrés crónico y prolongado desarrolla la aparición de todas las enfermedades crónicas degenerativas y aumenta la mortalidad por cualquier causa.

DT: ¿Qué hacer para combatir o controlar el estrés?

AL: Lo primero que tenemos que hacer es modificar nuestro estilo de vida, que es lo que nos lleva a enfermarnos. Debemos eliminar la causa y los factores que agravan la enfermedad. Las adrenales no pueden curarse de la fatiga si no se les da la oportunidad de descansar. Tenemos que minimizar el estrés perjudicial de nuestra vida y sacar de nuestra mente los sentimientos de minusvalía, que son los que más nos debilitan. Cada uno de nosotros sabemos qué es lo que nos conviene y lo que nos perjudica. Necesitamos vacaciones.

El síntoma principal del estrés crónico es la fatiga y debemos saber cuál es la causa, qué nos quita la energía. Quizá sea alguna persona, nuestro trabajo, nuestra casa, el medio ambiente, nuestra alimentación. Debemos actuar y tomar distancia. Tenemos que aprender a relajarnos; al hacerlo, cambiamos una respuesta nerviosa autónoma simpática (de excitación) por una parasimpática (de relajación), que disminuye la frecuencia cardíaca y respiratoria, aumenta la oxigenación, relaja nuestros músculos y reduce la presión arterial.

Existen muchas técnicas para lograrlo, yoga, taichi, *qi gong*, las técnicas de *biofeedback*. Todas están enfocadas en la respiración y su efecto sobre el sistema nervioso. Por lo tanto, debemos aprender alguna de ellas y empezar nuestro programa de rejuvenecimiento.

Es fundamental dormir bien, y debemos hacer todo lo posible para dormir al menos siete horas e intentar acostarnos antes de las diez y media de la noche y levantarnos a las nueve de la mañana; ello aumentará nuestros niveles de cortisol por las mañanas. Hagámoslo así incluso los fines de semana; no hay nada mejor para sanar nuestras adrenales. También es aconsejable exponerse a la luz del sol, sobre todo por la mañana y maximizar la oscuridad por la noche; de esta forma también veremos aumentados los niveles de cortisol por la mañana, con lo que nos sentiremos con más energía, y disminuirán por la noche, lo que facilitará un sueño relajado. También deberíamos hacer la siesta.

Hacer el ejercicio que nos gusta nos ayudará a normalizar los niveles de cortisol, insulina, azúcar en la sangre, hormona de crecimiento, tiroides, etc.; además el ejercicio aumenta la oxigenación cerebral y disminuye la depresión.

Una deficiencia de cortisol debe tratarse porque esta hormona es esencial para la salud y se corrige fácilmente con un tratamiento a dosis fisiológicas con hidrocortisona (cortisol natural). Una cantidad suficiente de cortisol es indispensable para la salud y la calidad de vida. Siempre deben corregirse las otras deficiencias de hormonas anabólicas simultáneamente, sobre todo debe darse DHEA para contrarrestar los efectos catabólicos de desgaste del cortisol. Todo es cuestión de balance y de emplear la dosis más baja para obtener el efecto deseado. Por otro lado, un tratamiento prolongado y a altas dosis de cortisol puede deprimir el sistema inmune y acarrear osteoporosis y otros problemas; sólo debe ser utilizado en caso de emergencias.

DT: ¿Qué suplementos nos pueden ayudar?

AL: Además de la utilización de hidrocortisona y DHEA y de la corrección de cualquier deficiencia hormonal adicional, existen suplementos que podemos utilizar procedentes de plantas adaptógenas (tónicos), que son aquellas que sirven para corregir deficiencias o incrementar el cortisol por estrés.

Entre éstas, contamos con la planta ashwagandha, llamada *el ginseng de la India*, excelente tónico que aumenta la fuerza y el vigor, normalizando los niveles de cortisol. Contamos también con la raíz de licorice[91] (regaliz), una de las mejores hierbas antiestrés, porque aumenta la energía y la vitalidad; es un tónico suave que fortalece los niveles de cortisol y disminuye la hipoglicemia. El ginseng coreano y el siberiano nos dan resistencia frente al estrés y rejuvenecen las glándulas adrenales. El jengibre adaptógeno normaliza la presión arterial y quema la grasa. El relora (complejo de nutrimentos) es la combinación de *Magnolia officinalis* y *Phellodendron amurense*, ayuda a controlar el apetito y el depósito de grasas por estrés, tiene propiedades ansiolíticas y antidepresivas, y normaliza los niveles de cortisol y DHEA. La planta *Rhodiola rosea*, adaptógena similar a los

---

91. El licorice fue usado en China, la antigua Grecia y las Islas Británicas. Debido a su sabor dulce, se emplea como condimento y en la fabricación de golosinas. Sin embargo, muchas personas no saben que el licorice también tiene propiedades medicinales. Contiene vitamina E y las del complejo B: biotina, niacina, ácido pantoténico, lecitina, manganeso y otros oligoelementos. La raíz de licorice ha ganado la fama de fortalecer el cuerpo durante los períodos de estrés.

ginsengs, mejora el rendimiento físico y mental, reduce las catecolaminas durante la fase de alarma del estrés y después del ejercicio y mejora las defensas.

También contamos con suplementos fundamentales para la salud suprarrenal como la vitamina C, cuya acción más importante es que aumenta la función adrenal y regula el sistema inmunológico. La vitamina E y todas las vitaminas del complejo B, sobre todo el ácido pantoténico, son esenciales para mejorar la energía. El magnesio y los minerales traza como el zinc o el selenio tienen un efecto relajante. Entre los aminoácidos contamos con la L-Theanina, que se encuentra en el té verde y tiene un efecto tranquilizante, sedante y de balance. También, el 5-HTP, precursor de la serotonina, mejora la ansiedad, el humor y el sueño. Asimismo, se pueden utilizar extractos adrenales que fortifican y soportan la función adrenal y curan más rápido.

En cuanto a la alimentación, se debe incrementar el consumo de proteínas que aumentan los niveles de cortisol durante el día y los disminuyen por la noche. Se debe comer frecuentemente en pequeñas cantidades para evitar la hipoglicemia y hay que seguir una dieta tipo paleolítica, de frutas y vegetales, en lo posible orgánicos, además de pescados de aguas frías y profundas, huevos, pollo y carne, cocidos a baja temperatura, cuyas grasas saturadas aumentan la producción de colesterol y éste, a su vez, de cortisol.

DT: Y por último, ¿qué hábitos debemos evitar?

AL: Para mejorar la función adrenal y prevenir los daños del estrés, debemos procurar no vivir ni trabajar en lugares oscuros durante el día; no tomar alcohol ni bebidas con cafeína, sobre todo por la noche, porque aumentan los niveles de cortisol y disminuyen los niveles de melatonina. No debemos comer azúcar ni dulces, galletas, pasteles, postres, gaseosas, pan, pastas y cereales no germinados, ya que aumentan la glicemia y disminuyen el cortisol, y tampoco debemos tomar lácteos, pues la lactosa disminuye el cortisol.

Desde el punto de vista filosófico, el estrés deriva de nuestra cultura patriarcal, que reside en la dominación del fuerte sobre el débil, lo que crea un antagonismo que mantiene una separación entre los seres humanos que destruye la armonía que debe existir en una cultura de cooperación y, por lo tanto, de unidad. Estas falsas creencias de la cultura patriarcal llevan a una competencia despiadada entre los seres humanos y a la supervivencia del más fuerte, cuyo resultado es el sufrimiento. Esta competencia conduce a un dualismo que se manifiesta en todos los actores de la vida, la separación de las razas, del rico y del pobre, de las religiones, del hombre y la mujer, lo que, en este último caso, a menudo tiene como consecuencia el fracaso de las relaciones de pareja.

Ésta es la cultura de la represión y de las emociones reprimidas, lo que lleva a la enfermedad, que, como vimos, aparece determinada por factores emocionales que generan una química tóxica en nuestro organismo, que además deteriora la salud en todos los aspectos. Ésta es la cultura de la desconfianza, del desamor, de la separación y de la inseguridad.

Para contrarrestar esta terrible realidad, debemos darle a nuestra vida una gran dosis de espiritualidad: un tiempo con nosotros mismos, de quietud, de soledad, de meditación, de pausa y silencio todos los días; darnos un tiempo para sentirnos a nosotros mismos. El combustible óptimo y perfecto de la unidad es el amor incondicional natural y una actitud positiva frente a la vida. Debemos retornar a la comunión con la naturaleza y ser uno con ella. El amor nos da seguridad y unidad.

Quisiera terminar con una pregunta que le hicieron a santa Teresa de Ávila: «Para usted, ¿qué es el infierno (estrés)?» Ella respondió: «Una vida sin amor».

Capítulo VII

Séptima herramienta: ejercicios anti-edad

Es normal que pretendamos vivir más años, y lo ideal es hacerlo con la mejor calidad de vida posible. Ya hemos visto la importancia de la alimentación y del reemplazo hormonal para una vida saludable, ahora, en este capítulo, demostraremos que el ejercicio es imprescindible para poder mantener la salud de nuestro cuerpo. Desde luego, para que funcione debemos ser constantes, disciplinados y comprometernos con un estilo de vida.

Hemos considerado el ejercicio como una herramienta antiedad porque, desde nuestra experiencia, creemos que, complementado con las otras herramientas, nos puede ayudar a obtener grandes logros.

Durante los últimos diez o quince años, el tiempo dedicado al ejercicio se ha ido extendiendo. La idea de que la actividad física puede tener un impacto significativo en nuestra calidad de vida es difundida en medios de comunicación y debatida en conversaciones con amigos o familiares.

Generalmente, el ejercicio se hace con el fin de lograr un estado de salud adecuado, tener una buena condición física o conseguir un cuerpo armonioso, y ello incluso en entrenamientos profesionales.

Nuestra labor será explicarte cómo llegar a estar en forma, ya seas de los que están en el camino o de los que nunca han hecho nada de ejercicio. Queremos que todos seamos más conscientes de los beneficios de ejercitar el cuerpo.

Nuestro cuerpo es una máquina perfecta y es nuestra herramienta más valiosa para alcanzar *casi* todo lo que nos proponemos —enfatizo *casi* porque nuestra mente y nuestras emociones deben involucrarse también en el logro de nuestros objetivos—, pero ¿qué sucede cuando lo descuidamos y no le damos el mantenimiento indispensable para su buen funcionamiento? Le sucede lo mismo que a cualquier máquina en desuso: comienza a atrofiarse y se oxida hasta el grado de dejar de operar. Por lo tanto, requiere de actividad permanente para fortalecerse, conservarse y renovarse.

El ejercicio o cualquier otra actividad física es importante para mantener nuestro organismo alerta, vivo, ágil y, por lo mismo, nos facilita detectar si algo no funciona bien en él. Aun así hay mucha gente que dice: «Eso del ejercicio no se me da bien», o «A mí no me gusta hacer ejercicio» o «Eso de estar como ratón de laboratorio corriendo en una banda, ¡para nada!», y así miles de comentarios por el estilo. No obstante, existen muchas opciones: parques, bosques, escaleras, playas, etc.; no tienes que encerrarte en un gimnasio para practicar el ejercicio que más te guste, aunque en un buen gimnasio encuentras muchas alternativas y es muy probable que alguna de ellas te motive. De todas formas, siempre es recomendable buscar el asesoramiento de expertos para que te guíen adecuadamente.

¿Cuál es el mejor ejercicio? Nuestra respuesta es: aquel que te guste y te motive a levantarte todos los días para hacerlo.

Con ejercicios aeróbicos adecuados, aunque éstos se empiecen a practicar a los 40, 50 o 60 años de edad, se puede incrementar de uno a dos años la esperanza de vida, mejorar la autonomía funcional y prevenir enfermedades. Se ha observado que las dos terceras partes de las personas con más de 60 años practican de manera irregular alguna actividad física o son totalmente sedentarios; por causa de la inactividad aparecen los riesgos de enfermedades crónicas, como las cardiovasculares, la hipertensión, la diabetes, la osteoporosis y la depresión[92].

Muchas investigaciones han demostrado que la práctica regular de ejercicio incrementa la habilidad de un adulto en sus quehaceres diarios, reduce los riesgos de enfermedades crónicas específicas, in-

---

92. M. Rooney, «Excersises for older patients: why it's worth your effort». *Geriatrics*, 8 (11): 68.

cluyendo las enfermedades coronarias, y baja la tasa de mortalidad[93]. Los sistemas más susceptibles al cambio con el ejercicio son:

- El cardiovascular (modulador de la variabilidad de la frecuencia cardíaca con ejercicio aeróbico).
- El respiratorio.
- El inmunológico.

Además se ven beneficiados:

- La masa metabólica activa.
- Los huesos.
- Los músculos.
- Los riñones.
- La actividad cerebral.
- Los sentidos.

El ejercicio diario para mantener una buena salud y aptitud física difiere por completo del que practica un atleta de alto rendimiento o un entrenador. El atleta se especializa en perfeccionar aptitudes que implican velocidad, fortaleza y resistencia, pero nosotros no tenemos la necesidad de correr a velocidades extraordinarias o soportar grandes esfuerzos físicos como levantar pesas para ganar competiciones. Piensa en cualquier deporte y verás que la mayoría de los atletas tiene una preparación física superior a la media debido al carácter particular de su competición.

La preparación exigida para ser campeón de pista, de tenis o de fútbol no es adecuada para quien lo único que pretende es mantenerse en forma; practicar ejercicio hasta sentirse tenso o dolorido es trabajar en exceso. A menudo, los atletas de alto rendimiento llevan

---

93. G.W. Health, «Physical activity patterns among adults in Georgia: results from the 1990 behavioral risk factor surveillance system», *South Medical Journal*, abril de 1994; 87 (4): 435-9.

sus cuerpos al límite físico, y lo hacen tanto en los entrenamientos como durante las competiciones.

Muchos de los más grandes atletas del mundo compiten con lesiones dolorosas, como resultado de una preparación excesiva, provocada por su deseo y afán de ganar. Pero nuestro objetivo debe ser llevar la preparación hasta el punto que consideremos óptimo para nosotros.

Nuestro cuerpo es como un automóvil, si se conduce forzándolo al máximo, no durará mucho, porque el inevitable desgaste va a reducir su potencial, pero si se circula a una velocidad muy baja, al final no arrancará correctamente. Estamos hechos para caminar y movernos de forma mecánica e interactuar con el mundo circundante, pero no para traspasar nuestros límites físicos y tratar de superarlos o sentarnos para ganarnos la vida.

Nuestro cuerpo va a cambiar y se mantendrá en buena forma si hacemos ejercicio de forma regular y continua (por lo menos tres veces a la semana). El esfuerzo no debe exceder los límites.

El cuerpo, para estar sano, requiere de una cantidad mínima de actividad diaria, de lo contrario su salud puede ser deficiente y experimentarse un envejecimiento prematuro.

El ejercicio debe ser un programa planificado y supervisado, diseñado para mejorar y mantener las medidas corporales en proporciones simétricas normales, así como para tonificar los músculos en el rendimiento normal y óptimo. Sin considerar edad, sexo o la preparación física actual —siempre que se goce de una buena salud y no existan razones médicas que impidan hacer ejercicio—, un programa bien diseñado de pesas ofrece un modo seguro, rápido y eficaz para mejorar el aspecto físico y además ayuda a sentirse mejor.

El entrenamiento con pesas mejora la coordinación, el equilibrio y el control de casi todos los músculos y es la manera más rápida que se conoce para fortalecerse.

El ejercicio progresivo con pesas es uno de los mejores métodos para prevenir o superar lesiones y deficiencias físicas, pues hace que el cuerpo responda mejor y contribuye a enseñarle a hacer lo correcto en el momento adecuado, por ejemplo, en situaciones de peligro o de esfuerzo inusual. Con frecuencia, los músculos entrenados evitan accidentes que pueden llegar a ser fatales.

Además de favorecer una buena salud y prolongar la vida, el ejercicio diario adecuado puede mejorar bastante la calidad de vida, pues ha demostrado que alivia la depresión, disminuye la ansiedad, mejora la capacidad de concentración y, por consiguiente, permite trabajar con más eficiencia, ya que aumenta el vigor en todas las actividades físicas y ayuda, junto con una nutrición apropiada, a ganar o perder kilos y así alcanzar el peso corporal correcto.

La función de nuestro sistema inmunológico declina con la edad, pero estudios hechos con ratones y humanos sugieren que cantidades moderadas de ejercicio pueden ayudar a mitigar los efectos del envejecimiento. El doctor Jeffrey Woods[94], de la Universidad de Illinois (Estados Unidos), y sus colegas descubrieron que el ejercicio aceleraba el proceso de sanación de heridas en ratones viejos. Woods y su equipo creen que al ejercitarse favorecían la curación reduciendo la inflamación local. También observaron que la práctica de ejercicio días antes de la infección del virus de la gripe aumentaba la supervivencia en los roedores. Hacer ejercicio nos ayuda a fortalecernos.

Ningún otro factor afecta a todos los órganos del cuerpo como el trabajo muscular. El ejercicio mejora el funcionamiento del corazón y el tono de los músculos externos e internos; activa y fortalece la circulación; ayuda a eliminar los ácidos de la fatiga y otras toxinas; acrecienta la eficiencia metabólica; favorece la pérdida de peso en caso de obesidad; aumenta el uso y distribución de oxígeno; renueva la movilidad y flexibilidad de las articulaciones; mejora la digestión; coadyuva a normalizar el apetito e incrementa el suminis-

---

94. Profesor de kinesiología en varias universidades de Estados Unidos. Sus trabajos han estado orientados hacia la investigación del papel del ejercicio en la modulación de la inflamación y la función inmune en el envejecimiento y la obesidad.

tro de sangre al cerebro, permitiendo tener la mente más despejada. Como ves, el ejercicio representa ¡todo lo que necesitamos en nuestro proceso anti-edad!

SÍNTOMAS DEL ENVEJECIMIENTO Y BENEFICIOS DEL EJERCICIO

SÍNTOMAS DEL ENVEJECIMIENTO
- Disminución de la función del corazón
- Disminución de la función pulmonar
- Pérdida de densidad ósea
- Aumento de la grasa corporal
- Disminución de la flexibilidad
- Pérdida de masa muscular
- Disminución de la tolerancia a la glucosa (riesgo de diabetes)
- Disminución de la hormona del crecimiento
- Metabolismo lento

BENEFICIOS DEL EJERCICIO
- Mejora la función del corazón
- Mejora la función pulmonar
- Aumento de la densidad ósea
- Reduce la grasa corporal
- Disminución del dolor en las articulaciones
- Mejora el tono y la fuerza muscular
- Mejora de tolerancia a la glucosa
- Reducción de la presión arterial
- Reducción del colesterol
- Reducción de la ansiedad y el estrés

Un buen programa de ejercicio general te servirá para:

- Desarrollar el tono muscular.
- Mejorar la circulación.
- Comenzar a adquirir fuerza y resistencia.
- Empezar a sustituir grasa por músculo.
- Sentirte y verte bien.

Expertos en fisiología del ejercicio consideran cuatro pilares fundamentales para poder detener el ritmo biológico y así verte y sentirte más joven. El investigador Lynn Cherkas[95] y sus colegas descubrieron mediante el examen del material genético extraído de muestras de sangre de unos 2.400 gemelos que el ejercicio afecta de forma positiva al ADN humano, pues los gemelos que hacían ejercicio con regularidad eran molecularmente más jóvenes.

Específicamente encontraron que aquellos que practicaban 30 minutos de ejercicio al día poseían una región del ADN mucho más larga y se veían diez años más jóvenes que los que sólo se ejercitaban durante 16 minutos a la semana.

LAS PIEDRAS ANGULARES DEL EJERCICIO ANTI-EDAD

Las cuatro piedras angulares del ejercicio anti-edad son:

Ejercicio aeróbico. Puede ser: caminar, correr, nadar, remar, esquiar, pedalear, patinar, saltar a la cuerda. La actividad aeróbica disminuye el colesterol total y aumenta la eficiencia cardíaca. Hacer 30 minutos de ejercicio al día de moderada intensidad es suficiente para cumplir con este programa.

Ejercicio intenso en intervalos. El cerebro se beneficia con un aumento de flujo sanguíneo y de oxígeno. Esto se logra haciendo ejercicio de mayor intensidad que el moderado. Para ello, dos veces a la semana, puedes intercalar un minuto de ejercicio a más velocidad, cada tres minutos, durante las sesiones de 45 minutos de ejercicio moderado.

---

95. El doctor Lynn Cherkas, de la Universidad de Londres, es analista genético del Departamento de Investigación de Mellizos y el responsable de diseñar el cuestionario anual que se envía a todos los gemelos en la base de datos. Su interés principal es la investigación sobre la influencia de factores genéticos y ambientales en una amplia gama de comportamientos comunes y enfermedades complejas en gemelos.

MITOS Y REALIDADES DE LAS PESAS

1. «Las mujeres no deben hacer pesas porque acaban teniendo un cuerpo de hombre.»

El cuerpo femenino nunca será igual al de un hombre ni física ni fisiológicamente, primero porque su composición corporal tiende por naturaleza a guardar más grasa, y segundo, porque para desarrollar masa muscular es necesaria la secreción de testosterona, responsable, entre otras, de las funciones del desarrollo muscular característico de los hombres. Tanto los hombres como las mujeres secretan testosterona, pero ellos lo hacen en mayor cantidad, razón principal por la que una mujer nunca desarrollará un cuerpo igual al del hombre.

2. «Antes de entrenar con pesas debes eliminar la grasa porque se endurece.»

No es cierto, la grasa es combustible y nos sirve para practicar el ejercicio aeróbico y el levantamiento de pesas. Para eliminar la grasa, debemos seguir los siguientes pasos: tener una excelente alimentación, tomar los suplementos adecuados, gozar de un buen equilibrio hormonal, practicar ejercicio aeróbico y levantar pesas de manera intensa en circuito.

3. «Si dejas de hacer pesas engordas.»

Cuando se realiza actividad física intensa, el apetito aumenta porque se necesita más glucosa, que es el producto final de los alimentos. Cuando levantas pesas, el hambre se incrementa, ya que el esfuerzo que realizas es importante, y el objetivo es acrecentar el volumen muscular, por lo tanto, necesitamos más comida.

4. «Si entrenas con pesas desde muy joven ya no creces.»

Éste es otro mito, pero aun así hemos de señalar que, si la práctica de levantamiento de pesas no se hace correctamente, puede tener algo de cierto. La actividad física es parte inherente del ser humano, así que el levantamiento de pesas o cualquier otro ejercicio de resistencia se pueden practicar desde la niñez teniendo mucho cuidado con las cargas, el volumen y la intensidad de trabajo. Si esto se toma en cuenta, el desarrollo longitudinal y físico del joven se ve beneficiado.

Más allá de mitos o pretextos, lo cierto es que para que cualquier ejercicio funcione debe ser constante y disciplinado, y no olvidar que los resultados vienen de una buena alimentación y una rutina de ejercicios adecuada.

Entrenamiento de fuerza. Actúa sobre el sistema muscular aumentando el volumen de la fibra y de la masa ósea, manteniéndote tonificado y en buena forma corporal. La práctica dos veces a la semana de ejercicios de fuerza general, haciendo dos o tres series de entre tres a quince repeticiones, mantiene el sistema muscular en buen estado.

Yoga. Para disminuir los niveles de ansiedad y estrés. Cuatro veces a la semana haz sesiones de yoga de 30 minutos para protegerte de los radicales libres, destructores de la elasticidad de la piel. Éste es el único ejercicio que entrena la respiración, fundamental para oxigenar los tejidos a nivel molecular.

Hemos podido comprobar por nosotros mismos que combinar la práctica de ejercicio aeróbico (dos o tres veces a la semana, caminando, por ejemplo, durante 20 minutos) con sesiones de ejercicio con peso es una excelente estrategia para combatir el deterioro asociado con el paso del tiempo.

Los pretextos para no hacer ejercicio o no cuidarse son muchos: «Acabo de tener un hijo», «Ya soy muy mayor», «A estas alturas, ¿para qué voy a hacer ejercicio? Además, estoy muy cansado», «Me acabo de divorciar», «Ya no tengo 20 años», «No tengo tiempo», «El trabajo me absorbe», «No tengo dinero para pagar un gimnasio», «Ese ejercicio es para jóvenes», etc. Es lógico que al llegar a cierta edad no queramos competir con el cuerpo de los jóvenes de 15 o 18 años, pero eso no impide desearlo y proponérnoslo. Además, la juventud no siempre lo es todo; diariamente nos tenemos que esforzar y algunos de nosotros nos sentimos mejor ahora que cuando teníamos 20 años.

Es necesario exigirle al cuerpo siempre un poco más; no hay que tener miedo de entrenar con un poco de peso, pero sí hay que tenerle respeto al peso que se carga. Hay que escuchar al cuerpo y saber hasta dónde puede llegar, de esa manera se evitan lesiones y se sigue progresando.

Somos conscientes de que no a todo el mundo le gusta hacer ejercicio, pero para mantener un buen aspecto sin necesidad de bisturí —o por lo menos retrasando esta opción lo más posible—, lo único que funciona es el ejercicio y el cuidado de nuestra alimentación. Ahora bien, si no te gusta ejercitarte, entonces deberás enfocar tu energía en establecer metas con alguna actividad física con la que sí disfrutes y concentrarte en ella, así podrás valorar y gozar cada objetivo que vas alcanzando poco a poco en el camino.

Ponte metas y disfruta cada logro, te garantizamos que así, sin darte cuenta, encontrarás la motivación para continuar con una disciplina sana.

RECOMENDACIONES

Antes de iniciar cualquier programa de actividad física, es importante que hagas lo siguiente:

- Es necesario un reconocimiento médico, sobre todo si tienes exceso de peso o no has practicado ningún deporte o ejercicio durante una temporada. Y, si tienes más de 35 años, haz una prueba de estrés en ejercicio. El entrenamiento de pesas es duro y exigente, por lo que debes tener una buena salud para conseguir resultados óptimos.
- Céntrate en un programa y no te dejes influir por lo que leas o por lo que opinan tus compañeros de gimnasio, pues puede confundirte. A pesar de lo que te digan, no existe un método que funcione bien para todos.
- Lleva un registro. Planifica los entrenamientos al principio de cada semana y después de cada entrenamiento anota lo que has hecho: las repeticiones y el peso que has utilizado en cada ejercicio. De esa manera sabrás lo que has avanzado y te darás cuenta de que puedes lograr mucho más.

Antes de empezar cada sesión de entrenamiento:

- Calienta los músculos y realiza ejercicios de estiramiento.

- Tómatelo con tranquilidad. En el gimnasio procura no observar a los demás ni cargar los mismos pesos que otros, podrías desanimarte e, incluso, lesionarte. Recuerda, debes escuchar a tu cuerpo.
- Presta atención a las dolencias previas: no entrenes con dolor.
- No te preocupes por el peso corporal, al principio puedes ganar algo de peso porque el músculo pesa más que la grasa, pero recuerda que lo que importa son las medidas, no los kilos.
- No te preocupes por la dieta, no es buena idea cambiarlo todo de golpe. Cuando se intenta un cambio brusco, es probable que se abandone el programa.

Capítulo VIII

Octava herramienta:
duerme bien

El sueño es esencial para todos los procesos de autorreparación de los órganos. Cuando hablamos de sueño, nos referimos al descanso profundo. Existen cuatro fases de sueño, y todos debemos pasar por ellas para lograr un buen descanso:

- **REM.** Abreviatura de la expresión en inglés *rapid eye movement* (movimiento rápido de los ojos), que hace referencia al característico movimiento de los globos oculares bajo los párpados que ocurre en esta fase del sueño. Ésta es la fase donde soñamos y captamos gran cantidad de información de nuestro entorno debido a la alta actividad cerebral que tenemos. El tronco cerebral bloquea las neuronas motrices, de manera que la persona no se puede mover.
- **Fase 1.** Es un estado de somnolencia que dura unos minutos. Es la transición entre la vigilia y el sueño. Se pueden dar alucinaciones tanto en la entrada como en la salida de esta fase.
- **Fase 2.** Disminuye tanto el ritmo cardíaco como el respiratorio. Es más fácil despertarse que en la fase 1. Esporádicamente, surgen las espigas del sueño (ondas puntiagudas) y los complejos K (picos repentinos).
- **Fase 3.** Transición hacia el sueño profundo, pasamos unos dos o tres minutos aproximadamente en esta fase.
- **Fase 4.** Sueño lento, las ondas cerebrales en esta fase son amplias y lentas, así como el ritmo respiratorio. Cuesta mucho trabajo despertar cuando se está en esta fase, que dura unos 20 minutos. No suelen producirse sueños.

A lo largo de la noche, el sueño lento se alterna con sueño paradójico (REM), una fase en la que se muestra una actividad cerebral semejante a la de la vigilia.

Duerme más para que tu piel se despierte
cada mañana más fresca y saludable.

La piel es el órgano más grande del cuerpo y sin el descanso adecuado es la parte más visiblemente afectada. En su superficie, millones de células mueren cada día debido a las influencias del medio ambiente. Mientras que las lociones y cremas pueden paliar los efectos de estos factores, el sueño es el único ciclo de regeneración que realmente puede compensar los efectos de la jornada.

Si no se duerme lo suficiente, la piel no será capaz de reconstruir las células muertas y el envejecimiento empezará a manifestarse en ella.

En la actualidad, parece que nadie puede dormir ocho horas seguidas; sin embargo, debemos entender que el sueño es importante para la salud, tanto como el reemplazo hormonal, alimentarse correctamente, suplementarse y practicar ejercicio.

Como ya mencionamos antes, el cortisol es la hormona del estrés y tanto hombres como mujeres luchamos diariamente para mantenerla estable (podemos mantenerla bajo control tomando las dosis individualizadas correctas del reemplazo hormonal).

El cortisol es sensible a la luz, pues es la hormona que nos despierta por la mañana y también la que nos hace sentir somnolientos cuando el día está finalizando. Esa luz tenue manda señales a las adrenales para que dejen de producir cortisol y se relajen durante el resto de la noche, pero si se está experimentando una disminución hormonal, como ocurre en la menopausia y en la andropausia, desubica al cortisol y detona el hecho de que se mantenga encendida.

Las mujeres perimenopáusicas y menopáusicas pueden considerar que no dormir o dormir mal es algo normal; sin embargo, es esencial restaurar las hormonas que les faltan para que puedan gozar de una mejor calidad de vida y beneficiarse también de dormir bien durante ocho horas.

NOTA: es importante mencionar que cuando los niveles de cortisol se mantienen altos durante mucho tiempo la persona puede sufrir ataques cardíacos, principalmente las mujeres. Las que eligen vivir su menopausia sin ayuda del reemplazo hormonal se están haciendo daño a sí mismas.

---

*Recuerda, las hormonas que se pierden
no se pueden recuperar, y este desequilibrio
puede provocar insomnio crónico.*

Es muy importante irse a dormir dos o tres horas antes de la medianoche para que el cuerpo tenga tiempo de hacer su labor curativa. Necesitamos casi tres horas y media de secreción de melatonina antes de que se libere la prolactina[96].

Son necesarias seis horas de elaboración de prolactina en la oscuridad para mantener las funciones inmunes. Una condición de sueño insuficiente puede dejarte fatigado y deprimido y favorecer la aparición de sobrepeso e hipotiroidismo, además de agotar a las suprarrenales. Eventualmente, este escenario puede dejar a tu cuerpo en un estado de debilidad y desequilibrio, y las enfermedades y los problemas del corazón no tardarán en aparecer.

Dormir es importantísimo para prevenir enfermedades y poder encontrarnos bien. La razón es que sólo durante nuestro descanso nocturno el cuerpo puede liberar grandes cantidades de hormonas que tienen un papel esencial en nuestra capacidad de autocuración y rejuvenecimiento celular. Un ejemplo es la hormona del crecimiento u hormona reparadora, que se activa una hora después de empezar a dormir y nos ayuda a reparar la reproducción de nuestras células y mantiene nuestros huesos sanos y músculos fuertes, reduciendo el tejido adiposo. Una falta de producción de hormona de crecimiento por un mal descanso nocturno tiene consecuencias muy negativas para nuestro cuerpo.

---

96. La prolactina es una hormona pituitaria que induce la lactancia y previene la ovulación.

306 DETÉN EL TIEMPO

Otra hormona que se produce durante el sueño es la melatonina, que controla los ciclos del sueño y alcanza picos máximos durante la noche. Esta hormona mantiene la salud de las células; regula la regeneración de los tejidos desgastados; controla el mal humor y disminuye la fatiga. Te recomendamos tomar suplementos de melatonina para dormir profundamente, siempre siguiendo las recomendaciones de tu médico. En condiciones normales de salud, una persona puede ingerir 1-3 miligramos diarios de melatonina antes de dormir. Es importante saber que tomar este suplemento, a diferencia de otros medicamentos farmacológicos, no impide el acto de soñar.

Nosotros tomamos diariamente nuestra dosis de melatonina y gozamos de un sueño placentero; nos despertamos con energía y descansados por la mañana.

Dormir bien es fundamental para que el programa de antienvejecimiento tenga éxito, porque durante el sueño las células se ven sometidas a un proceso de reparación para que al día siguiente se pueda pensar correctamente, resolver problemas de manera óptima, recordar acontecimientos que sucedieron tiempo atrás y realizar las actividades diarias sin esfuerzo y con entusiasmo.

Dado que el sueño es tan importante para la lucha contra el envejecimiento, debemos evitar todo aquello que pueda interferir en nuestro descanso. Ingerir bebidas alcohólicas antes de irse a la cama puede causar, en un principio, somnolencia, pero, pasado este efecto, el alcohol precipita una explosión de norepinefrina[97] en el sistema. También es esencial evitar la cafeína por la tarde y por la noche porque modifica los patrones del sueño, así como cualquier alimento que aumente el azúcar en la sangre, porque puede afectar la producción de la hormona del crecimiento, indispensable para la salud y la belleza.

---

97. La norepinefrina es una de las hormonas que aumentan por la excitación o el estrés, y es la razón por la que mucha gente se levanta de madrugada después de la ingestión del alcohol.

El doctor Perricone[98] recomienda que antes de dormir reservemos veinte minutos para la meditación. También es importante evitar cualquier discusión, ya sea con los hijos o con la pareja. En pocas palabras, el sueño es, probablemente, la mejor herramienta antiedad, junto con una buena nutrición y la práctica de ejercicio. La mayoría de los adultos requiere de ocho horas de sueño, pero el promedio es de entre cinco o seis horas seguidas por la noche.

RECOMENDACIONES

A medida que envejecemos, las noches son interrumpidas por diferentes factores internos (pensamientos, emociones, hormonas, etc.) o externos (el lugar donde dormimos, con quien dormimos, etc.). Con el fin de conseguir noches de descanso completo, queremos compartir con los lectores algunas sencillas estrategias que a nosotros nos han funcionado y que nos recomendaron nuestros médicos anti-edad:

- Alarga tu tiempo de sueño un 10%. Si nada más duermes cinco horas por noche, aumenta treinta minutos tu descanso, tu juventud aumentará también un 10%.
- Trata de cenar alimentos ligeros dos horas antes de irte a la cama, pues de otra forma tu cuerpo utilizará la energía para hacer la digestión y ello interferirá en tu descanso nocturno.
- No bebas alcohol antes de irte a dormir.
- Evita la cafeína, porque, al igual que el alcohol, hace que nuestros neurotransmisores se disparen y nos mantengan alertas, y eleva el ritmo cardíaco. Opta por tomar tila o valeriana antes de acostarte.

---

98. El doctor Nicholas Perricone, dermatólogo certificado, experto en antienvejecimiento indica que «sueño es belleza», ya que uno de los secretos mejor guardados del antienvejecimiento es una noche de sueño reparador, para este experto.

- Evita fumar. La nicotina es un estimulante y puede hacer difícil conciliar el sueño y permanecer dormido.
- No comas ningún alimento con azúcar. El azúcar en la sangre dispara la insulina, lo que activa nuestro metabolismo, y además interfiere en la producción de la hormona de crecimiento, que es esencial para nuestra reparación celular.
- Trata de estar tranquilo antes de irte a dormir, evita discutir o realizar cualquier cosa que estimule los niveles de actividad cerebral. Intenta vaciar la mente de los detalles del día.
- Realiza suficiente ejercicio físico al aire libre durante el día. El ejercicio aeróbico libera endorfinas en el torrente sanguíneo y eleva tu estado de ánimo durante mucho tiempo después. El cansancio físico te ayudará a dormir profundamente.
- Toma un baño relajante.
- Evita, a menos que sean prescritos por tu médico, los somníferos. Estos fármacos inducen al sueño, no lo provocan de forma natural y, por lo tanto, no accionan de manera correcta la melatonina y la hormona del crecimiento para restaurar el cuerpo. Hay cápsulas naturales de tila, pasiflora y valeriana que ayudan al proceso de descanso; las puedes conseguir en tiendas naturistas. Lee las etiquetas, pues si contienen almidones no son recomendables.
- Pídele a tu pareja que te diga si roncas o si sufres apneas. Si te dice que sí, tu salud y tu descanso están en riesgo.
- Comprueba tu nivel de hierro. Las mujeres que no consumen suficiente hierro, por lo general tienen problemas para dormir. Un suplemento puede ayudar a tu salud.
- Ponte horarios para irte a dormir. A nosotros nos ha ido bien realizar una rutina de sueño, como si fuera ejercicio. Antes de las doce de la noche debemos estar en la cama; sabemos que no siempre es posible, pero inténtalo, vale la pena, ya que puede ayudarte a regular tu reloj interno y a que tus hormonas de la reparación funcionen correctamente cada noche.
- No te duermas con la televisión encendida, evita leer en la cama o llevar tu trabajo o tu computadora a tu habitación. La

cama debe ser un santuario del sueño, donde tu cuerpo debe saber que allí descansará. Llevar el trabajo a la cama no permite que tu mente descanse.

- Hay diferentes maneras de entrenar tu cuerpo para que pueda descansar profundamente, sin embargo lo más importante continúa siendo el equilibrio hormonal. Tomar suplementos de melatonina puede ser útil, te ayudará a dormir diariamente de ocho a nueve horas. No te excedas porque puedes afectar el cortisol del día siguiente.

- Debes dormir en un lugar completamente oscuro, incluso una luz muy tenue puede elevar tus niveles de cortisol, y si esto ocurre, tu glándula pineal no activará la hormona de crecimiento e interferirá en tu sueño. Coloca cinta oscura sobre las luces de la televisión y de la computadora; disminuye la iluminación de tu casa cuando empieza a atardecer, esto te ayudará a que tus niveles de cortisol bajen de manera natural.

- ¡No veas ni oigas las noticias por la noche!

Recuerda, sueños con descansos placenteros garantizan la reparación de tu cuerpo. Te sentirás y te verás mejor; haz la prueba, a nosotros nos funciona.

¡Buenas noches!

Carta del doctor Francisco Javier Guerrero Campos, neurólogo de la Clínica del Dormir (Nuevo León, México)

Lupita, Diego:

Agradezco infinitamente que me hayan dado la oportunidad de escribirles acerca de la rama a la que me dedico con pasión.

También agradezco profundamente su generosidad al ofrecer al público medios para mejorar su existencia y calidad de vida. Dormir bien es fundamental para obtener salud.

La belleza tiene una importante relación con un buen sueño, pero la belleza física puede ser superada por la interior que irradia una persona feliz con la vida y con su entorno, y que sólo busca el bien de los semejantes. Lupita es un ejemplo viviente.

El buen sueño puede proporcionar espontáneamente esa belleza humana. Muchas personas que sufren crisis existenciales podrían resolverlas sólo con dormir bien.

Aun enfrentando situaciones adversas en la vida, la naturaleza humana saca fuerzas para sobreponerse. Un buen sueño puede ayudar a lograrlo. Durante el sueño nos adaptamos físicamente, reparamos los tejidos y fortalecemos la memoria y el aprendizaje.

También durante el sueño la mente *sueña* respuestas; incluso aquellas que no buscamos. El entendimiento del mundo y de nuestro entorno lo apreciamos cada mañana con un buen sueño.

Podríamos enfrentar muchos problemas actuales de la humanidad si promoviéramos un sueño sano. Se han hecho campañas publicitarias mundiales para salvar vidas como: «Di no a las drogas», «Deja de fumar», «Abróchate el cinturón», «Busca un conductor designado», «Conduce con precaución», «Aliméntate sanamente», etc., pero poco se ha hecho en la difusión de la salud del sueño. Varias de estas metas se verían beneficiadas sólo con promover el sueño adecuado.

Muchas veces las personas piensan que sus éxitos los obtuvieron por casualidad. Algunos creen que sus fracasos ocurrieron por las circunstancias de su entorno; aunque todo es posible: el éxito y el fracaso pueden depender de nuestros hábitos diarios, incluidos los hábitos del sueño. Quien sueña todos los días con una meta espontáneamente toma decisiones que le llevan hacia ella. A veces no saben ni por qué aceptaron algo o por qué se negaron a hacer alguna cosa, sólo fue una intuición. Quien no duerme está indeciso, incluso duda de las decisiones que ya tomó, y puede, incluso, que dude de sus seres queridos.

Una persona segura de sí misma puede estructurar sus pensamientos y su certeza, apoyada en un buen sueño diario. Quien duerme y sueña sanamente puede decidir sin dudar, además no teme a la equivocación, todo lo resolverá de alguna manera. El mal sueño o el buen sueño se aprecia en la mirada, la mirada es parte de la belleza que captamos instintivamente.

Ojalá que estas líneas puedan hacer ver a los lectores la importancia que tiene el sueño en la vida y que con ello mejore su calidad de vida y la de sus seres queridos.

Gracias, Diego y Lupita, por ofrecer conocimiento, salud y calidad de vida.

Gracias una vez más por mostrar su calidad humana.

DR. FRANCISCO JAVIER GUERRERO CAMPOS

ENTREVISTA AL DOCTOR FRANCISCO GUERRERO (MÉXICO-ESTADOS UNIDOS)

El doctor Francisco Guerrero[99] es egresado de la Facultad de Medicina de la Universidad de Monterrey, con la especialidad de medicina interna en el Hospital Muguerza de Monterrey, y la subespecialidad de neurología clínica en el Departamento de Neurología del Hospital Universitario José Eleuterio González, de la Universidad Autónoma de Nuevo León. Desde hace veinte años, el doctor Guerrero advirtió la necesidad de atención especializada sobre los problemas del sueño que en otras partes del mundo ya era una rama importante de la medicina. Por esta razón se dedicó desde entonces a tratar específicamente los trastornos del sueño, que hoy en día es una especialidad cuyos descubrimientos han crecido exponencialmente en los últimos años. Actualmente trabaja en la Clínica del Dormir, haciendo diagnóstico y tratamiento de enfermedades del sueño. Además trabaja como asesor y colaborador en el Departamento de Neurología del Hospital Universitario de Monterrey. Ha trabajado también desde hace veinte años como un activista y promotor de la salud del sueño, dando conferencias a médicos y al público en general acerca de la importancia del sueño. Es productor de un programa de radio que se difunde en el noreste de México y el sur de Estados Unidos, donde cada semana habla específicamente sobre tópicos de la salud del sueño.

DT: ¿Por qué el sueño es tan importante para la salud de las personas?

FG: El organismo existe en tres modos de actividad: despierto, dormido, soñando. Aunque entendemos el dormir y soñar como una sola actividad y que ocurre generalmente durante la noche, al final

---

99. En adelante, FG.

de esta explicación del sueño quedarán claras las importantes diferencias que hay entre los tres modos de actividad y la necesidad de su interacción.

Dormir es una necesidad fisiológica tan importante como comer, respirar y beber agua. Dormir es indispensable no sólo para estar bien, sino también para vivir. Una persona puede estar en ayuno durante varios días, pero dejar de dormir varios días puede afectar la salud y la mente.

Dormir es una necesidad de los seres vivos. Dormir y despertar son estados que deben alternarse diariamente. Estos estados se dan en ciclos de veinticuatro horas. Cada día debemos destinar una tercera parte de las veinticuatro horas para dormir y esas ocho horas deben estar sincronizadas con la noche. Aunque existen animales que duermen de día y despiertan de noche, como los ratones, el ser humano es diurno, despierta cuando se hace de día y duerme por la noche. Dormir mal afecta las funciones del estar despierto. Cuanto mejor se duerme, mejor se llevan a cabo las actividades diarias. Dormir bien beneficia la calidad del estado de alerta. Quien duerme mal no descansa y su cuerpo disminuye su capacidad de restaurarse cada mañana.

Los ciclos de luz y oscuridad que nos brinda el planeta son una parte fundamental en la regulación de los ritmos biológicos en los seres vivos. Los organismos alternan una fase de trabajo con una fase de descanso. Incluso las plantas necesitan vivir tales ciclos de luz y oscuridad. La ausencia de luz o la ausencia de oscuridad perjudican la vida de las plantas. Quien no duerme bien pierde la voluntad, y el control de su mente y cuerpo. La falta de sueño puede alterar la capacidad intelectual y afectar la salud general.

DT: ¿Cuáles son las fases del sueño? ¿Qué fases del sueño son las que nos permiten tener un descanso real?

FG: Podemos resumir las etapas del sueño en dos. La primera se llama sueño No-MOR, la cual es el sueño en donde no hay movimientos oculares rápidos y la actividad eléctrica cerebral es lenta. La segunda etapa se llama sueño MOR, donde hay movimientos oculares rápidos y la actividad eléctrica cerebral es rápida.

El sueño No-MOR también se llama *sueño pasivo*. La actividad cerebral es lenta. El sueño No-MOR ocupa el 80% de la noche y se divide a su vez en tres fases, llamadas N1, N2, N3, según sea más profundo o haya ondas eléctricas cerebrales de actividad más lenta.

El sueño MOR también se llama *sueño activo*. La actividad cerebral es rápida. Ocupa el 20% de la noche. Esta etapa se caracteriza por los rápidos movimientos de los ojos; hay una intensa actividad de soñar; aumenta el metabolismo cerebral y hay excitación sexual que no tiene que ver con sueños eróticos.

Ambas etapas de sueño se alternan toda la noche. Al empezar a dormir, la primera en aparecer es la etapa No-MOR, que en el inicio del sueño se subdivide para convertirse en fase N1, luego N2 y luego N3, y en aproximadamente cien minutos continúa un proceso que va a la inversa: de N3, a N2 y, finalmente, a N1, e inmediatamente se inicia el sueño MOR. Éste dura de cinco a diez minutos, para luego volver a aparecer el sueño No-MOR con la misma secuencia que al principio durante otros cien minutos aproximadamente.

Después hace su aparición nuevamente el sueño MOR, pero en esta segunda ocasión puede durar más minutos que en la primera.

Este proceso se repite de tal manera que el sueño MOR puede estar presente en tres o cuatro ocasiones toda la noche. Las etapas de sueño No-MOR son mayores al principio de la noche y menores en la segunda mitad. Las etapas de sueño MOR son menores al principio de la noche y mayores en la segunda mitad. Si el individuo despierta durante el sueño MOR, suele recordar claramente sus sueños y suele presentar excitación sexual.

Durante el sueño MOR existe un aumento del metabolismo cerebral que puede ser superior a la etapa de estar despierto. Tal incremento en la actividad hace que le llamemos *sueño activo*, y explicaría por qué la actividad mental de soñar es intensa. Usando una analogía de cómo visualizo personalmente esto en base a mi experiencia clínica, puedo decir que esta etapa MOR la comparo a tener los recuerdos disponibles, como si los archivos de la oficina (la memoria de toda la vida) estuvieran abiertos para un rápido acceso a uno o varios expedientes (recuerdos) a la vez. Tener varios pensamientos simultáneos trae asociación de ideas, y eso puede explicar la intensa ideación y creatividad durante los sueños. Grandes artistas han tenido mucho éxito al plasmar los sueños en sus obras. Cuántos de nosotros hemos tenido una idea al despertar, después de dormirnos preocupados por algún problema. En el pasado, los reyes decían que los dioses les hablaban durante los sueños, y en base a eso tomaban decisiones importantes. Un cavernícola despertaría según el conocimiento de su entorno y sus experiencias grabadas en su memoria con ideas para resolver algún problema asociado con el lugar en el que vivía. Un hombre de hoy en día despierta con una idea de cómo mejorar algo a su alrededor, que podría ser un invento tecnológico que mejore alguna cosa de su conveniencia o necesidad.

Los sueños de la humanidad a lo largo de la historia han servido para que mejoremos nuestro entorno, para ganar a un adversario, para vivir mejor, para ganar más, para resolver problemas e incluso para ser felices. Despertamos con bríos, con energía y con ideas cada día que dormimos sanamente.

Soñar trae beneficios en cascada. Se cree incluso que una de las funciones de soñar es eliminar recuerdos traumáticos o recuerdos que no nos sirven. Esto puede explicar la adaptación de organismos a entornos adversos. Por medio de los sueños nos hacemos tolerantes, sufrimos y aguantamos lo que no nos gusta hasta que lo percibimos normal, aunque, claro, todo tiene un límite, y el de cada persona depende de su personalidad. Esto puede explicar el caer en excesos buscando actividades estimulantes y nocivas a la vez, como el uso de drogas.

Por ejemplo, quien duerme mal debido a que hace apneas puede ser víctima de sueños angustiantes. Cuando disminuye el oxígeno en el organismo en el momento de la apnea (pausa respiratoria) mientras se está soñando, el contenido del sueño puede traer recuerdos angustiantes, y si hay un despertar súbito por falta de oxígeno, el recuerdo inmediato es lo que se soñaba y se puede captar como una pesadilla o un despertar confuso.

Las etapas deben completarse adecuadamente para considerar que el sueño fue reparador. Un sueño con múltiples interrupciones puede no ser detectado por la persona. Su única manifestación puede ser la presencia de somnolencia durante el día y despertar cansado cada mañana.

Un sueño reparador trae una sensación de frescura al despertar, energía, motivación, lucidez mental para resolver problemas, buena memoria, buen humor, apetito sexual, y generalmente la persona describe la sensación de un colapso del tiempo, que interpreta como un amanecer de repente.

Un sueño no reparador es descrito por los pacientes como un sueño en que al despertar hay cansancio, tensión en la espalda y cuello, mal humor, olvidos, no hay ganas de levantarse, hay deseos de seguir durmiendo. Describen también muchos despertares durante la noche, con frecuentes cambios de posición, despertares para ir al baño, poco apetito sexual, y tienen la sensación de que la noche es muy larga. Además, se necesita hacer siesta para estar bien.

DT: ¿Cuáles son los factores o causas que interfieren en el sueño?

FG: En la actualidad, hay cerca de noventa diagnósticos en la clasificación de los trastornos del sueño.

El sueño puede verse alterado por diversos factores. En primer lugar, debemos mencionar los trastornos del sistema nervioso que involucran las estructuras reguladoras del sueño en el cerebro y que alteran la secuencia normal de los ciclos del sueño.

En segundo lugar, debemos mencionar que existen enfermedades que se originan fuera del sistema nervioso y que de forma secundaria afectan el sueño. Éstas pueden ser dolores nocturnos provocados por artritis, alergias que impiden respirar adecuadamente durante la noche o problemas de reflujo gastroesofágico nocturno, entre muchas otras causas.

En tercer lugar, pero no por eso menos importante, debemos saber que también existen trastornos del sueño que no tienen que ver con enfermedades, sino con hábitos inadecuados. Por desgracia, aunque estos malos hábitos afectan a cerca de la mitad de la población, particularmente los sufre la población joven. La juventud de hoy en día, sobre todo la que vive en las grandes ciudades, suele tener un estilo de vida que les lleva a irse a dormir tarde, a desvelarse con frecuencia, a tener horarios irregulares y a verse expuestos a una excesiva luminosidad durante la noche.

Las enfermedades que afectan el sueño deben ser diagnosticadas y tratadas por los médicos. Sin embargo, los problemas del sueño provocados por tener malos hábitos deberían atacarse con difusión del conocimiento de las medidas de higiene del sueño.

La población debe saber que el sueño es importante para vivir mejor.

DT: ¿Qué papel tienen nuestros sistemas endocrino e inmunológico durante el sueño?

FG: Durante el sueño de ondas lentas o No-MOR hay una elevación en la producción de inmunoglobulinas, citocinas e interferón. Estas sustancias son necesarias para fortalecer los mecanismos de defensa del organismo.

El sistema endocrino regulado en el hipotálamo está íntimamente relacionado con los ciclos de sueño y vigilia. Todas las hormonas tienen ciclos de producción y pausa. Dormir sanamente ayuda a la regulación endocrina en la producción de hormona tiroidea, prolactina, cortisol y muchas otras hormonas, pero particularmente me gustaría hablar acerca de la hormona de crecimiento.

Durante la etapa de ondas lentas del sueño No-MOR, pero en su parte más profunda, llamada N3, se incrementa en su máxima capacidad la producción de hormona de crecimiento. Ésta también es llamada la *hormona de rejuvenecimiento*.

La hormona de crecimiento influye en el desarrollo. Como todos sabemos, un recién nacido suele dormir muchas horas al día; entenderán ahora por qué duermen tanto los bebés; ellos necesitan una mayor producción de hormona de crecimiento. Se ha demostrado científicamente que un buen sueño en la infancia puede producir una mayor estatura.

Por otro lado, en la etapa adulta y en la tercera edad, el sueño suele tener una menor duración, y por consiguiente existe una disminución natural en la producción de hormona de crecimiento, con mínimos o nulos efectos en el crecimiento corporal, pero siendo muy importante en los efectos de antienvejecimiento.

Una persona que se desvela con frecuencia o que padece un trastorno del sueño suele mostrar rasgos de envejecimiento prematuro. Dormir sanamente no es la fuente de la eterna juventud, pero puede ayudar a retrasar el envejecimiento.

Podríamos tener como ejemplo la sana ancianidad que suele verse en las zonas agrícolas. Las personas que viven en el campo tienen mejores hábitos del sueño que las personas que viven en las zonas urbanas. Es común observar ancianos activos y sanos en los ranchos. La población de campo, durante toda la vida, acostumbra dormir cuando anochece y a despertar cuando amanece. Esta costumbre natural es admirable y deberíamos adoptarla también en las ciudades.

Los buenos hábitos del sueño deberían darse a conocer a los padres de familia, maestros de escuelas, adolescentes, chóferes, personas que trabajan en turnos rotativos y aquellas que presentan problemas específicos, como depresión, ansiedad, obesidad, etc.

DT: ¿Es verdad que las personas que disfrutan de un buen descanso se enferman menos que las que padecen insomnio o duermen menos?

FG: Sueño con calidad es la clave. Podría decir que el sueño requiere calidad y cantidad. De nada sirve un sueño prolongado, pero superficial, y tampoco un sueño bueno en calidad, pero insuficiente en duración.

Durante el sueño No-MOR la elevación de inmunoglobulinas, citocinas e interferón repara nuestro cuerpo. Una persona enferma tiende a dormir más, quizá como un mecanismo natural de defensa.

DT: ¿Cuánto tiempo es recomendable dormir?

FG: Para saber cuánto tiempo debemos dormir diariamente, es importante conocer la edad de la persona. La necesidad de sueño cambia con los años. Tienen mucho que ver las costumbres, cultura y actividad física, pero en general se considera que lo correcto es seguir las siguientes pautas:

- Un recién nacido debe dormir diecisiete horas al día.
- Un preescolar debe dormir trece horas al día, incluida siesta por la mañana y por la tarde.
- Un escolar debe dormir once horas, incluida una siesta por la tarde hasta el segundo año de primaria.
- Un adolescente debe dormir nueve horas diarias.
- Un adulto debe dormir ocho horas diarias.
- Una persona de la tercera edad debe dormir de seis a siete horas.

DT: Hay personas que aunque duerman diez horas diarias se despiertan agotadas. ¿Por qué pasa eso?

FG: Dormir muchas horas no es sinónimo de mejor calidad de sueño. De hecho, dormir más horas de las normales puede ser un síntoma de que el sueño no tiene calidad. O sea, si el sueño está interrumpido o fragmentado, o es un sueño superficial, por la mañana el individuo siente que no ha descansado o que su sueño no ha sido restaurador, y por lo tanto tiene dificultades para despertarse completamente. Incluso al lograr despertar en una situación como ésta, donde las ocho horas previas hubo un sueño con mala calidad, la persona siente la necesidad de seguir durmiendo. Esta situación suele confundirse con depresión.

Cabe aclarar que una situación puede ser el despertar y sentir aún sueño, y otra puede ser despertar y sentirse aún más cansado que la noche anterior. Esta última suele observarse en individuos que tienen problemas respiratorios durante el sueño. Cuando una persona tiene que hacer un esfuerzo inspiratorio como el requerido durante el ronquido o la apnea del sueño, o cuando hay resistencia de las vías aéreas superiores, existe un claro incremento en la contracción de los músculos que expanden el tórax, pero esto incluye los músculos que elevan los hombros. Imagine usted a un deportista que, cansado, deja de correr cuando tiene oportunidad. Para respirar profundamente, suele llevar las manos a la cintura y de esta manera, inconscientemente, eleva los hombros; esto es en realidad una manera espontánea de expandir la caja torácica y así respirar profundamente para recuperarse del ejercicio extenuante que acaba de realizar. Eleve usted los hombros en este momento y notará que su respiración es más profunda. Los músculos que acaba de utilizar también incluyen los laterales y posteriores del cuello. Este mismo esfuerzo inspiratorio, utilizando los mismos músculos, es el que hacen muchas personas durante el sueño durante casi toda la noche, para poder respirar durante el ronquido o la apnea obstructiva. Ello origina una tensión en la espalda y la parte posterior del cuello que es lo que provoca el inexplicable cansancio que siente la persona al despertar. Estas personas suelen cambiar de colchón o almohada sin obtener solución al problema. Por esta razón, cuantas más horas duermen, más cansadas se despiertan.

DT: ¿Qué ocurre con las personas que toman inductores del sueño?, ¿qué ocurre con su reparación?

FG: Hoy en día hay fármacos con excelentes efectos para obtener sueño de calidad. Existen los llamados inductores del sueño que tienen efectos de corta duración y sólo se utilizan para iniciar el sueño. También hay otros fármacos que sirven para mantener el sueño, los cuales tienen efectos prolongados y permiten que el sueño se mantenga hasta la mañana siguiente.

Por lo general, la gente teme caer en una dependencia al usar estos medicamentos para dormir. Los pacientes frecuentemente expresan su preocupación sobre qué harán si les falta el fármaco. Incluso tienen temor y aseguran que si no toman su somnífero no dormirán. Ahora la gente es más cautelosa ante la recomendación de su médico sobre tomar fármacos para dormir. Pero también hay personas que no tienen temor de automedicarse y fácilmente caen en el abuso.

Los medicamentos para obtener sueño deben ser recomendados sólo por los médicos. Éstos deben usarse de manera temporal y a la mínima dosis indispensable, sólo con el objetivo de regular los ciclos de sueño para que la persona obtenga un sueño natural y sin fármacos lo más pronto posible.

Existen contraindicaciones médicas sobre el uso de somníferos, sobre todo para tratar de evitar los efectos nocivos de estos medicamentos y también para evitar su dependencia. Pero una contraindicación importante y poco estimada es la relacionada con la apnea del sueño. Es decir, si una persona ronca o hace apneas obstructivas, o ambas cosas, puede verse perjudicada con el uso de los somníferos, puesto que éstos actúan como relajantes musculares y aumentan también la relajación de los músculos de la garganta, incluida la lengua, lo que hace que disminuya el espacio en las vías aéreas superiores y se pueda incrementar el índice de apnea obstructiva. Una persona que padece esta apnea no duerme bien y suele tener somnolencia diurna. Esto le hace consultar por somnolencia diurna y describe que se despierta varias veces por la noche en la creencia de que es insomnio, pero no percibe que se despierta debido a la falta de una respiración adecuada. El paciente que ronca generalmente no se oye a sí mismo, por lo tanto no incluye el ronquido como queja médica en la consulta, y menos aún sabe si presenta pausas respiratorias durante el sueño. Puesto que esto no se asocia a ronquido o apnea del sueño, parece insomnio y es tratado con somníferos, que, como hemos dicho, producen relajación muscular e incrementan más aún la apnea del sueño y el ronquido. Es el mismo efecto relajante que tiene la ingesta de bebidas alcohólicas antes de dormir. Cuando el roncador toma alcohol, ronca más aún, e incrementa la apnea del sueño esa noche. El sueño entonces se ve interrumpido de la misma forma o aún peor. Además, el aumento del número de apneas hace que el riesgo de tener un infarto al corazón o un accidente cerebrovascular durante el sueño sea mayor, debido a que las apneas son más prolongadas, el oxígeno sanguíneo disminuye más y la respuesta de la alarma fisiológica ante la falta de respiración se ve retrasada por la sedación a que está sometido. Por lo tanto, un caso así tendría entonces un doble origen de somnolencia: una por la falta de sueño nocturno que persiste, secundaria a ronquido y apneas, y otra por los efectos sedantes del somnífero. Al no resolver la somnolencia diurna con los somníferos que se toman por la noche, muchas personas incrementan la dosis, incluso se automedican, y esto, ante la falta de respuesta al tratamiento, puede facilitar que abusen del uso de este tipo de medicamentos.

DT: ¿Qué es la apnea del sueño? ¿Cómo afectan a nuestro descanso tanto la apnea como los ronquidos?

FG: Durante el inicio del sueño, al quedarnos dormidos en la segunda fase del sueño No-MOR, existe una natural relajación muscular. Esta relajación muscular produce una reducción del espacio aéreo, la cual inicia el ronquido. Éste es el ruido producido en la faringe cuando ésta se estrecha e impide el adecuado pase de aire en cada respiración.

El ronquido puede ser producido en uno o más niveles de la vía respiratoria (la cavidad nasal, el paladar, la garganta o la hipofaringe). Cuando el sueño avanza y la relajación progresa, la estrechez de la garganta aumenta hasta el punto de llegar a hacer un colapso o un cierre total de la vía aérea, que se conoce como *apnea*. La apnea del sueño se refiere a la presencia de pausas respiratorias durante el sueño. Se considera apnea una pausa respiratoria que tenga una duración de diez segundos o más. Cuando hay más de cinco apneas por hora, es recomendable acudir a una clínica del sueño para solicitar una evaluación. Algunas personas sólo roncan, otras sufren apneas y otras alternan los ronquidos y las apneas a lo largo de toda la noche.

Al no respirar durante unos segundos disminuye el oxígeno en el cuerpo, lo que causa una situación de alarma fisiológica. Esto produce una elevación de la adrenalina parecida a la que sucede al sentir miedo, furia o pánico cuando se está despierto. Aparece un esbozo de instinto de supervivencia con la respuesta natural de «atacar-huir», propia de una situación peligrosa, que en este caso es la falta de respiración durante el sueño. Cuando se inicia un aumento de la frecuencia cardíaca, elevación de la presión arterial y de la glucosa sanguínea en respuesta al peligro de muerte por falta de oxigenación, la persona sufre una microinterrupción del sueño que puede repetirse cada minuto durante el sueño nocturno. Ello provoca una alteración de las fases normales, por lo que no se tiene un sueño reparador. En algunas ocasiones la persona con apnea se queja de sudar toda la noche, despertar con arritmias cardíacas (palpitaciones en el pecho), dolor de cabeza (hipertensión arterial), boca seca y con síntomas de reflujo gastroesofágico (agruras). Esto trae un sueño no reparador, ya que puede haber más de cien interrupciones del sueño sin que la persona lo detecte. En estos casos, es más valiosa la descripción de los síntomas que aporta el compañero de cama cuando se hace la historia clínica.

Debemos recordar que frecuentemente quien padece trastornos del sueño no se ve a sí mismo cuando está dormido; por lo tanto, si acude a la consulta solo, sin la compañía de su pareja, no es capaz de describir al médico los síntomas que son clave en la detección del problema. Millones de personas sufren durante años debido a que no se les hace un diagnóstico correcto y no se trata el problema real: un trastorno del sueño. En lugar de esto, frecuentemente siguen tratamientos que son para atacar problemas secundarios, como pueden ser depresión, somnolencia diurna, arritmias nocturnas, hipertensión arterial, y durante años siguen sufriendo al seguir tratamientos que les ayudan parcialmente, pero no eliminan el problema de fondo. Quien tiene apnea del sueño no descansa mientras duerme.

Estas personas tienen un alto riesgo de sufrir accidentes automovilísticos provocados por somnolencia y de padecer adicción al tabaco, obesidad y depresión. Esto es así porque suelen fumar y consumir grandes cantidades de carbohidratos para ayudarse a mantenerse despiertas; comen muchos dulces y chocolates y pueden desarrollar obesidad. Y cuanto más obesa es una persona, más probable es que ronque y haga apneas. Así pues, son hombres y mujeres que despiertan con sueño y comen más. Por eso, si un paciente con obesidad ronca y tiene apnea del sueño, junto al tratamiento para bajar de peso, se debería incluir una evaluación de su sueño.

Tengo la firme creencia de que la obesidad que sufre ahora nuestra población infantil está relacionada directamente con menos horas de sueño necesario, ya que muchos niños están expuestos durante la noche a pantallas de vídeo y luz nocturna, y siguen malos hábitos del sueño. Se van a dormir muy tarde y no cambian la hora de despertar. Un niño desvelado come más para mantenerse despierto. Sospecho que hay más niños obesos en la ciudad que en el campo. Recordemos que en el campo se tienen mejores hábitos del sueño.

DT: ¿Qué opina de la melatonina?

FG: La melatonina es una neurohormona que actúa como estabilizador de los ritmos circadianos (ritmos diarios, día-noche y alerta-sueño). Se produce en la glándula pineal, la cual es una estructura del tamaño de un grano y está en el centro del cerebro. Sus niveles se elevan a su máximo a media noche, en reacción a la oscuridad, y disminuyen al despertar, cuando nos exponemos a la luz transmitida por la vía óptica. La melatonina declina su producción cuando envejecemos. A los 70 años de edad se produce sólo el 10% de lo que se producía en la infancia.

La melatonina regulariza y controla nuestro reloj biológico sincronizado con el día y la noche, o mejor dicho con la luz y la oscuridad. Sus funciones más importantes son: mejorar el sueño, estimular el sistema inmune y proteger el sistema nervioso central. También influye positivamente en el sistema reproductivo, cardiovascular y neurológico. Tiene efectos antioxidantes que ayudan a proteger las células del organismo. La oxidación es un factor principal del proceso de la vejez y del desarrollo de enfermedades degenerativas. Se considera que la disminución en la producción de melatonina puede ser un factor importante en el origen de insomnio en los ancianos. Cuando las personas disminuyen su exposición a la oscuridad, la producción de melatonina se ve reducida, lo cual puede ser un problema en la juventud de hoy en día.

Esto resalta la importancia de dormir con la luz apagada y que los jóvenes no se expongan a pantallas luminosas durante la noche. Cuando por la noche permanecemos frente a pantallas electrónicas luminosas, nuestro cerebro capta luz que interpreta como un atardecer prolongado, lo cual desprograma la hora natural de iniciar el sueño, retrasando el ciclo. El uso de computadoras, Internet y televisión puede ser potencialmente el inicio de un cambio en la personalidad de los jóvenes, debido a que están cansados y somnolientos y, aun así, tienen que llevar a cabo sus actividades. Esto les causa ansiedad y, sin percibirlo, en su búsqueda de energía pueden caer víctimas del abuso de la cafeína, del tabaco o de estimulantes, desarrollar obesidad y sufrir accidentes automovilísticos y laborales.

Un joven cansado se torna irritable, violento, distraído, tiene problemas en su desempeño académico y deportivo y en sus relaciones interpersonales.

No entiende lo que le pasa, pero como sus cambios fueron instalándose lentamente durante años y vive en un entorno social donde todas sus amistades tienen las mismas costumbres, en un proceso natural de adaptación, piensa que la vida es así y pide ayuda muy tarde, cuando en realidad un buen consejo y una explicación acerca de su necesidad de dormir puede ayudarle naturalmente.

Se considera que cerca del 50% de accidentes automovilísticos son provocados por somnolencia. Los jóvenes ocupan el primer lugar en choques provocados por somnolencia, aunque se suele atribuir al alcohol o drogas. Las estadísticas de tránsito suelen ser subestimadas, ya que el conductor somnoliento que choca y resulta vivo niega que se quedara dormido para evitar su responsabilidad a la hora de pagar los daños. Se considera que por cada accidente de tránsito provocado por problemas de somnolencia pueden morir no sólo el conductor, sino también los otros pasajeros del coche, los chóferes y pasajeros del vehículo contra el que se impactó y los peatones que se pudieron ver involucrados en el incidente. Por esta razón es importante atender en nuestras consultas a los conductores de camiones o autocares, sobre todo si trabajan en turnos nocturnos o prolongados.

DT: ¿Cuáles serían los principales consejos para conseguir un sueño reparador?

FG: Aunque el tratamiento farmacológico actual es muy efectivo, cerca del 50% de insomnes resuelven su problema con medidas no farmacológicas. Esto es, sólo siguiendo los consejos de higiene del sueño.

Estas medidas sirven para resolver problemas de insomnio, y a las personas sanas les ayuda a mantener los ritmos de sueño y vigilia adecuados:

- Una vez en cama, evita ver la televisión, comer, leer o hacer cualquier actividad.
- No hagas ejercicio o actividades exhaustivas al menos seis horas antes de acostarte.
- No cenes abundantemente.
- No mires el reloj por la noche.
- Evita tomar bebidas con efectos estimulantes antes de irte a la cama (café, bebidas alcohólicas, bebidas gaseosas con cafeína, etc.).
- Procura irte a dormir y despertarte siempre a la misma hora.
- Si no te puedes dormir pasados veinte o treinta minutos, levántate de la cama.
- Procura dormir en una habitación donde haya oscuridad toda la noche y luminosidad durante el día. Esto te ayudará a sincronizar los ciclos de dormir y despertar naturalmente.
- Si necesitas hacer una siesta, que ésta no dure más de treinta minutos, y procura hacerla ocho horas después de haberte despertado por la mañana o antes de las tres de la tarde.
- Ve a la cama sólo cuando tengas sueño (tendencia a cerrar los ojos).

- Usa la cama sólo para dormir o para mantener relaciones íntimas.
- Si las molestias persisten, solicita atención en alguna clínica del sueño.

El objetivo de estos consejos es orientar a la gente con fines informativos y educativos. Es fundamental conocer lo importante que es dormir y cómo algunos hábitos pueden ayudar a obtener un mejor sueño.

Para una valoración médica profesional, es necesaria una consulta que incluya interrogatorio general y examen físico.

Si estos consejos no son suficientes para corregir problemas para dormir bien, es necesaria una valoración específica y más completa.

Capítulo IX

Novena herramienta: la piel, un reflejo

El órgano más visible, el que vemos diariamente ante el espejo, es la piel. Nos preocupa su aspecto porque es lo primero que ven los demás, pero es erróneo pensar que sólo debemos poner nuestra atención en las arrugas cutáneas; más allá de las líneas de expresión, está el envejecimiento subcutáneo que afecta a la grasa, a la musculatura, a los huesos y al colágeno.

El envejecimiento que podemos ver con claridad cuando miramos fotografías de hace diez o quince años atrás se debe a la degeneración celular y se da en todos los órganos del cuerpo.

No sólo el rostro es una manifestación de cambios en la piel, sino que el resto del cuerpo también se ve afectado. Las alteraciones en la estructura de la piel y en aquellas que le dan soporte provocan arrugas, flacidez, falta de tonicidad y de iluminación.

A medida que el tiempo pasa, se producen varios cambios:

Pérdida de grasa subcutánea. Es la capa de grasa que está bajo la piel. La pérdida de grasa significa menos volumen. Alteraciones como mejillas hundidas, bolsas bajo los ojos, etc., se deben a la falta de grasa subcutánea.

Como habrás observado, las personas con sobrepeso parece que envejecen más despacio. Este fenómeno se debe a que la grasa extra en el rostro hace menos notorios los cambios, y al contrario, las personas delgadas pueden verse mayores por la falta de grasa en su cara. Los depósitos de grasa ayudan a proporcionar estructura en la piel, especialmente en las mejillas y debajo de los ojos. La grasa más superficial se ve afectada por las fluctuaciones de peso, por lo que es importante mantenerse estable. Si hay exceso de grasa, e incluso si se mantienen niveles normales, a medida que pasa el tiempo, algunas personas experimentarán movimientos en esta capa, la cual se torna flácida.

Cambios en la estructura ósea. Cuando una persona se somete a cirugía plástica, se ve mejor; sin embargo, no se ve como si de nuevo tuviera 20 años de edad. ¿Te has dado cuenta de que mientras el tiempo pasa pierdes la simetría y tus músculos faciales se alargan como si se te hubiera caído la cara?

Aunque la piel tiene muchas capas, en general se pueden dividir en tres: la parte externa (epidermis), que contiene células cutáneas, pigmento y proteínas; la parte media (dermis), que tiene vasos sanguíneos, nervios, folículos pilosos, glándulas sebáceas y suministra nutrientes a la epidermis; y la capa interna, bajo la dermis (la capa subcutánea), que comprende las glándulas sudoríparas, algunos folículos pilosos, vasos sanguíneos y grasa. Cada capa contiene tejido conectivo, con fibras de colágeno para dar soporte y fibras de elastina, con el fin de proporcionar flexibilidad y fuerza. Con el envejecimiento, la capa externa de la piel (epidermis) se adelgaza, aun cuando la cantidad de capas celulares permanece sin cambio alguno.

Como hemos estado viendo a lo largo del libro, los cambios en la piel no son ajenos a nuestra genética, y también influye nuestro desbalance hormonal, la alimentación, la suplementación, el estrés y el medio ambiente. Además, debemos sumar el daño debido a la exposición a los rayos del sol o las camas de bronceado.

Con el paso del tiempo, el número de células que contienen pigmento (melanocitos[100]) disminuye, pero los melanocitos que quedan aumentan de tamaño, de modo que la piel envejecida aparece más delgada, más pálida y traslúcida. Las manchas pigmentadas grandes, denominadas *manchas de la edad*, *hepáticas* o *lentigos*, pueden aparecer en las áreas expuestas al sol.

---

100. Células presentes en la epidermis que producen melanina.

¿Por qué creemos que sólo envejece nuestra piel
al vernos con arrugas?
¿Por qué creer que sólo con bótox o rellenos
podemos vernos mágicamente más jóvenes?

La mercadotecnia de productos milagro nunca explica el porqué del envejecimiento o el problema real. Queremos dejar claro que envejecer no es verse más arrugado, esto es sólo una manifestación del proceso de envejecimiento.

La disminución hormonal, la mala alimentación, la falta de ejercicio, la ausencia de nutrientes y suplementación, y hasta la depuración del organismo se reflejan en nuestra piel. Tenemos que hacer dos conexiones importantes en la solución anti-edad: la primera es que las hormonas, como reguladoras de tu bienestar psicológico y emocional, afectan la apariencia y funcionalidad de tu piel; la segunda es que tu piel es el vehículo ideal para reparar y nutrir tu cuerpo sanamente.

Las hormonas generadas en tu cuerpo como la cortisona, la insulina y las hormonas sexuales también tienen un impacto profundo en tu piel. Conforme vamos envejeciendo, experimentamos cambios en las funciones cognitivas, en nuestro sistema inmunológico y en la actividad sexual.

El desbalance en nuestras hormonas puede hacernos más propensos al acné, a las manchas o a las arrugas. Por esta razón, durante el ciclo menstrual y la ovulación, a las mujeres les sale acné, y a las que tienen la piel clara, les ocurre lo mismo durante el resto del período. Las píldoras anticonceptivas también pueden afectar a la piel. A medida que los estrógenos bajan, la piel se va poniendo más delgada y seca.

EL ESTRÉS Y LA PIEL

El estrés es un asunto importante en términos de la salud, y afecta a la apariencia de tu piel, así como a la función y efectividad del resto de tu cuerpo. Hace que las glándulas suprarrenales liberen poderosas sustancias químicas al torrente sanguíneo, y la liberación de una cantidad excesiva de estas sustancias con frecuencia da como resultado un agotamiento drenal, que contribuye significativamente a acelerar el envejecimiento.

¿No te ha pasado que después de un día de mucho estrés y cansancio, te miras en el espejo y te sientes diferente, con la cara oscura, ojeras y hasta síntomas de cara caída? Es el estrés y el cortisol que están moviendo tus hormonas.

La luz del sol también afecta a nuestra piel, ya que los rayos solares contienen rayos ultravioleta llamados UVA y UB-V; la radiación UV-B es parcialmente absorbida por el ozono y sólo llega a la superficie de la Tierra en un porcentaje mínimo; sin embargo, sí puede producir daños en la piel. Entre los daños que los rayos ultravioleta pueden provocar, se incluyen el envejecimiento, cáncer, irritación, arrugas, manchas o pérdida de elasticidad; también pueden desencadenar lupus eritematoso sistémico, así como mutaciones en las cadenas de ADN. Evitemos la exposición directa al sol; utilizar cremas protectoras adecuadas es un arma contra el envejecimiento.

LA NUTRICIÓN, LA INFLAMACIÓN Y TU PIEL

La inflamación se ha estado revisando en diferentes capítulos de este libro. Es extremadamente importante comprender los mecanismos de la inflamación crónica, generalizada (invisible a simple vista), y su papel en el envejecimiento de la piel. Esta inflamación puede ser desencadenada por la exposición al sol, la contaminación, un entorno agresivo como el frío o el calor extremo, el estrés mental, los productos químicos como jabones y detergentes, e incluso la exposición a la computadora.

Tanto si se trata de la exposición al sol del mediodía en un día de verano como del estrés mental extremo, el resultado final es el mismo. Los radicales libres son pro inflamatorios y dan lugar a una cascada de eventos que causan la inflamación, pero, como ya hemos visto, nuestro cuerpo tiene su propia defensa endógena, producida dentro de nuestro organismo, que consiste en un sistema antioxidante de enzimas y vitaminas que combaten estos radicales libres y ayudan a prevenir daños. Sin embargo, este sistema de ataques endógenos no basta para poder reducir los radicales libres, por lo tanto, comienzan a atacar a las membranas plasmáticas de las células con la producción de ácido araquidónico, el cual causa la inflamación y más radicales libres, con la eventual destrucción celular.

Al igual que los factores de estrés, la exposición al sol y una dieta pro inflamatoria también favorecen la producción de radicales libres cuando se genera un aumento de azúcar en la sangre y en los niveles de insulina. La dieta antiinflamatoria evitará la producción y la activación de los químicos inflamatorios, previniendo las arrugas en la piel, así como la pérdida de músculo y soporte, tanto en la cara como en el cuerpo.

El consumo frecuente de carbohidratos refinados en Occidente dispara los niveles de insulina y de cortisol e interfieren en el balance hormonal, lo cual incrementa la inflamación. Con esto queremos decir que el azúcar es el alimento más dañino para tu piel, ya que adiciona un exceso de tóxicos a tu sangre o glucosa que se refleja en tu cara.

BUENOS HÁBITOS

Mucho hemos hablado de los buenos hábitos y un estilo de vida saludable para favorecer los resultados de la medicina anti-edad y, por consiguiente, contribuir a tu belleza.

Un factor clave en la formación de arrugas es el hábito de fumar. Al fumar el oxígeno desaparece, disminuyendo la circulación de la sangre en la piel de la cara, que da como resultado la formación de líneas prematuras. Además, cualquier persona que fuma hace una serie de movimientos faciales repetidos que contribuyen a la creación de surcos en su piel.

La dieta y su relación con la inflamación

Para entender cómo funciona la inflamación interna que se muestra en nuestra piel de forma visible, debemos tener presente que, como todos sabemos, «somos lo que comemos». Cuando somos jóvenes, muchas veces no nos responsabilizamos de nuestra alimentación. Puede sorprendernos que aprender a comer puede determinar cuán jóvenes o viejos nos vemos.

Según el doctor Nicholas Perricone, la inflamación está en la base de las enfermedades relacionadas con la edad, como las cardíacas y autoinmunes, diabetes, cáncer y, por supuesto, la flacidez de la piel y la aparición de arrugas.

Esta inflamación puede ser causada por:

- Comer una dieta pro inflamatoria: rica en carbohidratos y baja en proteínas.
- Factores de estrés ambiental: sistema inmunológico debilitado, resfriados, gripes e infecciones reiteradas.
- El exceso de exposición a la luz ultravioleta: sol y camas de bronceado.
- Los cambios hormonales: cambios en los niveles de estrógenos, testosterona, insulina y cortisol.
- Estrés.

La primera recomendación es comer proteína, de gran importancia para las células y su reparación. Y puesto que no podemos almacenar la proteína en nuestro cuerpo, debemos ingerir proteína de alta calidad como la que contiene el salmón. Si nuestra fuente de proteína es inadecuada o baja, el proceso de envejecimiento se acelera visiblemente. La carencia de proteína se hace visible, en un principio, en la cara; y en las mujeres, a diferencia de los hombres, esto es más palpable. Ésta es una de las razones por las que a veces los hombres se ven más jóvenes.

Como puede verse, la falta de proteínas, en combinación con el exceso de carbohidratos, favorece la flacidez en la cara. De hecho, una vez que sabes esto, puedes detectar una dieta «alta en carbohidratos y baja en proteínas» en la cara de un hombre o una mujer.

La inflamación causada por la ingesta de carbohidratos de alto índice glicémico resulta evidente en la hinchazón y la inflamación del rostro y el área de los ojos.

Para que juntos podamos visualizar este problema, imaginemos la piel como si fuera una goma: cuando somos jóvenes, la piel y los músculos encajan perfectamente en la estructura ósea que ocupan, pero con los años la piel y su estructura subyacente pierden la capacidad de encajar de la misma manera. Esta respuesta inflamatoria también contribuye a la flacidez y a la pérdida total de iluminación.

Otra razón tiene que ver con la testosterona, la cual ayuda a regular el grosor y la hidratación de la piel. Como ya vimos en el capítulo III, las mujeres producen testosterona a niveles más bajos que los hombres; pero los niveles por debajo de los normales se han asociado a una libido disminuida o no existente. Cuando las mujeres transitan por la perimenopausia y la menopausia, un desequilibrio en los niveles de esta hormona puede causar cambios sensibles en la piel, ya que demasiada testosterona puede conducir a tener poros abiertos y acné, y muy poca puede provocar sequedad en la piel.

Por naturaleza, los hombres tienen una piel más gruesa que las mujeres, por lo tanto, son menos vulnerables a los efectos perjudiciales del sol y del medio ambiente. Así pues, es muy importante que las mujeres elijan la dieta antiinflamatoria como su primera línea de defensa contra el envejecimiento.

En resumen, nuestra elección de alimentos es fundamental cuando se trata de provocar y controlar la inflamación. Es bueno saber que estamos controlando la situación. Ésta es la clave para la salud, la longevidad, la claridad mental y el bienestar, y para lograr una piel joven y hermosa. Los alimentos que son pro inflamatorios causan una gran destrucción en nuestro cuerpo.

EMPEZANDO EL CAMBIO

Lo primero que debemos asegurar es el consumo diario de proteínas adecuadas. Te recomendamos tomar salmón rosado, proteínas de soya y proteínas de arroz y de pollo (asegúrate de que sea orgánico).

Lo segundo es limitar el consumo de carbohidratos. Incorpora en tu dieta frutas y verduras coloridas, así como la avena (la mejor es la avena que lleva cocción y es de granos enteros). Agrega grasas buenas, como las que se encuentran en el salmón, las nueces, el aguacate o palta y el aceite de oliva.

Evita el consumo de café, que trae como consecuencia niveles elevados de cortisol y la insulina, lo que nos lleva al aumento de peso. Puedes sustituirlo por té verde.

Toma agua; se recomienda beber un litro por cada veinticinco kilos. Todas las reacciones bioquímicas en el organismo se llevan a cabo en presencia del agua.

No se te olvide ingerir diariamente suplementos de omegas 1, 2, 3 y 6, coenzima Q-10, resveratrol, curcumina, ácido alfa lipoico, astaxantina y vitaminas C y E.

Si sigues estas pautas, ya seas hombre o mujer, verás efectos inmediatos, incluso aunque ya hayas pasado los 40 años. Si eres menor de 40, los resultados serán más rápidos.

Capítulo X

La juventud es cuestión de actitud

En la vida hay momentos en que podemos sentirnos cansados y con pocas ganas de seguir luchando; sin embargo, todo se limita a la forma en cómo enfrentamos la adversidad. Los problemas pueden causar en nosotros dos actitudes: o nos destruyen y nos dejamos hundir, o nos dan valor para levantarnos más fuertes y enfrentar cualquier obstáculo que se presente. Ya lo decía Nietzsche: «Lo que no nos mata nos fortalece».

Siempre hay que ubicarnos en el segundo caso y aprender de las caídas para darnos cuenta de que somos capaces de seguir adelante. Por eso es muy importante saber quién eres y con qué recursos cuentas para continuar.

Envejecer no es fácil; sin embargo, somos muchas las personas que podemos agradecer cada día esa nueva arruga o cana, y ocuparnos de vernos bien. Pero también hay otras que pueden sufrirlo, padecerlo y vivirlo como un calvario diario, frente a su espejo o con su cirujano.

Envejecer es inevitable, es un proceso más de la vida, y así como disfrutamos de una adolescencia alocada e intensa, podemos escoger vivir esta madurez agradeciendo y deleitándonos con los nuevos sabores de ser adulto. Los requisitos esenciales para vivir esta nueva etapa son la buena nutrición, el ejercicio y la actividad física, que van de la mano de la actitud. La ansiedad, la competitividad y el pesimismo no contribuyen a una vida feliz. En cambio, la dieta, el descanso y el ejercicio están considerados como las tres facetas más importantes para obtener y conservar una buena salud.

Para empezar, haz un inventario de ti mismo; lo más importante es conocerte, saber quién eres, cuáles son tus potencialidades, debilidades, capacidades y habilidades; cuáles son tus deseos más profundos, qué te motiva a salir adelante, qué te ilusiona, qué te da miedo, qué te molesta, qué te interesa y, lo más importante, qué esperas de ti mismo.

Recorrer el camino del autoconocimiento implica desilusiones, cansancio, temores y tentaciones, pero, si estás seguro de quién eres, de lo que vales, de lo que deseas y de las bases sobre las cuales quieres construir tu vida adulta, podrás hacer a un lado todas las piedras que hacen más difícil el acceso al futuro.

A cada una de tus cualidades dale el justo valor y no exageres cuando haya algo que no te guste, como por ejemplo tu edad, que no es tan mala cuando se sabe aprovechar la experiencia.

Acuérdate de que tu actitud lo es todo; saber identificar las emociones es de gran ayuda, pero todavía lo es más cuando las neutralizamos antes de actuar. Tener la mente fría y clara nos permite tomar mejores decisiones.

Cada ser humano tiene la capacidad de manipular sus estados de ánimo; cada persona decide cómo vivir su vida; puede ser con una sonrisa o con una lágrima, con alegría o con enojo, por eso te decimos que tu actitud lo es todo. Tener una actitud positiva puede aminorar tu estrés diario y mejorar tu salud.

Somos lo que pensamos y sentimos; todo lo que hay dentro de nosotros es lo que tenemos para dar, mucho de lo que acumulamos en la vida son sentimientos aprendidos o heredados, olvídate de los miedos y de los prejuicios. Aprende a reprogramar aquello que está en tu memoria manipulando tus estados emocionales y cambia tu actitud. Ser optimista ante el reto, el cambio, frente a la desilusión y ante la adversidad tiene resultados sorprendentes; adoptar actitudes destructivas, autocompasivas o negativas es una gran limitante para ser mejor cada día.

Hay quienes dicen que la belleza o la edad es cuestión de actitud, ¿tú qué crees?, ¿cómo quieres vivir tu edad? ¿De la forma en como recordamos a nuestros abuelos o con el ánimo de seguir alcanzando nuevos retos, seguir activos y motivados a vernos y sentirnos bien...? Eso es actitud.

La juventud es cuestión de actitud.

**LAS MUJERES VIVEN EN PROMEDIO
MÁS AÑOS QUE LOS HOMBRES**

En 1930 la esperanza de vida para las mujeres era de 35 años y para los hombres de 33. En 2009, la tendencia cambió a 78 y 73 años, respectivamente.

Si ya podemos vivir casi 80 años y, según los médicos especializados nuestro genoma está programado para vivir hasta 120, ¿cómo quieres vivir todos estos años que la vida y la ciencia nos están regalando?

Fuente: Indicadores Sociodemográficos de México (1930-2000).

Alinea tu pensamiento con el corazón y las emociones. ¿Cuántas veces te ha pasado que has estado dejando volar tu imaginación pensando en lograr algo, cuando de repente encuentras una excusa para no hacerlo? Si siempre ponemos pretextos para no luchar por lo que queremos, nunca lo vamos a alcanzar. Franklin D. Roosevelt dijo algo muy cierto: «Finalmente tendrá éxito el que creyó que lo tendría». Visualizar el éxito y la realización personal mentalmente nos proyecta hacia su obtención.

El pensamiento define lo que se quiere lograr; el corazón, lo que se desea; la emoción, la energía de la acción que lleva a la realización del objetivo. Estos tres puntos deben estar alineados y perfectamente coordinados, ninguno debe sentir temor, duda, desconfianza o derrota.

Genera dentro de ti cómo quieres estar, cómo quieres sentirte, deséalo con todo el corazón y haz todo lo que esté en tu mano para lograrlo. Despierta cada día y ama a esa persona que ves en el espejo.

Confía en el poder de tu mente. La mente es una herramienta muy poderosa que nos sirve para hacer cosas buenas y malas, reprogramarla puede ser una tarea titánica, pero se puede hacer.

A veces la mente te hace creer algo que no existe hasta llegar al grado de perder el control; si es capaz de hacer eso para limitarte en lo que quieres lograr, o incluso destruirte, imagina su capacidad para alcanzar cosas buenas. Ahora piensa en la cantidad de enfermedades que nosotros mismos nos provocamos sólo por la fuerza de nuestra mente o por nuestra actitud. Vamos a darle fuerza a nuestro deseo de vernos y sentirnos bien.

El poder de tu mente es tan grande que así como puede llevarte a lo más alto también puede hundirte en lo más profundo. ¿Para qué te gustaría que sirviera tu mente?

Debes ser responsable de tu propia vida. Es común buscar pretextos para justificar no haber alcanzado lo que queríamos; eso es lo que sucede ante nuestra falta de compromiso con nosotros mismos. Un ejemplo terrible son los propósitos de Año Nuevo; por uno u otro motivo, siempre desertamos al poco tiempo de haber comenzado el proceso para cumplirlos. No te boicotees, comprométete con lo que decidas hacer con tu vida y no busques culpables, sean personas o situaciones.

Ante todo, reconoce tus motivos para hacer lo que deseas: qué te mueve, qué te inspira, para qué quieres lograr lo que te has propuesto. ¿Te llena, te hace sentir realizado, te ilusiona, te has visualizado ya con ese logro, qué sientes, cómo te ves? Si lo que ves te motiva, comprométete contigo mismo para lograrlo. Roma no se hizo en un día, y tal vez lo que desees no saldrá bien a la primera; pero si tu convicción es fuerte, si tu compromiso es firme, tendrás la fuerza suficiente para seguir intentándolo.

Pretextos hay muchos, y seguramente seguirán habiéndolos; sin embargo, no puedes perder la fe en que alcanzarás tu meta; confía en lo que quieres lograr, no busques excusas para abandonar algo en lo que crees, que te ilusiona y que te mueve en lo más profundo.

Podemos escuchar opiniones y consejos de otros que hayan vivido algo parecido a lo nuestro, y es muy importante estar dispuestos a aprender de los demás y saber cuándo esa información nos puede ser útil para facilitar nuestro camino; pero ante todo escucha la voz que te dice: «Sí puedes, no te desanimes; si otros pueden, ¿por qué tú no?» Confía en ti y, si sientes que debes cambiar la estrategia, ¡hazlo!

No hables mal de nadie ni critiques. Criticar habla mal de nosotros, quejarse de todo se ha convertido en «deporte» nacional; es más, se ha convertido en una profesión. Si fuéramos conscientes del poder de nuestras palabras, de la comunicación verbal, es evidente que nos lo pensaríamos dos veces antes de abrir la boca para destrozar a alguien. ¿Te has visto en el espejo mientras hablas mal de alguien? Te puedo asegurar que se te frunce el ceño, entrecierras los ojos y te empiezas a transformar física y mentalmente en una mala persona. En cambio, cuando hablas de alguien a quien quieres, admiras o te cae bien, tu cara se ilumina, los ojos te brillan y sonríes. ¿Puedes ver ahora la fuerza de tus palabras, ya sea para bien o para mal?

Perdona. Cuando somos jóvenes, confundimos el orgullo con el perdón. Con el tiempo, entendemos que ser orgulloso y defender la dignidad no tiene nada que ver con reconocer nuestras culpas en las situaciones difíciles que se viven en las relaciones personales. Recuerda que cuando el amor existe todo es posible, lo importante es vivir en armonía y pensando que cada día debemos ser mejores. Reconocer nuestra dosis de culpa es una gran ayuda para que la palabra «perdón» salga de nuestros labios.

El perdón libera, ya que da la oportunidad de continuar la vida sin ningún peso en el alma. Cuando pedimos perdón y reconocemos ante el otro que nos hemos equivocado, como por arte de magia la congoja desaparece y nos sentimos más tranquilos, y ni el orgullo ni la dignidad salen dañados.

Disfruta de los pequeños detalles que la vida te ofrece. Cuántos detalles dejamos pasar y no disfrutamos porque estamos esperando que llegue «ese gran momento» que nos hará inmensamente felices; estamos tan ocupados esperando ese momento que los detalles lindos que están día a día a nuestro alrededor pasan inadvertidos.

Vivimos en un mundo acelerado en el que treinta y seis horas al día nos son insuficientes, donde el estrés y la presión por realizarnos acaban con nuestra salud. Tanto hombres como mujeres queremos sobresalir siendo madres, padres, buenos profesionales, hijos, jefes, hermanos, ejecutivos, etc.

Pero ¿te has tomado un tiempo para sentir tu respiración y respirar profundamente? ¿Has visto qué sucede cuando trabajas con una sonrisa y disfrutas de lo que haces? La vida es un pasaje regido por el tiempo y es corto, ¿por qué no elegir vivir positivamente y con amor?

Quererte a ti mismo y cuidarte a través de la medicina anti-edad te hará una persona mejor, y mantenerte joven y activo te permitirá alcanzar todas tus metas.

Estas reflexiones no son un método secreto, pero sí son un cúmulo de vivencias que pueden ayudarte a aprender y a mirar tu vida con otros ojos. Comprométete contigo mismo para que puedas lograr la salud física, mental y espiritual que tanto anhelas. Las 9 herramientas son, desde nuestra experiencia, estrategias de vida. Comienza hoy por una y el cambio en tu vida sucederá.

Entrevista al doctor Mariano Barragán (México)

El doctor Mariano Barragán[101] es médico cirujano de la Facultad de Medicina de la Universidad Nacional Autónoma de México; realizó su internado de pregrado en el Hospital General Northwestern de Toronto (Canadá); se especializó en psiquiatría general en el Instituto Psiquiátrico de Pensilvania del Este, en Filadelfia (Estados Unidos). También se especializó en psiquiatría de niños en la Universidad de Pensilvania de Filadelfia.

Está certificado por la Academia Americana de Psiquiatría y Neurología, La Academia Americana de Medicina Antienvejecimiento y Regenerativa y la Fundación de Educación e Investigación Cenegenics.

Ha sido formador de profesionales en el área de psicología y psiquiatría.

En 2005, el doctor Barragán comenzó a trabajar con Age Management Medicine. En 2007 fundó su clínica NeoVitality en la Ciudad de México. Es autor del libro *Las dos caras de la edad*, editado por Ediciones Urano.

DT: Doctor, ¿usted cree que se puede detener el tiempo, que el ser humano puede autorregenerarse? ¿Es posible tener mejor calidad de vida y vivir sin enfermar?

MB: Sí, es posible. Desde luego, no podemos detener el tiempo, éste sigue su paso inexorable, pero lo que sí podemos hacer es frenar el proceso de envejecimiento.

Los resultados obtenidos tras el seguimiento de 19.000 casos muestran que podemos envejecer cronológicamente diez años envejeciendo biológicamente sólo tres. Es decir que envejecemos, pero a

---

101. En adelante, MB.

un ritmo más lento, prácticamente, de menos de la tercera parte. Así, en el año 2030 tú tendrás cronológicamente veinte años más, pero biológicamente sólo tendrás seis más.

DT: Eso suena muy atractivo.

MB: No podemos detener el tiempo, pero sí podemos frenarlo, porque los mecanismos del envejecimiento se conocen muy bien, son cinco, y pueden interceptarse. En lo que debemos tener mucho cuidado es en medir qué porcentaje de cada mecanismo está usando cada persona.

DT: ¿Cuáles son estos cinco mecanismos de envejecimiento?

MB: La inflamación silenciosa, la oxidación (los radicales libres), el azucaramiento de proteínas —que en medicina llamamos glicosilación de proteínas—, el deterioro hormonal y el deterioro de las fábricas de energía de nuestras células, que se llaman mitocondrias.

Si se consigue frenar estos cinco mecanismos —y existen maneras de hacerlo—, es posible pasar diez años cronológicos envejeciendo biológicamente tres.

DT: ¿Cómo determinar en qué nivel de cada proceso estamos?

MB: Tenemos medidores.

DT: ¿Tienen medidores para cada proceso?

MB: ¡Sí, claro! A cada paciente que viene a mi consulta, yo le digo: «Tú estás envejeciendo un 18% por esta razón», «Tú, un 27% por esta otra…» Y entonces, de acuerdo con ese porcentaje, elaboro un plan de tratamiento que sea exactamente como un traje a la medida.

DT: ¿Podemos revertir la carga genética?

MB: Sí. Todos tenemos un bagaje de genes, pero lo importante es que se expresen los genes sanos y no los enfermos. Es decir, es importante hacer que no se expresen los genes que llevan, por ejemplo, a desarrollar un tumor canceroso. De la misma forma, si se tienen genes de longevidad, es esencial que éstos sí se expresen, lo que podemos conseguir «activándolos» como si fueran interruptores. Hay que saber qué genes activar y cuáles debemos mantener apagados.

DT: ¿Cómo?

MB: Lo que muestra la investigación es que hay ciertas sustancias, por ejemplo, los genes de longevidad, que sólo se activan con una dieta hipocalórica (baja en calorías), que es la que comía Gandhi; es decir, que se activan comiendo sólo lo que cabe en el puño de tu mano. Esto se probó en ratas de la misma edad, misma raza y misma cepa. Dividieron a cien ratas en dos jaulas: a cincuenta se les restringía el alimento y a las otras no. Las ratas a las que se les restringió el alimento vivieron el doble porque expresaban genes de longevidad.

DT: Por lo general, nadie practica la medicina preventiva. Un paciente normal va al médico cuando se siente mal o hay alguna enfermedad o hay algún detonante en el cuerpo que le está diciendo que se encuentra en mal estado de salud. ¿En este caso estamos hablando de que usted hace medicina preventiva?

MB: Sí, eso es.

DT: ¿A partir de qué edad se debe comenzar?

MB: Para contestar esta pregunta, necesito especificar que el ser humano empieza su declive a los 28 años; todos los organismos vivos decaen cuando pasan el pico de su reproductividad.

Aunque el pico de la reproductividad pasa a los 28 años, el proceso de decadencia es sumamente lento y no se nota; se empieza a notar veinte o veinticinco años después, así que una persona puede no darse cuenta de su declive hasta los 43 años. En realidad, su organismo lleva quince años deteriorándose, sin embargo, hay muchos signos que no se notan.

La mayor parte de los tumores cancerosos que las personas desarrollan se gestaron seis meses antes del diagnóstico, pero la verdad es que quien los presenta se pasó quince años incubándolos; es un proceso que dura entre quince o veinte años, pero no somos capaces de percibirlo. Lo mismo sucede con el envejecimiento, llevas envejeciendo mucho tiempo, pero no lo notas, y de repente ocurre el fenómeno de «hacerse mayor», y por ejemplo, empiezas a volverte repetitivo, entre otras cosas; la gente te dice: «Oye, eso ya me lo dijiste dos veces...»

DT: Actualmente, los hombres sufren la andropausia, las mujeres la perimenopausia; en general, vivimos llenos de *pausias* («pausas»): electropausia, cardiopausia, etc.; nos estamos acabando el cortisol porque estamos estresados, cansados, fatigados. Gente de 20 o 30 años carece de libido... ¿Qué está sucediendo?

MB: Estrés.

DT: ¿Estrés? ¿Y el estilo de vida?

MB: Estilo de vida, justamente.

DT: ¿Qué podemos hacer?

MB: Desde luego, yo te diría que, en este caso, la medicina no puede hacer tanto como tú. El 60% de los recursos que sirven para detener el envejecimiento tienen que ver con tu estilo de vida; si comes correctamente, ingieres los suplementos adecuados y haces ejercicio, tienes el 60%, o quizás un poco más, de posibilidades de enlentecer el deterioro del paso de los años. Si además de eso cuentas con una regulación hormonal que no permita el declive de tu organismo y, sobre todo, con un riguroso control de riesgo de enfermedades degenerativas —infartos, embolias, osteoporosis, diabetes, demencias, cáncer, etc., que finalmente son producto del envejecimiento—, entonces estarás controlando cómo envejeces.

Si controlas tu estilo de vida, no vas a tener sobrepeso y, consecuentemente, tampoco grasa abdominal, sobre todo interna. La grasa que se encuentra dentro de las paredes abdominales es la que produce toda la inflamación silenciosa. En los hombres transforma la testosterona en estradiol.

DT: ¿Qué hacer con esa grasa?

MB: Hay que corregir el estilo de vida, comer adecuadamente, sin excesos de carbohidratos para no disparar la insulina. No se deben comer grasas nocivas, las saturadas, y mucho menos grasas trans; debes comer grasas monosaturadas (saludables) como las que nos aportan el aguacate, el aceite de oliva, las nueces, el pescado, las almendras, etc.

DT: ¿Cómo se puede dar cuenta una persona de que está teniendo síntomas de envejecimiento, de inflamación silenciosa, de oxidación y de degeneración?

MB: Cuando un paciente llega a mi consulta, le realizo una prueba a la que llamo «marcadores de calidad de vida». Estos marcadores dan una calificación que va del cero al diez. Entonces, igual que en las calificaciones escolares, si el paciente saca un seis, está aprobado, pero muy justito… Si otro paciente saca un ocho y medio, no le voy a dar un premio, pero tiene una calificación razonable de calidad de vida, y al que se saca un diez, sí que le premio.

Los marcadores de vida califican el estado de ánimo, al igual que la energía física y emocional, la calidad de sueño, la resistencia al estrés, la libido y la satisfacción y desempeño durante la sexualidad, que son dos aspectos diferentes. También valoran la fuerza de masa muscular y de composición corporal, o sea, el equilibrio entre músculos y grasa. Todo lo anterior se suma y se calcula en una sola cifra.

DT: Es curioso que su base profesional sea la psiquiatría. ¿Cómo se liga la psiquiatría con el control de la medicina anti-edad?

MB: Por alguna razón me empezaron a llegar pacientes de más de 50 años que no respondían a los tratamientos psiquiátricos tradicionales. Venían deprimidos, les prescribía antidepresivos y no respondían. Se los cambiaba y no había una respuesta favorable. A veces tenían angustias importantes y les daba ansiolíticos, pero tampoco funcionaban ni siquiera junto con una terapia, nada. Entonces me convencí de que debía haber algo más, me puse a investigar y di con las organizaciones europeas y estadounidenses que se dedican a la medicina anti-edad. Fue entonces cuando decidí especializarme en ella.

DT: Y a pesar de ser psiquiatra y recetar medicamentos, ¿cree que este tipo de medicina, la medicina antienvejecimiento, funciona?

MB: La conexión empieza a tener mucho sentido; comienza a verse que ha de haber una gran armonía en la visión de la vida. De repente, entiendes que esta melodía es un todo funcional, y que los marcadores de calidad de vida son la expresión de un todo, no es la expresión de un neurotransmisor deficiente.

Cuando practicas la psiquiatría, sospechas que una depresión es resultado de una falta de serotonina o de dopamina, pero luego te enteras de que hay muchas más cosas involucradas. Finalmente, no se nos debe olvidar el concepto de que el cuerpo físico es un vehículo y el bienestar anímico tiene mucho que ver con el estado del cuerpo físico. Por ejemplo, un optimista envejece de forma diferente a un pesimista.

Una de las actitudes que el ser humano no se toma muy en serio es la gratitud; cuando se da las gracias a la fuerza en la que se cree, universo o Dios, lo que se hace en realidad es valorar, y cuando somos capaces de valorar, empezamos a apreciar, y cuando apreciamos las cosas, nos volvemos optimistas. Entonces se inicia un gran cambio de estilo de vida, no se trata sólo de seguir una dieta sana y hacer ejercicio. Si se está dando las gracias todo el día a lo que ocurre, incluyendo lo adverso, entonces se está apreciando la vida, y lo que se es.

Lo que puede fallar en una persona es su actitud. Lo que interfiere en las relaciones interpersonales es un problema de actitud, y ése es un problema que tiene poco que ver con el físico. Ya lo dijo Juvenal en Roma: «Mente sana en cuerpo sano»; si se tiene un cuerpo sano, se debe tener una actitud mental adecuada. La mayor parte de los médicos antienvejecimiento se centran estrictamente en la parte funcional física, pero si no se toma en cuenta la actitud, no se genera un equilibrio conveniente.

DT: Pero ¿qué sucede con las emociones? ¿Alguien que es positivo sale adelante, a pesar de los obstáculos; pero las personas negativas acaban deprimiendo todo su sistema…?

MB: Cierto.

Te voy a dar una respuesta basada en mis creencias personales. Yo soy budista, y el budismo se basa en tres venenos: la ignorancia es el primer veneno y hace que tengas deseos egoístas de tener, de poseer; el segundo veneno es el deseo, que te asegura que lo que deseas es lo te conviene; pero al no tenerlo, la mayoría se frustra, se enoja, y entonces viene el odio, que es el tercer veneno. Si tienes pocos deseos basados en el conocimiento de qué eres, tienes una economía de energía perfecta.

No desperdicies energía deseando cosas que ni siquiera te van a hacer bien. Yo siempre pienso que cuando Dios se enoja contigo, te concede todo lo que pides, porque, generalmente, son puras tonterías.

El ser humano desperdicia mucha energía; el hombre que conserva su energía se conserva joven. ¿Cuál es el mayor desperdicio de energía? El ego. El ego es como un boquete en el tinaco[102], imagínate de qué sirve que esté entrando mucha agua si tiene un boquete abajo, y ese al que cariñosamente llamamos «yo» es el responsable

---

102. Un tinaco es un recipiente que contiene agua y que se coloca en los techos de las casas. En algunos lugares se le conoce también como cisterna.

de toda la pérdida de energía, el responsable de cualquier cambio de actitud, fundamentalmente una actitud mala, pesimista, deprimida. Mientras te centres en ti, siempre vas a perder; si te centras en los demás y en lo que te rodea, vas a ganar.

Mi maestro decía algo muy interesante: «Yo no sé por qué hablan tanto de las dificultades de las relaciones; las relaciones son muy fáciles, el otro es primero, y si el otro es primero, todo está arreglado». Ésa es una economía de energía, parte esencial de la medicina regenerativa. Lo que regenera es recuperar la energía, dejar de desperdiciarla. Todos los días está entrando energía no hay que usarla en tonterías.

DT: Estamos tratando de cuidar nuestro organismo y evitar enfermedades degenerativas y situaciones asociadas con el envejecimiento de nuestros órganos y células. Pero de algo tenemos que morir...

MB: De viejos. Recuerda que al principio dijimos que no podemos detener el tiempo. Tarde o temprano, el mecanismo que va a acabar contigo te alcanza, llega un momento en que la vida se acaba.

DT: Si todo en el organismo está funcionando bien, ¿en qué momento se acaba la vida?

MB: Teóricamente, a los 120 años; tal vez se pueda sobrevivir veinte años más a partir de ahora, probablemente se alcancen los 150.

DT: Por una parte, la medicina con sus avances tecnológicos nos permite vivir más tiempo, pero, por otra, cada vez estamos recibiendo más contaminantes; comemos alimentos no orgánicos, bebemos agua que no es pura...

MB: Absolutamente cierto. De nuevo, entramos en el tema de la armonía. Cuando estás en armonía con tu planeta, estás más sano, más orgánico. Sin embargo, estamos en una terrible desarmonía con la naturaleza.

DT: Creo que lo primero que debemos hacer es ser conscientes. Nos gusta lo que dices en tu libro: lo peor es la ignorancia. Por ejemplo, hay que saber qué es lo que vamos a comer. Tenemos que comer más proteínas; en la actualidad, es muy fácil ver a una mujer o a un hombre con deficiencia de masa muscular por falta de ejercicio y por comer de forma inadecuada. La gente, en general, no consume proteínas.

MB: Sí, está en nuestras manos comer de forma balanceada. Lo primero que debemos hacer es comer poco, comer porciones pequeñas para no generar grasa muscular y una serie de tóxicos.

DT: Entonces, ¿debemos comer cinco veces al día?

MB: Sí, hay que comer cinco veces al día, pero poco, aunque, desafortunadamente, nuestro estilo de vida raras veces nos lo permite. Es necesario mencionar que la cena debe ser muy ligera; tenemos suficiente con comer una manzana, así la digestión no interfiere en el sueño.

Todo está encadenado. Si se tiene exceso de estrés, se tendrá tensión muscular y ello nos impedirá dormir bien, seguiremos estando tensos. Es como si estuvieras usando tus músculos: estar tenso tres horas equivale a quince minutos de ejercicio extenuante sin el beneficio correspondiente, porque es una contracción sostenida.

DT: Como cuando te despiertas con dolor en los hombros. ¿Y si se toma melatonina?

MB: Desde luego que ayuda, pero no relaja. Lo que sí es un hecho, y eso dicen los orientales, es que los occidentales no sabemos respirar. Debemos aprender a respirar lentamente; esto se enseña en la meditación. Cuando estás meditando, lo primero que se ajusta es la respiración.

En Estados Unidos acaba de salir un aparato que llamó mi atención, se coloca como un reloj y ayuda a respirar despacio durante todo el día, baja la presión arterial en veinte puntos y también reduce un 40% la tensión muscular.

Cuando la respiración se acelera, el cortisol, el estrés y la tensión muscular aumentan. Todo está graduado por la entrada y salida del aire. Si se medita veinte minutos por la mañana y veinte por la noche, lo notaremos a la hora de dormir.

DT: Es importante estar presentes siempre: cuando comemos, cuando respiramos, cuando hacemos actividades.

MB: Exactamente.

DT: ¿Y cuándo se está presente en lo que uno está haciendo se empieza a respirar más despacio?

MB: Exactamente.

DT: ¿Cuándo no vivimos el presente respiramos de forma automática?

MB: Ése es el problema, eso es parte de la ignorancia. No hay que descuidar las facultades mentales llamadas *superiores* como la inteligencia o la memoria. Cuando se aprende a modular la atención y a enfocarla, sí puedes respirar lentamente. Entonces te puedes desestresar, puedes hacer esfuerzos por armonizar tu vida; es decir, por ser libre. Las personas creen que la libertad consiste en hacer lo que se quiere, y no es cierto, ser libre es poder vivir lo que se te presente, por lo tanto, has de estar atento.

DT: La mayoría de las personas no puede sobrellevar el estrés y lo convierte en tensión.

MB: Sí, por eso es enajenante. ¿Sabes por qué se llama *enajenante*? Porque se vuelve ajeno a ti. Cuando eres ajeno a ti, te pierdes a ti mismo. La intimidad contigo sólo puede venir de una gran atención;

tú desarrollas esa intimidad, estás atento y no te enajenan todas las circunstancias que normalmente te están enajenando.

DT: En ciudades como ésta, hay muchas personas que viven enojadas todo el día y que creen que los demás también están enojados con ellas. En estos casos, ¿qué ocurre en el cuerpo?

MB: Hay toda clase de repercusiones nocivas, desde repercusiones hormonales, hasta la mala calidad del sueño, la tensión muscular, la hipertensión arterial, la mala ventilación, los espasmos arteriales cerebrales... Todo conduce a círculos viciosos en los cuales empieza un factor que activa a todos los demás y lo que hay que hacer es parar el mecanismo, hay que darse cuenta de qué es lo que se está haciendo, darse cuenta ya es una ganancia.

DT: En este caso, tu cuerpo te dice: «Eh, ojo, porque ya tienes colitis, el intestino irritado, estás cansado y no duermes bien y, además, también estás enojado».

MB: ¡Claro! Existe el dicho «Si no lloras por los ojos, lloras por el colon». Es cierto, tienes colitis y tus lágrimas están saliendo por ahí; metafóricamente hablando.

DT: ¿Por dónde empezar, por las hormonas, por la alimentación, por la actitud...?

MB: Yo comenzaría por la actitud y por la economía de la energía, lo cual me llevará a cuidar mi cuerpo mejor, a comer correctamente, a suplementarlo y, sobre todo, a hacer ejercicio. Yo no sé de dónde sacan las personas la idea absurda de que después de los 50 años no se debe hacer ejercicio. Incluso hay quien dice: «Cada vez que me dan ganas de hacer ejercicio, me acuesto hasta que se me pasa».

Volviendo a la actitud, conocí a una persona que estuvo muerta durante unos minutos y después revivió y que me contó que en esos minutos vio su vida con detalle; pero me dijo algo más: me dijo que los efectos que causan tus actos en los demás te dan un conocimiento real de tu paso por la vida. Rara vez nos percatamos de lo que le hicimos al otro.

De hecho, la medicina de control de la edad que manejamos se basa en cambiar. Mis recomendaciones son:

- Economiza energía con actitudes correctas.
- Sigue una alimentación balanceada con suplementos.
- Haz ejercicio físico aeróbico, de resistencia y de flexibilidad.
- Opta por el reemplazo hormonal para conseguir que todos tus niveles hormonales vuelvan a ser los mismos que tenías a los 30 o 40 años de edad.
- Haz un riguroso control médico para prevenir cualquier riesgo de desarrollar alguna enfermedad degenerativa.

Ojalá tuviéramos más conciencia del efecto que estamos teniendo sobre el otro, no nada más lo que estamos haciendo o viviendo.

Entrevista al doctor Juan Remos (Estados Unidos)

El doctor Juan J. Remos[103] es internista, diplomado por el Consejo Americano de Medicina Interna y egresado de la Universidad de Miami/Hospital Jackson Memorial. Tiene un máster en administración de empresas, está certificado en Age Management y es miembro de la Academia Americana de Medicina Antienvejecimiento. Actualmente es el director del Departamento de Salud, Prevención y Bienestar del Instituto MIAMI, donde atiende a pacientes de todo el mundo que buscan disfrutar de una calidad de vida mejor a través de la mejora del estado físico, mental, emocional y espiritual ofrecido por la medicina integrativa y holística que el doctor Remos practica apasionadamente.

DT: ¿A qué obedece toda esta nueva cultura de querer sentirnos jóvenes?

JR: Sentirse joven es sentirse lleno de energía, es levantarte por la mañana y creer que te puedes comer el mundo, es realmente verte libre de enfermedades y dolores, es saber que siempre tienes a tu disposición un nuevo comienzo. Concebimos el sentirse joven como infinitud, inmortalidad, fuente incansable de vida, por eso buscamos sentirnos jóvenes.

DT: Creo que de pronto hemos desviado este deseo de ser jóvenes, y únicamente buscamos parecer físicamente más jóvenes. Cirugías, procesos excesivos de estética...; todo para que el cuerpo parezca relativamente joven, delgado. Parece que la gente se enfoca más hacia esa belleza externa, sin tomar en cuenta la importancia también de que nuestro organismo funcione bien a nivel integral.

---

103. En adelante, JR.

JR: Describes con precisión un problema grande, pero que afortunadamente está cambiando a gran velocidad. Hemos valorado demasiado el aspecto de la piel, la postura, los cánones de peso corporal, la salud del pelo, las uñas y la dentadura, símbolos primordiales de juventud y bienestar. En los últimos veinte años, sin embargo, ha habido un aumento considerable de la preocupación por sentirse bien. Desde el momento en que la ciencia médica ha empezado a promulgar principios y medios sólidos para prevenir dolores, enfermedades y achaques de la edad, desde que estos instrumentos científicos han hecho posible proporcionar una vida totalmente activa y reconfortante, se tengan 70 o más de 90 años, el ámbito de la medicina estética ha sido invadido por el de la medicina antienvejecimiento. No debemos pasar por alto que un aspecto central de esta revolución de valores en medicina es la revolución sexual producida por el descubrimiento de «la pastillita azul»[104] (y pronto ya la «pastillita rosa»), así como el tratamiento del «desorden del deseo sexual hipoactivo de la mujer». El haber habilitado una interacción sexual mucho después de pasada la etapa reproductiva ha facilitado una concientización de los potenciales físicos del ser humano, antes descartados como un designio inmutable de la Madre Naturaleza. Por todo esto, estamos viendo un cambio sólido y definitivo hacia el querer sentirse realmente bien y joven.

DT: Doctor, hablemos de algo muy importante: la mente. Somos cuerpo, mente y espíritu. ¿Qué podemos hacer para que la mente se mantenga activa? Sin una mente joven, de nada sirve un cuerpo joven.

JR: Realmente, éste es para mí el tema más importante: la función cerebral. Todos amamos nuestro cerebro. Él nos da identidad, nos abre las ventanas al mundo que nos rodea, nos permite amar, buscar a Dios, realizar un trabajo o disfrutar de un viaje. El cerebro es

---

104. Hace referencia al fármaco utilizado para tratar la disfunción eréctil.

la casa de la mente, los dos viven juntos, no pueden vivir el uno sin el otro. Es un matrimonio indisoluble, donde el divorcio implica la muerte de ambos. En el momento que falla uno, falla el otro, pero si los dos están bien, nuestra facultad de disfrute de la vida es más certera.

De hecho, las encuestas demuestran que el cerebro sería el último órgano que los seres humanos quisieran perder en su vida. Para mantener un cerebro sano, hay que tener una actitud buena ante la vida. Aquellas personas que tienen una buena actitud hacia el proceso de envejecimiento viven siete años y medio más que la media. Si piensas con sentimiento y convencimiento pleno «Yo puedo, yo quiero, yo me voy a sentir joven, voy a sentirme vigoroso», ya estás estimulando los centros cerebrales que manejan la energía.

En segundo lugar, tienes que tener las sustancias químicas, los mensajeros neuronales que comunican las emociones, la energía, la libido, la memoria, el juicio, toda la actividad pensante y los sentimientos: los neurotransmisores. Se conocen varias decenas, pero los primordiales son: la dopamina, la acetilcolina, la serotonina, la epinefrina, la norepinefrina y el ácido gamma-aminobutírico (GABA). Tenemos muchas formas hoy en día de educar al cerebro y equiparlo para poder tener esas sustancias químicas que nos ayuden a tener una buena actitud y una actividad cerebral efectiva.

Por otro lado, se ha demostrado que aunque tengas una predisposición genética a desarrollar demencia, si usas tu cerebro, si te dedicas a aprender más, a seguir leyendo, a educarte, realmente puedes evitar cualquier tendencia o predisposición. Después de seguir a un grupo de pacientes de entre 60 y 70 años durante un período de diez años, estudios recientes de NIH[105] demuestran que aquellos que se preocupan por tener más reserva intelectual son los que tienen un cerebro más joven a la larga.

Mantener unos niveles adecuados de neurotransmisores y el balance entre ellos nos dará una vida emocional e intelectual más sana.

---

105. National Institute of Health, U.S. (Instituto Nacional de la Salud de Estados Unidos).

Todos los medicamentos comerciales que tratan los problemas psicológicos, el insomnio, la astenia[106], la falta de atención, el apetito
desmesurado, la epilepsia o la narcolepsia[107] buscan balancear dichos neurotransmisores.

Por otro lado, se han descrito unas sustancias que se llaman *factores neurotróficos derivados del cerebro* (BDNF)[108], que son unas
sustancias que facilitan el crecimiento cerebral. Antes pensábamos
que se nacía con un cerebro de diez billones de neuronas y que éstas
se iban perdiendo a lo largo de la vida. Hoy en día esa creencia se ha
desmentido y se ha probado que es contraria a la realidad. Por unos
procesos llamados *neuroplasticidad*[109] y *neurogénesis*[110], y a través de
las BDNF, cuando usas mucho el cerebro de cierta forma, de una
forma creativa o de una forma nueva, ayudas a crecer el nuevo tejido
y el cerebro establece nuevas conexiones entre sus dendritas[111], previniendo la demencia y facilitando tener una vida más llena y colo-
rida. En última instancia, lo que se quiere es estar al corriente de lo

---

106. Es un síntoma presente en varios trastornos, caracterizado por una sensación generalizada de cansancio, fatiga y debilidad física y psíquica, con principal incidencia entre las
personas de 20 a 50 años, y mayor preponderancia en las mujeres que en los hombres.

107. También conocida como síndrome de Gelineau o epilepsia del sueño, es un trastorno del sueño cuya prevalencia en la población es muy baja. Se caracteriza por la presencia
de accesos de somnolencia irresistible durante el día.

108. BDNF (del inglés *brain-derived neurotrophic factor*) es una proteína que actúa sobre
ciertas neuronas del sistema nervioso central y el sistema nervioso periférico, ayudando
a apoyar la supervivencia de las neuronas existentes y a fomentar el crecimiento y la dife-
renciación de nuevas neuronas.

109. La neuroplasticidad es la posibilidad que tiene el cerebro de adaptarse a los cambios o funcionar de otro modo modificando las rutas que conectan las neuronas. Esto
genera efectos en el funcionamiento de los circuitos neurales y en la organización del
cerebro. La neuroplasticidad positiva crea y amplía las redes, la negativa elimina aquellas
que no se utilizan.

110. La neurogénesis en el desarrollo es el proceso de formación de las neuronas dentro
de un proceso más amplio, el de formación del sistema nervioso o morfogénesis.

111. Son terminales de las neuronas, y están implicadas en la recepción de los estímulos,
pues sirven como receptores de impulsos nerviosos.

que nos rodea, poder cuidar de uno mismo, poder llegar a los 90 años y montar en bicicleta, conducir, manejar nuestros ahorros; realmente queremos estar así hasta el último día.

No queremos estar sentados en una silla, postrados. ¿Qué ventaja tiene llegar a los 90 años si alguien tiene que limpiarte y alimentarte, si no puedes reconocer a la gente que te rodea porque estás demente? El cerebro joven nos ayuda a disfrutar del mundo que nos rodea. Hemos hablado de la actitud y de los neurotransmisores, hemos hablado del ejercicio cerebral y de los BDNF. Por supuesto, el cerebro se nutre, preserva y crece gracias a un tipo de vida sana. Dormir es fundamental, es el período de reparación y de re-síntesis de los neurotransmisores gastados durante el día. Si no duermes las horas suficientes, tienes problemas de atención, del estado de ánimo, de memoria y, en fin, de todas las funciones cerebrales.

Está demostrado que el ejercicio libera los BDNF, los fertilizadores cerebrales, lo cual mantiene un cerebro joven y sano. Una dieta libre de azúcares refinados previene la inflamación cerebral y las grasas buenas ayudan enormemente al mantenimiento. También debemos incluir sin falta ciertos suplementos fundamentales para ayudar al cerebro a mantenerse en forma.

DT: ¿Cuáles son estos suplementos fundamentales?

JR: Todas las hormonas tienen un efecto en el funcionamiento cerebral. Por ejemplo: una mujer con síndrome premenstrual, un hombre deprimido por la baja testosterona, la depresión posparto, los cambios emocionales de la adolescencia y la menopausia. Por otro lado, el cortisol puede inducir psicosis o depresión; la tiroides baja, cretinismo[112], y la hormona de crecimiento mejora la ansiedad y el insomnio. La progesterona se ha usado hoy en día para prevenir o para tratar el daño cerebral por trauma.

---

112. El cretinismo es una forma de deficiencia congénita (autosómica recesiva) de la glándula tiroidea, lo que provoca un retardo en el crecimiento físico y mental.

Entre las sustancias naturales, existe la vinpocetina[113], que mejora la circulación cerebral, al igual que la huperzina[114]. El gingko, aunque esto es debatido, sigue mostrando un fortalecimiento de las funciones cognitivas. Hay tres sustancias para prevenir la demencia y mejorar la memoria y las funciones intelectuales: la acetilcolina, la acetil L-Carnitina, que tiene que ir en la forma acetilada para que vaya al cerebro, y la glicerol fosfocolina, que también es una importante precursora en la formación de memoria.

Entre las vitaminas, la B_6, el folato y la B_{12} no sólo mejoran la función neurológica, sino que ayudan a disminuir la depresión acelerando la síntesis de serotonina y de dopamina. También desintoxican el cuerpo.

Hemos hablado de la actitud mental, del ejercicio cerebral, de los neurotransmisores, de un tipo de vida saludable y de sustancias que te ayudan a preservar el tejido y las funciones neuronales. En última instancia, pero muy importante, está el manejo de los estados de ánimo. Esto tiene mucho que ver con el ambiente que te rodea, con los neurotransmisores y con la actitud mental.

Uno es quien decide ser; tienes una elección, puedes ver la botella medio vacía o medio llena, siempre hay una elección con la cual manejar los estados de ánimo para mantener el bienestar emocional.

DT: ¿Cómo repercuten las emociones?

JR: Las emociones son la expresión de vida de un ser humano. Las emociones mueven el mundo. La misma etimología lo dice: *e-mo-*

---

113. La vinpocetina es una sustancia química derivada de la vincamina, un componente encontrado en las hojas de la vinca común (*Vinca minor* L.), así como en las semillas de varias plantas africanas. Se usa como un tratamiento para la pérdida de la memoria y discapacidad mental.

114. La huperzina A es una planta alcaloide derivada de la planta de musgo de club chino *Huperzia serrata*. En China, la huperzina ha sido utilizada durante siglos en diversos tratamientos, tales como hinchazón, fiebre y trastornos de la sangre. Durante los últimos años, la huperzina A ha sido estudiada ampliamente por su potencial en el tratamiento de demencias como la enfermedad de Alzheimer.

cion, «energía en movimiento». La búsqueda o el rechazo de ciertas emociones, y experimentar otras, nos conduce a modos de comportamiento, juicios y decisiones que si fueran más fáciles de predecir y entender todo el mundo se haría rico en la bolsa, es una enigmática expresión de cómo las emociones colectivas manejan hasta las finanzas del planeta. La repercusión que tienen sobre el individuo es total e integral: la persona que está triste, apagada o negativa tiene más posibilidad de morirse en sus siguientes diez años de vida que una persona que se ha fumado dos paquetes diarios de cigarrillos. Esto se debe a que cuando tienes un pensamiento negativo estás desencadenando reacciones neurodegenerativas, es decir, los receptores en el cerebro que se activan en respuesta al pensamiento negativo favorecen que se mueran células cerebrales o que no funcionen debidamente.

Por otro lado, si decides «airear» tu entusiasmo y vigor, si conscientemente quieres vivir con más plenitud, vas a activar tus centros de energía. Si te rodeas de amor, de amistad, de familia, crearás emociones positivas que mejorarán la función cerebral y prevendrán el envejecimiento prematuro. De ahí el estrés, generador de preocupaciones, ansiedades anticipatorias y pensamientos negativos, y su perjuicio sin límites cuando se mantiene durante demasiado tiempo.

DT: ¿En qué alimentos podemos encontrar todas estas sustancias que favorecen a nuestro cerebro?

JR: Las sustancias que más alimentan al cerebro realmente son las grasas, fundamentalmente las grasas buenas, sobre todo de los omega 3, el DHA, los omega 6, aunque los queremos contener un poquito, sobre todo el ácido araquidónico, porque son un poco pro inflamatorios. Estas comidas vienen desde luego de las grasas. Por ejemplo, el pavo es rico en triptófano, que mejora la serotonina. La dopamina se encuentra en las almendras y la carne, porque se encuentra fundamentalmente en la tirosina, un aminoácido del músculo. También es necesaria la acetilcolina, que es el motor de nuestra cognición, o sea de la actividad intelectual, y se obtiene de grasas. Creo que nunca puedes ingerir la suficiente cantidad de estos nutrientes cerebrales comiendo, siempre necesitas suplementarte.

DT: ¿Con qué suplementos?

JR: Depende de la persona, de sus síntomas, su presupuesto, su tolerancia intestinal a la ingesta de suplementos. Nosotros no tenemos una regla para todo el mundo. Los programas son altamente individuales. Lo primero que se debe hacer es la historia clínica, en gran detalle, y conocernos bien. Habitualmente, pasamos una hora y media con el paciente para entender en profundidad su situación individual, social, laboral y ambiental. El diseño del plan de tratamiento vendrá después de obtenidos los resultados diagnósticos: análisis de vitaminas, aminoácidos, grasas, perfil cardíaco, toxinas, metales pesados, minerales, intolerancias a comidas, flora intestinal, cantidad de radicales libres y antioxidantes, neurotransmisores, marcadores de cáncer, riesgo de diabetes, cantidad de inflamación y la medida de su telomero, o parte terminal de su cromosoma, para determinar un valor importante de edad biológica.

El balance hormonal es muy importante. La DHEA, la pregnenolona y la testosterona son muy importantes para el estado de ánimo y para mejorar la condición. El estrógeno, sobre todo en la mujer, y la progesterona en balance son esenciales. La hormona tiroidea también es muy importante para el estado de ánimo y para la función cognitiva, y mantener el cortisol dentro de los límites adecuados. Tu cerebro necesita antiinflamatorios; debes evitar la inflamación porque la inflamación silenciosa es la base de la mayoría de las enfermedades crónicas, entre ellas la demencia. Debes tener tu N-acetilcisteina, que es un precursor del glutatión, el más importante es el alfa-lipoico, y vitamina D, que va bien siempre para todo; la vitamina D es la reina.

Quisiera hacer énfasis en que lo más importante es que no vas a conseguir realmente nunca una curación como la quieres; lo que buscas es calidad de vida, sentirte bien, estar alegre, ser optimista, poder emprender nuevas cosas, enamorarte, apasionarte. Si no observas el principio holístico de ver al paciente en su plenitud, en su totalidad, nunca vas a conseguir curarlo, o mejorarlo, porque realmente no se trata de curar, se trata de dar un tratamiento integral. Hasta ahora hemos estado haciendo una medicina de curación donde se diagnostica y se trabaja sobre eso. Esto ya está absolutamente obsoleto. Debemos conocer al paciente integralmente: cuál es su posición ante la vida, cuál es su posición en la familia, en la sociedad, qué le quita el sueño. Si está realmente contento consigo mismo o está preocupado porque no puede dormir, porque tiene ataques de pánico, porque está enfadado con no sé quién… Entonces, dependiendo de su situación ante el mundo, podremos darle un remedio, pero esa parte tiene que ser siempre examinada. Debes ver cómo te sientes por dentro, cómo te sientes con el mundo, qué función tienes, en qué trabajas, cómo te va en el trabajo. Siempre habrá algo.

DT: ¿Qué nos puede decir respecto a los ansiolíticos y los antidepresivos? Hay muchas personas que los toman para poder solucionar sus problemas…

JR: Los usan como un bastón, pero realmente no están atacando el problema de base. Estos fármacos no mejoran al paciente, como hemos hablado hasta ahora, de una forma integral, de una forma profunda, de una forma pura. Pero hay muchas veces que para ayudar a un paciente totalmente tienes que usar estos fármacos, no te queda otro remedio, pero yo diría que el 80% de las veces no es necesario un antidepresivo. Quizá por un período corto, si tienes alguna experiencia mala en la vida o no puedes lidiar con ello, pero en general se usan demasiado.

DT: ¿Adónde cree que va a llegar la medicina funcional integrativa.

JR: Creo que será realmente el modelo de la práctica de la medicina en este país dentro de dos generaciones de médicos, porque a los médicos no les gusta cambiar de opinión ni que les digan que lo que ellos hacen no está bien. Lo que realmente está en la frontera del futuro de la medicina tiene que ver con la medicina funcional: las telomerasas y los telómeros, cuyos descubridores ganaron el Premio Nobel de Medicina en 2009[115]. También las células madre y la genética, así como la nanotecnología. Estas cuatro cosas van a cambiar totalmente el mundo.

---

115. El Premio Nobel de Medicina 2009, que concede el Instituto Karolinska de Estocolmo, fue otorgado a los descubridores de los telómeros y la enzima telomerase, Elizabeth H. Blackburn, Carol W. Greider y Jack W. Szostak.

Capítulo XI
El futuro es hoy

¿POR QUÉ EL FUTURO ES HOY?

Porque hoy es un buen momento para tomar otro camino, si así lo eliges; para cambiar tus hábitos por otros más saludables, e invertir en ti, en tu salud y en tu bienestar.

El científico británico Aubrey De Grey tiene una propuesta para la sociedad del siglo XXI: invertir mil millones de dólares en tecnología e investigación genética y vivir siglos gozando de una excelente salud física y mental. Según este controvertido estudioso del envejecimiento de la Universidad de Cambridge (Inglaterra), con un mantenimiento adecuado, no hay razón por la que el cuerpo humano no pueda durar muchos años, digamos quinientos o incluso un millar. «Estamos hablando de extender la vida sana, no de prolongar la fragilidad de la vejez», indica De Grey.

Y según Arthur Schopenhauer: «Toda verdad pasa por tres etapas. Primero, es ridiculizada; segundo, es violentamente rechazada y, en tercer lugar, se acepta como evidente por sí misma».

Hay un gran número de ciencias nuevas que hemos nombrado: medicina anti-edad, control de la edad, medicina funcional, medicina integrativa…, y todas buscan el nuevo paradigma.

LA MEDICINA ANTI-EDAD ES LA MEDICINA DEL FUTURO

Todos los médicos, desde Hipócrates, han hecho un esfuerzo para mitigar la enfermedad y el sufrimiento, con el objetivo implícito de conseguir una vida cada vez mejor, bajo un criterio de cantidad de vida, de longevidad; pero ahora nos interesa más la calidad de vida. Vivir más tiempo en un vibrante y vigoroso, independiente y feliz estado de salud.

La maravillosa medicina de los últimos cincuenta años ha estado enfocada en la enfermedad, orientada a encontrar la medicina adecuada para curar o paliar la enfermedad, pero hay unas crecientes condiciones de pacientes que no responden al tradicional enfoque convencional y son disfuncionales.

La medicina anti-edad es funcional, es integrativa, utiliza técnicas tomadas de la medicina convencional, mejorada con las nuevas tecnologías, incluyendo recursos que antes eran sólo hábitos de consumo. Implica el uso de una mayor «caja de herramientas».

Todos los autos nuevos funcionan de forma correcta, pero se desgastan con la edad. Si fuéramos un coche de más de 40 años, podríamos renovarlo, restaurarlo, o sólo darle el mantenimiento adecuado.

Este nuevo paradigma y enfoque de la máquina de lucha contra el envejecimiento se convertirá en el *shock* del futuro de la medicina, como describió Ken Dychtwald[116] en su libro *Age Wave*[117].

Hay tantas maneras diferentes en las que podemos ayudar al cuerpo a combatir las enfermedades. Busca información acerca del uso de hormonas bioidénticas y de terapia de reemplazo hormonal; es un método seguro, siempre que sea supervisado por un buen especialista. En **www.proedad.com** podemos guiarte.

Así como tienes el hábito de limpiar tu cuerpo por fuera, toma conciencia y hazlo también por dentro. El cuerpo ha sido creado para tenerlo en movimiento. Ejercitarse de forma gradual es una terapia sensacional, ya que ayuda a tu movimiento de hormonas, a

---

116. Durante los últimos treinta y cinco años, el doctor Ken Dychtwald se ha convertido en un pensador visionario y original de América del Norte, centrado en las consecuencias del estilo de vida, la comercialización, la salud y la edad. Es psicólogo, gerontólogo, director de documentales, empresario y autor de dieciséis libros sobre temas relacionados con el envejecimiento, incluyendo *Age Wave*, de 1989.

117. Ken Dychtwald, *Age Wave, How The Most Important Trend Of Our Time Can Change Your Future*, Bantam, 1990.

tus neurotransmisores, a tu flexibilidad, y además rejuvenece tu cuerpo. ¿Por qué no tomar en serio lo que comemos? Sólo debes saber que tu consumo de proteínas debe aumentar y disminuir tu consumo de grasas y carbohidratos, apoyándote en la nutrigenómica, la suplementación correcta y pensada para tu cuerpo y su particular desgaste.

Encontrar un médico competente no es fácil. Pero afortunadamente hay muchos que están aplicando esta nueva medicina, como los que te presentamos en este libro.

El sueño es rejuvenecedor y reparador, y es un gran instrumento de apoyo en el programa de antienvejecimiento, junto con los bajos índices de estrés, que pueden cambiar tu rumbo y alejarte de una vejez difícil.

Seguir las 9 herramientas que proponemos en este libro te pondrá en la ruta hacia una vida llena de innovación vital.

Hay otros avances en la medicina anti-edad que hacen posible llevar una vida saludable, larga, vital y libre de enfermedad. Además de una buena noche de sueño o de una dieta saludable para mantenerse bien, hay otros instrumentos que te presentamos aquí, muy modernos, que se están perfeccionando y que serán de suma importancia para mantener nuestra salud, por lo que tendrán un gran impacto en la forma de tratar las enfermedades en el futuro.

No es ciencia ficción: estos avances se están dando justo ahora, y ya están ayudando a la gente. Hablaremos ahora de tres de los desarrollos más notorios en la medicina innovadora: los trasplantes de células madre, la nanotecnología y el estudio del genoma. Suena como algo que debería darnos miedo, lo sé, pero con la información que te daremos, verás que en realidad pueden ser ciencias clave en el futuro.

---

*La ciencia médica, así como una mejor alimentación
y la higiene, nos ha dado más años de vida; la terapia
celular se preocupa por darle más vida a esos años.*

Células madre

Las células madre son una de las terapias más excitantes que se vislumbran en el horizonte, tienen la capacidad de reparar cualquier tejido dañado en el cuerpo, por lo cual los doctores y los profesionales más vanguardistas están emocionados por su potencial. Ampliarán nuestra vida útil y retendrán la naturaleza saludable de los órganos en el cuerpo. También existe la posibilidad de que ayuden a regenerar el tejido: algún día seremos capaces de provocar que nos vuelvan a crecer partes del cuerpo utilizando nuestras propias células madre. Esta posibilidad es la que hace que guardar nuestras células madre sea un «bioseguro» contra futuros problemas.

Una célula madre es una célula prematura de nuestro sistema inmune, puede convertirse en cualquier célula de cualquier órgano, lo que significa que se podría volver parte de nuestro corazón, de nuestra piel, de nuestro cabello o de nuestro cartílago. Cuando estamos estresados, nuestros cuerpos liberan células madre que pueden ser usadas para rejuvenecer tejidos. Si estás enfermo, la habilidad de tu cuerpo para liberar células madre saludables se ve comprometida. Las células madre saludables ayudarán al cuerpo a lidiar con la fatiga.

Hay tres tipos de células madre: fetales, umbilicales y adultas. Se ha vuelto casi una rutina que los padres soliciten que las células madre del cordón umbilical sean recuperadas después del parto y que se guarden para el uso futuro del bebé, por si se enferma y las necesita. Desafortunadamente, esas células madre no funcionarán de manera indefinida. Las células que se recolectan del cordón umbilical solamente le durarán al niño hasta que cumpla los siete años, más o menos, entonces, el peso corporal sobrepasa las cantidades de las células madre que se tuvieron en el momento del nacimiento. Es una buena idea guardarlas cuando se es un adulto, por si alguna vez las necesitas cuando envejezcas.

Las células madre fetales son veintisiete veces más potentes que las células madre adultas, y nueve veces más potentes que las umbilicales, en lo que se refiere a reparación de tejidos. Las células madre umbilicales y adultas, a menos que hayan sido tomadas del mismo cuerpo, pueden ser problemáticas, ya que podrían desarrollar autoantígenos, que podrían dar como resultado un posible rechazo del sistema inmune, si es que se llegan a utilizar con propósitos terapéuticos.

Pero, sobre todo, las células madre cosechadas de un individuo en particular y que han sido congeladas para su uso posterior han demostrado resultados extremadamente prometedores. Hay debates morales muy serios acerca del uso de las células madre fetales en los tratamientos. Sin embargo, guardar las células madre tomadas de uno mismo cuando se es un adulto joven y saludable significa estar guardando células que el cuerpo reconocerá como propias y que no rechazará. Básicamente, estaremos reinyectando las células que se tomaron en un principio de nuestro propio cuerpo.

No hay duda al respecto, las células madre desempeñan un papel importante en el futuro de la salud. Estas células son manipuladas para desarrollar células especializadas y ofrecen la posibilidad de reparar de manera continua tejidos dañados y prolongar la vida útil de los sistemas orgánicos importantes, como el cerebro y el sistema inmune, al proporcionar una fuente renovable de nuevas células. La terapia de células madre puede contribuir de manera importante a mantener la salud de nuestro organismo debido a su habilidad para trabajar de acuerdo con el sistema natural del cuerpo.

Las células madre hacen que las cosas se den de forma natural, en lugar de forzar al cuerpo a aceptar algo que le es poco natural de forma inherente, como un órgano en un trasplante. Es mejor reparar los tejidos desgastados o dañados en el cuerpo que reemplazarlos.

El futuro de las células madre, de hecho, ya se encuentra aquí. Ahora se pueden tratar enfermedades cardíacas al reconstruir el tejido muscular cardíaco dañado y los vasos sanguíneos. En un estudio, las células madre inyectadas de la médula migraron a las áreas dañadas del paciente y se transformaron en células musculares cardíacas. Después de nueve días, había nuevas células musculares cardíacas cubriendo el 68% del área dañada del corazón. También estimularon la formación de nuevos vasos sanguíneos. Éstos son los impactantes resultados que podemos apreciar con la nueva medicina, y solamente mejorará con el tiempo.

NANOTECNOLOGÍA

¿Qué pasaría si pudieras experimentar un rápido alivio a tu dolor sin necesidad de fármacos? ¿Qué pasaría si hubiera maneras de bajar tu nivel de radicales libres, incrementando los niveles de antioxidantes de tu cuerpo sin tener que ingerir pastillas o sin tener que tomar jugos?

¿Qué pasaría si pudieras controlar tu apetito, pero seguir consumiendo comidas normales y reduciendo los antojos que te provocan comer en exceso y aumentar de peso? ¿Qué pasaría si pudieras dormir toda la noche sin utilizar fármacos inductores del sueño? ¿Qué pasaría si pudieras lograr niveles máximos de energía todos los días sin necesitad de utilizar medicamentos? ¿Qué pasaría si pudieras mejorar la apariencia y la textura de tu piel, no sólo de tu rostro, sino la de todo tu cuerpo, sin necesidad de cremas o fármacos costosos?

Todos estos avances se encuentran disponibles ya gracias a la nanotecnología. La nanotecnología es como el *software* de tu cuerpo. Se refiere a la ingeniería de exploración en el nivel atómico y molecular, donde el nanómetro es una unidad común de longitud. El término se utiliza a veces para describir cualquier tecnología microscópica. ¡El futuro realmente es ahora!

Ha llegado el momento de intentar algo nuevo. La gente ya está lista para consumir una alternativa a los fármacos y a las píldoras, y la nanotecnología les dará energía renovada, alivio para su dolor y sueño.

GENÓMICA

«La medicina del futuro será muy diferente a la actual —dice el científico Hugo Barrera, especialista en genoma humano y descubridor del ADN del mexicano—. Al nacer, a cada individuo se le extraerán células para configurar su ficha genética y almacenar algunas de ellas como fuentes de tejidos y órganos personales para toda la vida. Su tarjeta de identidad genética alertará sobre los riesgos de sufrir ciertas enfermedades, permitiendo adelantarnos a su aparición. La medicina del futuro será la prevención a través de la genética y biología molecular.»

¿Qué pasaría si pudieras saber, desde antes de nacer, o desde bebé, cuál es tu disposición a padecer ciertas enfermedades? ¿Qué pasaría si con sólo unas recomendaciones evitaras padecer cáncer, demencia senil o enfermedades congénitas? ¿Qué pasaría si pudieras detener el envejecimiento de tu cuerpo con sólo escuchar algunos consejos personalizados sobre nutrición o hábitos convenientes para ti?

En varias entrevistas de este libro hemos escuchado la palabra «prevención», detectar antes de que suceda. El estudio del genoma es una realidad, y no está en el futuro, sino que hoy ya existe, como lo indicó el doctor Galimberti en la entrevista que le hicimos y como nos explica más adelante el doctor Hugo Barrera.

El conocimiento del ADN ha supuesto un cambio radical en el diagnóstico de las enfermedades humanas. En el campo de la medicina preventiva, este conocimiento ha optimizado y acelerado la asociación de variantes genéticas al riesgo de padecer enfermedades relacionadas con el envejecimiento. Se han desarrollado biochips de genotipado, que permiten analizar simultáneamente múltiples variables genéticas asociadas a enfermedades vinculadas al paso de los años. Estos biochips facilitan la evaluación del riesgo a padecer estas enfermedades y la adopción de las medidas preventivas necesarias para minimizar este riesgo o las consecuencias posteriores de sufrir la enfermedad.

A través de estos test, ya disponibles en Europa y en Estados Unidos, y de reciente incorporación en México, con expansión hacia Sudamérica, se realiza una valoración genética global que permite la evaluación de la predisposición de cada persona a desarrollar determinadas enfermedades. Tu médico podrá darte recomendaciones para prevenir y tomar las riendas de tu vida y de tu salud.

En **www.proedad.com** podrás conocer empresas dedicadas a ofrecer evaluaciones genómicas.

El resultado global del test se basa en la combinación de valoraciones particulares asociadas a determinadas enfermedades: enfermedades cardiovasculares, diversos tipos de cáncer, salud ósea, estado de los mecanismos de tolerancia y defensa frente al estrés ambiental y daño oxidativo, etc.

El análisis genético se realiza a partir de la información contenida en el ADN extraído de una muestra de saliva, nada más. Este test es accesible a todo el mundo y sólo se realiza una vez en la vida. ¿Cuánto estás dispuesto a invertir en tu salud y en la de los tuyos?

Como van los avances, el mito de la eterna juventud será realidad dentro de poco. Aunque se diga que los seres humanos somos máquinas que se desgastan con el tiempo, yo creo que podremos retrasar el desgaste o reemplazar las piezas que se van deteriorando como una práctica común, y lograremos mucho. Si llegamos a los 45 años con el corazón desgastado, podremos clonar un corazón y reemplazarlo.

Le damos la bienvenida a los años, hoy es posible, con todas estas herramientas que presentamos. Intentar detener tu reloj biológico, aunque el cronológico siga avanzando. Es posible.

Celebremos la vida, sin enfermedades y reflejando en nuestro espejo belleza y salud.

Bienvenido al mundo PROEDAD (**www.proedad.com**), donde la juventud es posible aunque tengas 120 años.

Entrevista al doctor Hugo Barrera (México)

El doctor Hugo Barrera[118] es profesor de la Facultad de Medicina de la Universidad Autónoma de Nuevo León, doctor en ciencias biomédicas, y uno de los pocos especialistas en América Latina en terapia genómica.

HB: Nosotros somos en muy buena medida las características que heredamos de nuestros genomas. El genoma es el sistema operativo con el que funcionamos todos los seres vivos y no son idénticos, no somos clones, cada uno de nosotros tenemos un genoma en el que contribuyó nuestro padre y nuestra madre, y esas peculiaridades nos hacen ser lo que somos.

Pero hay que tener en cuenta que el ambiente, la nutrición y los hábitos moldean el potencial del genoma humano para bien o para mal. Por ello, uno de los grandes retos que tenemos los científicos que trabajamos con la tecnología y la ciencia del genoma es cómo leer el genoma, cómo individualizar la lectura para cada paciente y cómo encontrar cuáles son sus riesgos para desarrollar enfermedades y su potencial para responder a los tratamientos actuales. Lo que queremos es sacar el máximo potencial del genoma de cada persona para que, sabiendo esa información, se aminoren los riesgos de desarrollar enfermedades y se potencien las capacidades y habilidades para desarrollar todo nuestro ser.

Por eso yo me he propuesto, y ya lo hemos logrado, traer tecnología, en este caso de España, a México, donde procuramos destilar el conocimiento del genoma humano y desarrollar lo que llamamos *DNA chips*, también llamados *microarreglos*, los cuales escudriñan el genoma de cada persona y nos revelan sus individualidades o par-

---

118. En adelante, HB.

ticularidades. De ahí, podemos predecir el riesgo de la persona de desarrollar enfermedades —algunas, no todas— y su capacidad para responder o no a los tratamientos, de tal manera que entramos en la era de la medicina personalizada.

DT: ¿Cómo funcionan las células?

HB: Todos empezamos como una célula, cuando el óvulo es fertilizado por el espermatozoide. A partir de ahí se combina el programa genético que aporta la madre a través del óvulo y el programa genético que aporta el padre a través del espermatozoide. Se crea un ser único y se empieza a desdoblar ese programa o a ejecutar ese programa genético, que va diciendo cómo vamos desarrollando nuestro ser de embrión a feto y eventualmente bebé hasta llegar a adulto. A lo largo de todo ese camino, las células trabajan en equipo, se coordinan, desarrollan procesos y actividades, pero con los años sufrimos agravios, insultos del medio (malos hábitos de vida, contaminación, etc.); también se cometen errores en el momento de cuidar y propagar el ADN cada vez que la célula se divide. Esos agravios y esos insultos del medio acaban por causarnos enfermedades, y entonces las células están programadas para vivir un tiempo limitado y luego el cuerpo se deshace de ellas. Más tarde las reemplaza, a partir de células madre, por células nuevas, porque la evolución ha establecido que cuanto más vivimos, más riesgo tenemos de tener problemas de salud. Lo que hace la evolución es ir limpiando nuestro cuerpo, nuestras células, e ir reemplazándolas por otras nuevas. En ocasiones, nuestra capacidad de limpiar no es suficiente y una enfermedad acaba con nuestra vida.

Lo que la ciencia ha tratado de hacer en los últimos años es conocer a fondo estos mecanismos y buscar las mejores maneras de cuidar nuestro patrimonio genético y potenciar la capacidad para minimizar el riesgo de desarrollar enfermedades y aumentar la capacidad de responder a los tratamientos. Eso se llama *medicina personalizada*, cuando se hace basándose en el genoma de cada individuo. El genoma humano consta de tres mil millones de nucleótidos[119], adenina, guanina, timina y citosina. Éstas son las letras de la vida, la vida está escrita en esas sustancias químicas, y la diferencia entre cada individuo que habitamos en el planeta es del 0,1%. Es decir, lo que nos hace diferentes es una milésima del genoma que tenemos como especie humana, pero esa milésima es la que nos hace más o menos propensos a las enfermedades o a responder a los tratamientos. La medicina personalizada lee esas diferencias y, por decirlo de algún modo, hace un traje a la medida a cada persona.

DT: ¿Existe alguna manera de alargar la vida de las células madre y que se sigan reproduciendo de forma saludable?

HB: Por lo general, las células madre son las células más cuidadas del cuerpo, están protegidas, están resguardadas y son la fuente para regenerar tejidos dañados, órganos dañados.

DT: ¿De qué forma están cuidadas?

HB: En buena medida están ocultas. No están en la superficie, no están sujetas a los embates del ambiente tan fácilmente como el resto de las células que están expuestas en el tracto digestivo, en la piel, en los pulmones, en el corazón; las células madre están resguardadas. Probablemente, tienen mejores mecanismos, no lo sabemos a ciencia cierta, pero deben de tener mejores mecanismos de regeneración y de reparación y de cuidado. Son la fuente continua de reemplazo de las células que se van envejeciendo y que vamos perdiendo. Lo que la ciencia ha hecho es encontrar la manera de identificar esas células madre, estudiarlas en el laboratorio y recuperarlas.Cada vez es más

---

119. La célula, unidad básica de la vida, puede ser dividida en dos zonas distintas: citoplasma y núcleo. En el primero se encuentran diversos orgánulos celulares, mientras que el segundo contiene la información genética que determina las características de cada ser individual: el ADN. La unidad estructural de ADN es asignada por nucleótidos. La adenina, timina, guanina, citosina constituyen los nucleótidos. El ADN no es más que una larga secuencia de nucleótidos emparejados formando una larga cadena doble enrollada en espiral.

fácil obtener células madre. Antes tenían que hacerte una punción en la médula ósea, pero ahora se pueden sacar del tejido adiposo, del cordón umbilical, de la placenta, y cada vez más a menudo encontramos células madre que podemos canalizar en el laboratorio para desarrollar diferentes funciones.

Hay células madre que un laboratorio puede extraer para que se hagan células para el corazón o para el hígado. Se trata de utilizarlas para ir a repoblar zonas dañadas. El trabajo con células madre implica entender cómo funciona el cuerpo humano, porque vivimos 90 o 100 años cuando tenemos suerte, y en buena medida es porque las células madre han estado haciendo su papel. Ahora la medicina quiere utilizarlas para curar las enfermedades.

DT: Entonces, ¿hay manera de cuidarlas o se cuidan solitas?

HB: Se cuidan solitas, pero lo que sí podemos hacer es multiplicarlas en el laboratorio, canalizarlas hacia lo que queremos e inyectarlas o mandarlas a los tejidos dañados. Básicamente, pueden reprogramarse para que nos hagan el trabajo mejor.

DT: ¿Mi madre puede donar células madre para mí o para mi hijo?

HB: Sí. De hecho, hay leyes que dicen que, las células madre de cordón umbilical que se toman en Europa están a disposición no sólo de los familiares directos, sino de quien las quiera usar.

DT: ¿También es posible usar las células fetales?

HB: Sí, pero también hay leyes que controlan este tema.

DT: Volviendo al tema del ADN, si se logra identificar el de cada persona, ¿qué podemos prevenir?

HB: La lotería genética que nos tocó cuando se barajaron los cromosomas de nuestro padre y nuestra madre y nos hizo a nosotros únicos nos depara nuestro futuro. Identificando el ADN sabemos cuánto nos vamos a parecer a nuestro padre o a nuestra madre, qué características nuevas tenemos por las combinaciones que se dan, y ahora sabemos que también podemos conocer nuestra predisposición a ciertas enfermedades y si vamos a responder bien a los tratamientos, pero te aseguro que pronto nos van a decir mucho sobre nuestro comportamiento, sobre nuestra capacidad intelectual y sobre muchas otras cosas.

Es un tema muy complejo en este momento, porque en esas cosas de las que te estoy hablando no hay un gen que decida, son muchos genes, pero acabaremos por entender el funcionamiento de todo ello en el futuro. Lo que la medicina está haciendo es comprender cómo muchos genes se combinan para desarrollar las famosas enfermedades complejas o enfermedades degenerativas. Es decir, hace años descubrimos qué causa la anemia falciforme, descubrimos qué causa la hemofilia, descubrimos qué causa la fibrosis quística, pero ésas son enfermedades generalmente causadas por un gen. Pero saber qué causa la diabetes, el Alzheimer, la enfermedad cardiovascular, la hipertensión, etc., es más complejo, porque ahora sabemos que son varios genes los que interactúan, y se suma lo que el ambiente, para bien o para mal, también impone.

DT: Una vez que nosotros tenemos diagnosticado que congénitamente podemos ser propensos a desarrollar cáncer, no sé…, de colón, ¿ustedes, a través de esta alianza Vitagenesis-Progénika, pueden dar recomendaciones de qué debemos consumir y qué no para evitar la enfermedad?

HB: Por supuesto. Si al estudiar el ADN de un paciente vemos, por ejemplo, que presenta el riesgo de desarrollar cáncer, le damos una serie de recomendaciones un tanto generales de lo que ya se sabe por estudios de salud pública y estudios de poblaciones; es decir: qué dieta debe seguir, cuáles son los mejores hábitos que puede llevar, etc.

Una vez que diagnosticamos el riesgo de una enfermedad, la persona cuenta con dos beneficios: uno, es consciente de que tiene el riesgo de padecer una patología, lo cual hará que empiece a preocuparse, y puedo demostrar con un resultado de laboratorio que si alguien se entera de que tiene un 75% de riesgo de padecer cierta enfermedad hace algo al respecto; y dos, no hay nada como un diagnóstico precoz; cuanto antes diagnostiquemos, mayor es la posibilidad de curación y de supervivencia. Ahí reside el valor de leer nuestro genoma. Puede ser controvertido, porque nos da una información que quizá puede causarnos una gran preocupación, una gran angustia, pero yo siempre creo que es preferible tener una información a tiempo que no tenerla.

DT: Podríamos decir que esa información, más que un diagnóstico, se puede considerar un aviso. Estamos hablando de medicina preventiva.

HB: Durante muchos años yo trabajé en osteoporosis y me resultaba muy triste que mujeres de 60 o 65 años que se habían caído y se habían fracturado la cadera me preguntaran si hubieran podido evitarlo. Ahora podemos predecir si una mujer desarrollará osteoporosis y le recomendamos que haga ejercicio, evite el alcohol y el tabaco o haga, al menos, un uso moderado de ellos. Cuando la gente tiene información, puede tomar mejores decisiones; cuando no se tiene información o la información que se tiene es errónea, es preocupante.

Hace años vino un Premio Nobel que queremos mucho y que admiramos, el doctor Sidney Brenner, de noventa y tantos años. Lo invitamos a Monterrey. Cuando lo vi, me dijo: «Ya sé que me vas a preguntar cuál es el secreto de mi longevidad. Te lo voy a decir: primero, buenos genes, tengo buena herencia, mi padre vivió muchos años; segundo, buenos doctores, los doctores que me detectaron un tumor de colon a tiempo y me lo extirparon; y tercero, un buen whisky».

DT: Cuando se estudia el ADN de una persona, ¿se puede decir cuánto tiempo va a vivir?

HB: No, todavía no hemos descubierto los genes de la longevidad. Vamos descubriendo cosas gradualmente. Ahora podemos decir cuál es el riesgo que tiene alguien de desarrollar una enfermedad cardiovascular, que es una de las principales causas de muerte; también podemos decirle cuál es su riesgo de desarrollar algunos tipos de cáncer... Pero si alguien te dice que el ADN puede diagnosticarlo todo y curarlo todo, es un charlatán.

La responsabilidad que tenemos nosotros y ustedes es proporcionar las mejores herramientas de la medicina, de la prevención, las mejores herramientas del cuidado de la salud. Tenemos que ser muy cautelosos y muy éticos al buscar la evidencia que hay detrás de todo esto. Muchas veces se reduce a descubrirla en anécdotas: «No, es que mi amigo tomó el agua de tal lugar y se curó de tal enfermedad», y yo le preguntaría: cuántas personas tomaron esa agua y no se aliviaron. Nadie lo registró. Lo que la ciencia hace es tratar de ser lo más objetivo posible y dejar que las estadísticas hablen por sí mismas.

DT: ¿Qué podemos esperar de la medicina genómica en el futuro?, ¿cuándo podremos acceder todos a ella?

HB: Ya podemos. Nosotros ya estamos haciendo en Monterrey estudios de cáncer de mama; empezamos a principios de este año y llevamos cien pacientes estudiadas. Los terminaremos en los próximos seis meses y pronto empezaremos a hacer estudios de diabetes e hipertensión. Estamos trabajando a marchas forzadas, tratando de obtener todos los permisos correspondientes y haciendo los trámites conforme a la ley. Es muy posible que en cuestión de meses tengamos todas las autorizaciones y la técnica sea accesible a la población mexicana[120].

---

120. Para saber más sobre Progenika, Preventia Genetics para el mercado hispano, consulta nuestra página **www.proedad.com**.

Entrevista al doctor Paul García Gollarza (México-Venezuela)

El doctor Paul García[121], cirujano especialista en medicina estética, *fitness* y nutrición, es presidente de SOCEMMAN (Sociedad Científica Euromexicana de Medicina Estética, Antienvejecimiento y Nutrición). Tiene una experiencia de quince años en medicina regenerativa, reconstructiva y terapias revolucionarias de orden celular.

DT: ¿Es posible detener el tiempo?

PG: El tiempo no se detiene, es un elemento físico-cronológico; sin embargo, los fenómenos de involución o los fenómenos de deterioro celular orgánico pueden detenerse, pueden ir más despacio, y hacer que esto sea así es la función de la medicina del bienestar, del sentirse bien y de la medicina regenerativa. Nosotros, a través de la programación de ciertos sistemas, incluyendo piel, glándulas, músculos y órganos, podemos interferir en el fenómeno del envejecimiento, entorpecer el fenómeno de envejecimiento, para lograr que los cambios que definitivamente se van a producir sucedan de una forma más lenta.

DT: Sabemos que existe una programación genética que nos determina, pero envejecer también es el producto de varios factores: medio ambiente, oxidación interna y externa, hábitos de vida que tienen que ver con la alimentación, el ejercicio, etc. ¿Qué opina de esto, doctor?

PG: Lógicamente, el estilo de vida determina, como factor primario, el envejecimiento de la célula. Existen elementos hoy en día que sustentan varias teorías del envejecimiento. El estilo de vida, la bue-

---

121. En adelante, PG.

na alimentación, la buena calidad de vida, eliminando los efectos de un trastorno emocional como el estrés. Éste es uno de los componentes más importantes que hoy en día puede generar cambios biológicos y fisiológicos que conllevan la aceleración de los parámetros metabólicos y fisiológicos involucrados en el envejecimiento; la generación de factores dependientes del cortisol que tenemos en nuestro organismo, y que se produce a nivel de la corteza de la glándula suprarrenal, es indicativo de estrés, y éste nos va a llevar al envejecimiento físico.

El buen vivir y el tratar de mantener los niveles tanto de estabilidad o equilibro nutricional como de equilibrio orgánico no resulta fácil hoy en día, sobre todo en las grandes ciudades. Por ello, existe una gran diferencia entre el envejecimiento que se puede presentar en una persona del campo y el de una persona de la gran ciudad; sin embargo, los avances médico-tecnológicos y el de los componentes químico-farmacobiológicos que integran los nuevos recursos para el antienvejecimiento les resultan más accesibles a los que viven en las grandes ciudades, y esto es lo que hoy en día hace que una persona que vive en París, Nueva York, Ciudad de México, etc., con altos niveles de contaminación ambiental, pueda obtener mejores resultados, a pesar de estar en contacto con mayores agentes oxidantes, que la gente que vive en el campo o en pequeñas ciudades. Ahora bien, la clave es lograr un equilibrio entre la oxidación y la antioxidación a nivel de la ultraestructura celular, lo que complementaría el equilibrio para lograr ese antienvejecimiento que todos estamos buscando.

Cuando nos alimentamos con productos orgánicos, logramos obtener nutrientes de mayor calidad y menor cantidad de agentes tóxicos que se encuentran presentes en los fertilizantes con los que se cultiva la mayoría de los alimentos actualmente. De esta forma es posible obtener una gran cantidad de vitaminas antioxidantes y nutrientes de alta calidad que permiten detener el efecto de los otros agentes que provocan oxidación, que están en el ambiente, e incluso la radiación ultravioleta que proviene del sol y que nos está generando envejecimiento y cambio mutagénico continuo. Ayudándonos con todos estos elementos y reforzando nuestro sistema inmunológico utilizando otros recursos del ingenio farmacológico humano, podemos hacer que el envejecimiento y la oxidación se detengan, creando una barrera que haga más lento el proceso.

DT: Desde que respiramos estamos oxidándonos...

PG: La célula está en continuo contacto con el oxígeno, y el fenómeno más común en la naturaleza es la oxidación, pero esta misma no debe ser excesiva; es decir, debe estar equilibrada, debe haber un equilibrio entre los agentes oxidantes y los agentes antioxidantes. Al haber un equilibrio, este fenómeno integra el proceso normal de envejecimiento. Pero ¿qué pasa cuando las mujeres de 15 o 20 años se exponen a la radiación ionizante de la luz solar durante seis u ocho horas al día por lo menos? Se ponen morenas y están muy guapas, pero su piel, al cabo de diez años, sufrirá un envejecimiento prematuro.

DT: ¿Podría hablarnos de las nuevas tecnologías?

PG: En este momento, las expectativas y las experiencias a nivel de la regeneración celular son abundantes, fructíferas y esperanzadoras. Algunas de ellas aún están en la mesa de experimentación, pero otras ya hace muchos años que conforman el menú de primera instancia para ofrecer al paciente que solicita un cuidado superior. Hoy en día contamos con derivados tanto biológicos como no biológicos, sintéticos, para mejorar nuestra apariencia tanto por fuera como por dentro. Es decir, poseemos la capacidad de utilizar algunos factores de transferencia, factores de crecimiento y citocinas. Además contamos con lisados de tejidos embrionarios que nos proveen de un sustrato revitalizante, en otras palabras, la obtención de ultranutrientes provenientes de células de tipo embrionario pueden, en este momento, suplir las necesidades de una célula madura.

DT: ¿Hablamos de células madre?

PG: Hablamos de células madre y hablamos de extractos de tejidos, que es lo que se llama *opoterapia*.

Lo último es la investigación de células madre; eso es lo último que está todavía en proceso de experimentación. Existen algunos estudios realizados de manera exitosa en unidades de investigación esparcidas a lo largo de todo el mundo e incluso aquí en México, en el Instituto Mexicano del Seguro Social (IMSS), y ya se han tenido las primeras experiencias llevadas a cabo con éxito del uso de células madre; sin embargo, este procedimiento aún no nos verifica la exactitud ni los resultados que quisiéramos esperar del mismo. Las células madre somáticas inducidas son el siguiente paso en el que está trabajando la ciencia, esperamos tener un instituto de investigación dedicado solamente a la terapia celular el próximo año. Este instituto estará patrocinado por dos universidades muy importantes mexicanas y el sector privado. De hecho, esto hará que México esté en los primeros lugares en investigación y desarrollo, de la misma forma en la que estuvo en primer lugar en la determinación del genotipo humano: el genoma del mexicano fue el primero que se obtuvo en Latinoamérica. Este instituto va a tratar de estar en primer lugar en el estudio de las células madre en México.

DT: Explíqueme cuál es la diferencia entre células madre y lo que se conoce como la generación de tejido celular.

PG: Cuando hablamos de lisados de tejidos, hablamos de la capacidad que tiene la química farmacobiológica de obtener núcleos de proteínas que no son antihigiénicos de esos tejidos, para lograr implantarlos en otros tejidos que han perdido la capacidad de reproducir este elemento. Por ejemplo, el colágeno 4, el colágeno 18 y la superóxido dismutasa son enzimas y son componentes proteicos que se van perdiendo en función del cambio que se genera a nivel del telómero del núcleo celular en la replicación celular y, por lo tanto, va generando un envejecimiento continuo, va generando cambios mutagénicos que se expresan en cambios fenotípicos.

DT: ¿Qué significa fenotípico?

PG: Fenotípico significa que se ve; genotípico es en el gen, lo que se expresa cromosómicamente; fenotípico es que se ve, que nosotros lo podemos ver. Tus ojos verdes son un carácter fenotípico, mis ojos de color café son un carácter fenotípico. Tenemos fenotípicamente la piel saludable a los nueve meses o a los dos años de edad, y seguimos teniéndola igual de saludable a los 45 años, sólo que han transcurrido fenómenos mutagénicos y fenómenos cromosómicos que han cambiado su estructura. Un bebé de nueve meses cuenta con una fuerza de recambio inmediato y que estimula el colágeno número 4 o la fibra del colágeno número 18, que son de relleno superhidratables, pero cuando se tienen 45 años se han perdido la mayoría de las funciones que favorecen la formación de ese tipo de colágeno.

Para ponerte un solo ejemplo, todos estos lisados o estos compuestos tienen la capacidad de ser extraídos como ultranutrientes. Son nutrientes de la célula, que provocan una nutrición a nivel celular, utilizando parámetros y complejos mitocondriales, es decir, de la ultraestructura más pequeña que tenemos, lo que provoca una estabilización o una renovación de estos parámetros, como por ejemplo el colágeno de nuestro cuerpo. Ahora bien, para hacerlo entendible, nuestro organismo funciona como una máquina que va perdiendo poco a poco su fuerza y su energía a medida que van pasando los años, y cuando se le coloca este nutriente, que proviene de estructuras más jóvenes de lo que se es, es como si le dieras un nuevo respiro a la máquina, y tu organismo sigue envejeciendo, pero funcionando mejor y puede provocar que haya un cambio visible o un cambio apreciable en tu condición física.

DT: ¿Y cómo podemos acceder a los tratamientos con células madre y tejidos?

PG: En este momento la ciencia puede ofrecer extractos de células, enzimas, proteínas y quininas, que son otras enzimas especiales, y hormonas para ser usadas como activadores de la célula; el tejido o complejo de células madre los tendremos en un tiempo.

DT: ¿En Estados Unidos ya están preparados?

PG: Está todo preparado para realizar la investigación, sin embargo su experimentación no está permitida.

DT: ¿Y en Europa?

PG: En Europa se hacen estudios bajo el margen de la protección legal de lo que es ser médico o investigador. Las células madre van a poder ser utilizadas en diferentes aspectos, entre ellos los regenerativos, de enfermedades degenerativas. La Universidad de São Paulo está muy avanzada y existe un gran camino por delante para todos los que hacemos este tipo de terapias o investigaciones aquí, en México, o en cualquier otra parte de América. En Estados Unidos, debido al marco legal, el proceso está detenido, pues está prohibido el trabajo con células madre.

DT: ¿Podemos hablar de «medicina estética»? Si es así, ¿cuáles son sus avances?

PG: Claro que podemos hablar de medicina estética. Se imparte como tal en diferentes universidades de Europa, en España, Francia e Italia. Incluso en Venezuela, de donde soy originario, ya hay una maestría en medicina estética, así que debe dársele el espacio que precisa y respetarse, ya que es una rama de la medicina que busca el concepto regenerador, el concepto de integración entre la cirugía plástica y la medicina general, ya que el cirujano plástico muchas veces no domina algunos procedimientos que son mínimamente invasivos y el médico general no tiene la destreza quirúrgica para hacerlos. Hoy en día, de todas formas, contamos con innovadores productos que pueden hacer que la piel de aspecto opaco y envejecido cambie y se vea hidratada, luminosa y brillante (pero no grasa), y que cuente con un respaldo tanto extracelular como intracelular de hidratación bien sostenida.

La medicina estética no sólo puede lograr mejorar el aspecto de la piel, sino que también puede modelar el cuerpo, reimplantar cabello y mejorar el volumen de algunas áreas del rostro. Además, siempre proporciona a los pacientes un programa de reorientación.

El profesional de la medicina estética debe dar a su paciente consejos sobre hábitos de vida, debe explicarle, entre otras cosas, cómo alimentarse adecuadamente, cómo cuidar la piel y cómo poder obtener de ciertos productos que están en el mercado el mejor beneficio para el cuidado personal. Por ejemplo, siempre hay que aconsejar el uso de cremas protectoras, sobre todo en zonas donde el sol es inclemente, ya que éste es uno de los principales fenómenos que genera envejecimiento prematuro.

Apéndice: sexualidad

Entrevista a la terapeuta sexual
Libe Molinasevich (México)

Libe Molinasevich[122] es terapeuta sexual individual y de pareja, especialista en adicciones farmacológicas, apasionada de todo lo que tiene que ver con la sexualidad. Para ella, la sexualidad es energía vital y, por tanto, tiene una gran importancia en nuestras vidas.

DT: ¿Crees que tener sexo o ser activo sexualmente rejuvenece?

LM: ¡Claro que sí!, y rejuvenece desde diferentes puntos de vista: el fisiológico, el psicoemocional y el de la autoestima. Cuando te sientes una persona sexy y atractiva, tienes una buena autoestima y, por lo tanto, vas a cuidarte, arreglarte y estar en forma.

Desde el punto de vista fisiológico, si nos vamos a la curva de la respuesta sexual humana, ésta es multidimensional y se alimenta de sensaciones e imágenes, del lenguaje y los valores personales y culturales, así como de varias otras cosas que se combinan con nuestros reflejos biológicos para crear una experiencia omnicomprensiva; ésta empieza con el estímulo sexual efectivo, que puede darse tanto si la estimulación procede de las caricias, los besos, el coito, la masturbación o las fantasías, como de tener enfrente a una persona que nos agrada. Ahí empieza el deseo y la excitación. La excitación, desde una óptica científica, es la activación de un sistema de reflejos en el que participan los órganos sexuales y el sistema nervioso.

En el cerebro se integran y concentran las señales que proceden de la piel, de los órganos genitales, de los pensamientos e imágenes eróticas conforme van aumentando y se intensifica el nivel de exci-

---

122. En adelante, LM.

tación sexual; entonces se da lo que se llama la *fase de meseta*. Durante la respuesta sexual del ser humano ocurren dos reacciónes fisiológicas básicas. La primera es la vasoconstricción, que supone un aumento del volumen de sangre en los tejidos corporales de los genitales y senos en la mujer. La segunda es el aumento de la tensión neuromuscular miotonía, que es una acumulación de energía en los nervios y los músculos. La miotonía no sólo se da en la región genital, sino que se produce en todo el cuerpo como respuesta a la activación sexual.

Cuanto más excitado se está, más se aceleran el ritmo cardíaco y el ritmo respiratorio, hay un flujo de sangre mayor en todos los órganos del cuerpo y una mayor oxigenación, por eso se dice que hasta el cutis mejora su aspecto. Si continúa la estimulación sexual efectiva, se llega a un punto en el que el cuerpo libera, de golpe, la tensión sexual acumulada, a lo cual se denomina *orgasmo*.

Desde el punto de vista biológico, el orgasmo es la fase más corta del ciclo de la respuesta sexual; normalmente dura sólo unos segundos, lapso durante el cual las contracciones rítmicas musculares —que no sólo se dan en la pelvis, sino también en todo el cuerpo— producen una intensa sensación de bienestar físico, seguido de un relajamiento profundo.

Ahora bien, desde el punto de vista psicológico, el orgasmo es la sensación subjetiva de placer. Pero al darse estas contracciones durante el orgasmo, la persona también está manteniendo su cuerpo en forma. Es como si se estuviera yendo al gimnasio; con el sexo se consigue estar más tonificado muscularmente. También hay una secreción de neurotransmisores como la oxitocina, que es un pequeño péptido de sólo nueve aminoácidos, relacionado con los patrones sexuales; se asocia con la afectividad, la ternura y el acto de tocar que provoca placer y empieza desde la caricia. Está comprobado que el ser humano no puede vivir sin ser tocado, sin la caricia, la cual segrega una serie de endorfinas maravillosas.

Si los niveles de serotonina tienden a ser bajos, con la excitación sexual se elevan, mejora el estado de ánimo y, por supuesto, todo ello ayuda a sentirse y verse más joven y más vital.

DT: Así pues, el sexo activa al ser humano en su totalidad. Pero ¿cómo se vive el sexo con el transcurso de los años, cuando llegas a la edad madura?

LM: Hay diferentes niveles. Está la parte fisiológica, la parte psicológica y la emocional. El órgano sexual más importante es el cerebro; si tú piensas que eres una persona joven, llena de vida, y sientes que la vida continúa, por lo que siempre estás dispuesto a sorprenderte y seguir aprendiendo más, te mantienes joven y, en la medida en que te sientes bien, tu deseo sexual seguirá estando presente.

Lo esencial para sentirse un ser sexuado es cómo te sientes mentalmente; si se tiene una buena autoestima y un buen concepto de uno mismo, te sentirás completamente deseado y desearás al otro, porque la forma de seducir y sentirnos seducidos es lo que nos hace visibles y lo que hace que nosotros también veamos a los otros y que, por tanto, nos sintamos vivos y joviales.

Cuando te sientes sensual, todos tus sentidos están activos. Por ejemplo, el olfato nos permite sentir la presencia y atracción por una persona. Se ha comprobado que este sentido incide en nuestro estado de ánimo. Desde el punto de vista sexual, existe un dispositivo en la nariz denominado órgano vomeronasal que se conecta al cerebro por diferentes vías y que es el encargado de detectar las feromonas. Por lo tanto, toda tu neuroquímica está a tope. Yo pienso que es un círculo virtuoso, porque también las hormonas funcionan mejor. Y con el paso del tiempo, si fisiológicamente llega un momento en que se necesita algún tipo de ayuda, está la ciencia y la tecnología.

En la actualidad existen reemplazos hormonales mucho más seguros con menos efectos secundarios y una serie de nuevos medicamentos que ayudan mucho a mejorar la vida sexual, pero principalmente es el cómo te sientes. Si te sientes bien contigo mismo, vas a buscar la ayuda necesaria, ya sea a través del reemplazo hormonal, de una terapia o de lo que sea necesario. Somos un todo, la parte física no puede ir separada de la parte mental, de lo que pensamos de nosotros mismos, ni de la parte emocional, de lo que sentimos, ni de nuestras necesidades.

DT: ¿Cómo afectan los cambios en el cuerpo, producto del envejecimiento, en la sexualidad?

LM: Ahí también tiene mucho que ver lo que la persona cree. Si pensamos que sólo la gente guapa y joven puede tener una vida sexual plena, en el momento en el que empezamos a ver cambios en nuestro cuerpo, y advertimos que ya no estamos tan bien como hace diez o veinte años, nos sentimos mal y nos retraemos. Pero si aprendemos a vernos bien a cualquier edad y además nos cuidamos lo mejor posible, eso quiere decir que aceptamos el paso del tiempo y que sabemos que muchas veces un buen vino mejora con el paso del tiempo.

DT: Si el cerebro es nuestro órgano motor, ¿los estímulos que necesitamos para excitarnos parten de él?

LM: Sí, tienen que ver con nuestra historia de vida y, por lo tanto, con la educación sexual que recibimos o no, con los mitos, tabús y creencias que podamos tener, lo que me erotiza o no, lo que considero atractivo desde muy pequeño y lo que me hace sentir sexy, sensual y deseado tiene que ver totalmente con lo que pienso (mi cerebro). De tal modo, habrá personas que se sientan erotizadas por la belleza, otras por el poder, otras por el dinero, etc. Tiene que ver con lo que me refuerza y me hace sentir importante, con lo que yo creo que tengo y consigo del otro; tiene que ver con amor, pero también con apego, dependencia y codependencia, o sea relaciones adictivas, y con cómo me siento visto por el otro. Es una retroalimentación mutua desde nuestras diferentes necesidades, y esto tiene que ver con mi guión de vida y lo que pienso, o sea, con el cerebro.

Cuando encuentras a alguien con quien existe la comunicación erótica, esta experiencia te da la sensación de estar muy vivo.

DT: ¿Y las arrugas?

LM: Las arrugas pueden ser horribles. Si piensas que son sinónimo de decadencia, entonces son horrorosas, pero también pueden ser preciosas, cuando sonríes y se te arruga el contorno de la boca porque estás contento con tu vida, y las canas te pueden dar personalidad. La atracción se da mucho más por la personalidad que proyectas que meramente por el físico, tiene que ver más con la energía que emanas.

DT: ¿Cómo afecta el medio ambiente a nuestra sexualidad?

LM: Afecta de una manera importante en la medida en que yo estoy mejor con mi cuerpo en un ambiente más sano. Actualmente se habla mucho de los radicales libres, pero también hay maravillosos complementos alimenticios que ayudan a disminuirlos o neutralizarlos. El estrés es uno de los grandes contaminantes; vivimos una época muy acelerada y además de cambios muy fuertes, tanto a nivel de rol de género, como a nivel de demanda de competencia económica. Todo ello hace que disminuya la libido porque estamos tan preocupados por el dinero para sobrevivir, por tener el auto deportivo para que las chicas nos miren, por que no nos despida el jefe o por cuidar nuestra imagen que nos olvidamos de cuidar nuestro estado interno, y cómo nos vemos y nos sentimos por dentro es mucho más importante. ¡Aunque, desde luego, una buena alimentación, ejercicio y descanso nos darán la energía necesaria para mantener una vida sexual activa y sana!

DT: Por lo que dices, es evidente que la sexualidad no se centra sólo en los genitales…

LM: La sexualidad es un todo. El órgano sexual más extenso es la piel, porque, si bien la zona genital es donde puede darse la culminación del placer, al explorar todo tu cuerpo puedes ir sintiendo y descubriendo diferentes zonas de placer. Te invito a que hagas un experimento: cuando te estés bañando o poniendo crema, si lo haces despacio y de forma meticulosa, descubrirás diferentes zonas erógenas: las palmas de las manos, las plantas de los pies, por detrás de los oídos, la espalda, etc. Por lo tanto, focalizarte sólo en los genitales es desperdiciar el resto del cuerpo.

DT: ¿Y el paso de los años no importa?

LM: Si sigues teniendo buena salud, tanto física como mental y emocional, y continúas teniendo todo el cuerpo completo, pasen los años que pasen, el desempeño sexual, aunque no es tan profundo y tan dinámico como lo era en años anteriores, puede ser mucho más sentido, empleando tu experiencia y disfrutando cada momento, saboreando lo que va sucediendo. El erotismo está ahí todo el tiempo; acariciar y ser acariciado por tu pareja en las zonas genitales sin llegar a un acto sexual puede ser delicioso. Yo conozco gente de ochenta y tantos años que asegura tener una vida sexual todavía maravillosa.

DT: ¿Qué pasa con las parejas cuando sus hijos ya son mayores y pueden vivir su vida sexual sin tanta presión social y económica?

LM: He aquí la paradoja, muchas veces, cuanta más estabilidad emocional hay, más baja la excitación y disminuye el deseo; se dice que deseo más impedimentos es igual a gran pasión. A veces, cuando se siente uno en confianza, deja de preocuparse por gustar, por seducir, por conquistar.

A veces a mis pacientes les pongo muchos ejercicios eróticos, y claro que funcionan y ayudan, pero no resulta fácil volver a despertar la pasión.

DT: Cuidar el cuerpo con ejercicio, suplementarse, verse bien para el otro es también una forma de estimular el deseo.

LM: Si todavía siento que tengo ganas de conquistar y de ser conquistado, voy a tener ganas de cuidarme, y entonces, al cuidarme, voy a mejorar mi salud, en consecuencia, voy a sentirme mejor y a tener una vida sexual plena. El estímulo de la sexualidad nos lleva a mantenernos bien y a cuidarnos, y justamente porque nos cuidamos y nos alimentamos bien y tratamos de controlar nuestro estrés y darle un espacio a nuestra vida sexual, nos mantenemos sanos.

Una actividad sexual sistemática favorece el buen desarrollo y funcionamiento de nuestro cuerpo por la cantidad de hormonas que se generan. Por ejemplo, mejora la circulación sanguínea, tonifica los músculos, fortalece los huesos, mejora la calidad de la piel, regula el sueño, alivia el estrés, fortalece el sistema inmune, mejora nuestro estado anímico, etc. Además, la actividad sexual placentera eleva la autoestima de las personas.

DT: ¿Quién se preocupa más por cuidarse, la mujer o el hombre?

LM: Yo pienso que el triunfo de lo sociocultural sobre lo natural nos ha llevado a muchas aventuras. Por naturaleza, ambos géneros tienen ganas de sentirse y verse bien para el otro. Antiguamente, se decía «el hombre es feo, fuerte y formal, no necesita cuidarse». Y la mujer tenía que ser la muñequita bien cuidada para que el hombre la deseara. Este pensamiento todavía está grabado en el disco duro de las personas, porque hay ideas que se vienen transmitiendo de generación en generación y que forman parte del inconsciente colectivo. Pero aun así hoy en día las mujeres también se permiten expresar más su sexualidad. Antes, si una mujer expresaba su sexualidad, era algo que estaba muy mal visto, la mujer buena no era sexuada y un hombre macho era más hombre. Estas ideas tenían que ver con una información errónea socioculturalmente transmitida; hoy en día existe información mucho más real, con estudios e investigación profunda.

DT: Queremos hablar sobre dos temas: andropausia y menopausia. Las investigaciones dicen que cada vez son menos claros los tiempos en que aparecen. Anteriormente, la mujer tenía la menopausia alrededor de los 40 años, pero ahora hay menopausias que pasan desapercibidas o llegan a los 60. Y, por otra parte, la andropausia en el hombre puede aparecer entre los 30 y los 40 años, o no aparecer. ¿Cómo afectan ambas a la sexualidad?

LM: Fisiológicamente, un descenso importante de hormonas puede influir en el deseo sexual. Cuando recibo en mi consulta a algún hombre que no tiene deseo y es relativamente joven, lo primero que hago es descartar la parte física, entonces debo pedirle que se realice exámenes de testosterona, testosterona libre, prolactina, etc. En el caso de las mujeres, les pido un perfil hormonal para comprobar los niveles de estrógeno, progesterona, etc. Si hay un descenso importante de hormonas, sí puede influir sobre el deseo sexual.

Sin embargo, tengo la teoría —que he comprobado que es cierta tanto en mí misma como en varios pacientes— de que cuando estás mentalmente dispuesto y no te programas ni permites que un número marque tu vida, esta actitud también hace que tus hormonas funcionen mejor. Creo que con tu mente puedes hacer que tus hormonas trabajen óptimamente; no obstante, a veces se precisa de una ayuda de reemplazo hormonal.

DT: Y debemos disfrutar de la pareja…

LM: Cuando hay una pareja, hay que disfrutarla, pero si no se tiene, el autoerotismo también es válido, porque mediante la autoestimulacion podemos poner en marcha todos los procesos que hemos mencionado de la sexualidad que son beneficiosos para el organismo.

Cada persona es responsable de su propio placer; en el pasado se creía que el hombre tenía que ser el experto y darle todo el placer a la mujer y que ésta debía permanecer casi inmóvil y sin participar de su propio cuerpo.

DT: Si tú no puedes darle a tu pareja lo que supuestamente crees que quiere, tu mayor temor es que conozca a alguien que sí se lo puede dar, y entonces empiezan los celos, ¿no?

LM: Es un tema muy interesante porque precisamente la celotipia, que es el celo exagerado e irracional, es lo que a menudo acaba con la relación, y se da esta obsesión en las relaciones adictivas. Una de las adicciones más fuertes que he visto es la que se tiene por la pareja, y cuando se desarrolla esta parte de codependencia, se disparan los celos hasta convertirse en obsesión.

DT: ¿Los celos pueden arruinar una relación de pareja?

LM: Totalmente, porque entonces quiero controlar a mi pareja y acabo por asfixiarla, hasta que, si está sana mentalmente, se va.

Bibliografía

Adams James, D., *Su comida, ¿veneno o salud?*, Ed. Everest, S. A., 1980.

Alonso, Jorge, *Tratado de fitomedicina*, Isis Ed., 1988.

Alexander, G. M., Swerdloff, R. S., Wang, C., et al., «Androgen-behavior correlations in hyspogonadal men and eugonadel men», *II. Cognitive abilities, Hormones and Behavior* 1988; 33 (2): 85-94.

All-Ericsson, C., et al., «Insulinlike growth factor-1 receptor in uveal melanoma: a predictor for metastatic disease and a potential therapeutic target», *Invest. Ophthalmology Visual Science*, enero de 2002; 43 (1): 1-8.

Amer. J. Clin. Nutr., «The case for and against regulating the protein quality of meat, poultry and their products», 1984; 40: 675-684,.

Anderson, G. M., Gerner, R. H., Cohen, D. J., Fairbanks, L., «Central tryptamine turnover in depression, schizophrenia, and anorexia. Measurement of indoleacetic acid in cerebrospinal fluid, boil». *Psych.*, 1984; 19 (10): 1427.

Anderson, G. M., Feibel, F. C., Wetlaufer, L. A., et al., «Effect of a meal on human whole blood serotonin», *Gastroenterology*, 1985; 88: 86-89.

Anderson, R. A., Lincoln, G. A., Wu, F. C. W., «Melatonin potentiates testosterone-induced suppression of luteinizing hormone secretion in normal men», *Current Contents, Comment*, 3 de enero de 1994; 22 (1).

Anderson, S. A., Raiten, D. J., *Safety of amino acids used as dietary supplements*, Bethesda, MD., julio de1992.

Azad, K. A., et al., «Vegetarian diet in the treatment of fibromyalgia», Bangladesh Medical Resource Counc. Bull., agosto de 2000; 26 (2): 41-7.

Bagiella, E., Cairella, M., Del Ben, M., et al., «Changes in atitudes toward food by obese patients treated with placebo and serotoninergic agents», Cur. Ther. Res., agosto de 1991; 50 (2).

Bennet, W. M., Connacher, A. A., Jung, R. T., et al., «Effects of insulin and amino acids on leg protein turnover in IDDM patients», *Diabetes*, abril de 1991; 40 (4).

Benoit, R. M., Eiseman, J., Jacobs, S. C., et al., «Reversion of human prostate tumorigenic growth by azatyrosine», *Current Contents, Comment*, 2 de octubre de 1995; 23 (40).

Bhajan, Y., *Solving sleep problems with melatonin*, Nutrition News, 1973.

Biesalski, H. K., «Free radical theory of aging», *Curr. Opin. Clin, Nutr. Metab. Care*, enero de 2002; 5 (1): 5-10.

Bagchi, Sp., Smith, Tm., «Dopa and dopamine formation from phenylalanine in human brain», *Biochemical Pharmo.*, 1977; 26: 900-902.

Blazejova, K., Nevsimalova, S., Illnerova, H., Hajek, I., Sonka, K., «Sleep disorders and the 2-hour profile of melatonin and cortisol», *Sb. Lek*, 2000; 101 (4): 347-51.

Blum K., et al., «Improvement of impatient treatment of the alcoholic as a function of neurotransmitter restoration: a pilot study», *International Journal of Addictions*, 1988; 23: 991,.

Blum K., et al., «Neuronutrient effects on weight loss on carbohydrate bingers: an open clinical trail», *Current Therapeutic Research*, 1990; 48: 217.

Boyd, A. E., Leibovitz, B. E., Pfeiffer, J. B., «Stimulation of human growth hormone secretion by L-dopa», *New England Journal Medicine*, 1970; 283:1425-1429.

Braverman, E. R., Pfeiffer, C. C., «Suicide and biochemistry», *Biol. Psych.*, 1985; 20: 123-124.

Brody E., «El uso y abuso de los refrescos», *El Nuevo Día*, San Juan, Pto. Rico, 8 de junio de 1988.

Brown, G. M., «Melatonin in psychiatric and sleep disorders», *CNS Drugs*, 1995; 3 (3): 209-226.

Brugger, P., Marktl, W., Herold, M., «Impaired nocturnal secretion of latonin in coronary disease», *Lancet*, 1995; 345: 1498,.

Burnett, Lisa, «The aspartame debate», Harvard School, *abril, 2007*, USA.

Burns, E. A., Leventhal E. A., «Aging Inmmunity and cancer», *Cancer Control*, 2002; 6: 513-522.

Campagnoli, C., et al., «Pregnancy progesterone and progestins in relation to breast cancer risk», *Journal of Steroid Biochemistry and Molecular Biology*, 1995; 97: 441-50.

Cargue, O., *Vital facts about foods*, Natural Brands, Inc., Los Ángeles, C.A., 1940.

Carlsson A., «A paradigm shift in brain chemistry», *Science*, noviembre de 2001; 294 (5544), 1021-4.

Chadwick, C., Phipps, D. A., Powell, C., «Serum tryptophan and cataract», *Lancet*, 1981.

Christian y Pegram, DMT. «Clue to insomnia», *Med. World News*, 17 de octubre de 1977; 93m.

Coletti, Michele, *Cúrese con las vitaminas*, Edit. De Vecchi, Barcelona, 1983.

Couzin J., «Parkinson's disease. Dopamine may sustain toxic protein», Science, noviembre de 2001; 294 (5545): 1257-8.

Cowley, G., «Melatonin», *Newsweek*, 7 de agosto de 1995.

Denis, L., *et al, Diet and its preventive role in prostatic disease*, European Urology, 35 (5-6), 377-87, 1999.

Di Chiara, G. D., Imperato, A., «Drug abused by human preferentially increase synaptic dopamine concentrations on the mesolimbic: system in freely moving rats», *Proceedings of the National Academy of Science USA*, 1988; 85: 5274.

Dimitrakakis, C., «Breat cancer incidence inn postmenopausal women using testosterone in addition to usual hormone therapy», *Menopause*, Septiembre-Octubre de 2004; 11 (5): 531-535.

Donaldson, T., Klatz, R., Dencla, W. D., et al., «Melatonin and breast cáncer», *Life Extension Report*, abril de 1993;13 (5).

Dravid A. R., Himwich, W. A., Davis, J. M., «Some free amino acids in dog brain during development», *J. Neurochem.*, 1965; 12:901-906.

Drog, W., *Amino acids as immune regulation with special regard to AIDS*, II International Congress on Amino Acids and Analogues, Viena, 5-9 de agosto, 1991.

Eagle, H., «Amino acid metabolism in mammalian cell cultures», *Science,* 1959; 130: 432-437.

Eberle, A. N., «New perspective for "natural" therapeutic agents?», *Karger Gazette,* 1991; 52.

Ehret, A., *Mucusless Diet Healing System,* Ehret Lieteratures Publishing, Co., Ca., 1953.

Fishlock, D., «Glaucoma: a treatment without tears», *Financial Times,* 1979; 17(1): 19.

Fox, A., «Phenylanine: resistance to disease through nutrition», *Let's LIVE,* noviembre de 1983; 16-26.

Friedman M., Absorption and utilization of amino acids, *JAMA,* 10 de octubre de 1990; 264 (14).

Furst, P., «Peptides in clinical nutrition», *Clin. Nutr.,* 1991; 10 (Suppl.): 19-24.

Gagnier, J. J., «The therapeutic potential of melatonin in migraines and other headache types», *Altern, Med. Rev.,* 2001; 6: 383-389.

Gambineri, A., et al., «Testosterone in Aging Men», *Expert Opinion on Investigational Drugs,* 2001; 10: 477-492.

Gelenberg, A. J., Wurtman, R. J., «L-tyrosine in depression», *Lancet,* octubre de 1980.

Giraldi, T., Perissin, L., Zorzet., et al., «Stress, melatonin and tumor progression in mice», *Ann. NY Acad. Sci.,* 1994; 719: 526-536.

Goldberg, I. K., «L-tyrosine in depression», *Lancet,* agosto de 1980.

Grant, A., «Melatonin», *Health Gazette,* febrero de 1995; 18(2).

Guroff, G., «Effects of inborn errors of metabolism on the nutrition of the brain». En: Wurtman, R. J., Wurtman, J.J. eds. *Nutrition and the brain,* vol. 4, Raven Press, Nueva York, 1979.

Guyton, Arthur C., *Texbook of Mediest Physiology,* U.B. Saunder Comp., Filadelfia, 1971.

Halbriech, U., et al., «Low plasma gamma-aminobutyric acid levels during the late luteal phase of women with PMDD», *American Journal Psychiatry,* 1996; 153:718.

Harris, M., The 100,000 year hunt, *The Sciences,* 1986; 1: 12-33.

Harrison, R. E. W., Christian, S. T., «Individual housing stress elevates brain and adrenal tryptamine content», *Neurobiol. Trace Amines*, 1984; 249-256.

Harvey, S., Scanes C. G., Daughaday W. H., *Growth Hormone*, Boca Raton, CRC, 1995.

Hasseltine, C. W., «The future of fermentes foods», *Nutr. Rev.*, 1983; 41 (10): 293-298.

Hayflick, L., «Theories of Aging». En: Coe, Rodnye M., Rossman I., Cape R., *Fundamentals of Geriatric Medicine*, Raven, Nueva York, 1983.

Heiblim, D. I., Evans, H. E., Glass, L., and Agbayani, M. M., «Amino acid concentrations in cerebrospinal fluid», *Arch. Neurol.*, 1978; 35: 765-768.

Hendler Sheldon, S., *The complete guide to anti-aging Nutrients*, Simon & Shuster, Nueva York, 1984.

Herbert, J. F., «Limitan el uso de químicos carcinógenos en el agua», *El Nuevo Día*, 3 de mayo de 1988; p. 28. Hoffer, A., «Mega amino acid therapy», *J. Ortho. Psych.*, 1980; 9(1):2-5.

Hoffman, D. M., et al., «Diagnosis of Growth Hormone Deficiency in Adults», *Lancet*, 1994; p. 34.

Huffer, V., Levin, L., Aronson, H., «Oral contraceptives: depression & frigidity», *J. Nerv. Med. Dis.*, 1970; 151: 35-41.

Huxley Institute, «CSF Newsletter», *News Briefs*, octubre de 1984; 11 (4).

Inque Y., Suzuki M., «D-amino acids' as immunosuppressive agents», *Japan J. Exp. Med.*, 1981: 51 (6): 363-366.

IRCS Med. Sci., «Alimentary system». *Biochem, Metal and Nutr.*, 1976; 4:393-394.

Jakubovic, A., «Psychoactive agents and enkephalin degradation», En: Shah, N.S., and Donald, A.G., eds., *Endorphins and Opiate Antagonists in Psychiatric Reasearch*, Plenum Publishing Corp, Nueva York; 1982, pp. 89-99,

Jones, R. S. G., «Trace biogenic amines: a possible functional role in the CNS», *Trends in Pharmacological Sciences*, 1983; 4:426-429.

Jorgensen, J. O. L., «Adult Growth Hormone Deficiency», *Journal of Clinical Endocrinology*, 2001; 168.

Julius, D., «Home for an orphan endorphin», *Nature*, 12 de octubre de 1995; 377. Juorio, A. V., «A possible role for tyramines in brain function and some mental disorders», *Gen. Pharma.*, 1982; 13: 181-183.

Kamel, H. K., Perry H. M., Morley J. E., «Hormone Replacement Therapy and Fractures in Older Adults», *Journal of the American Geriatrics Society*, 2001; 49: 179-187.

Kent, S., *Life Extension Magazine*, noviembre de 1994; 7 (11), Suppl.Kolata, G., «New neurons form in adulthood», *Science*, junio de 1984; 224: 1325-1326.

Krieger, D. T., Martin, J. B., «Brain peptides», *New England Journal Medicine*, abril de 1981; pp. 876-885.

Lancet, Cl., «Eat you way to a headache», diciembre de 1980; pp. 1-4.

Lappe, F. M., *Diet for Small Planet*, Ballatine Book, Inc., Nueva York, 1971.

Leary, W. E., «Levels of a hormone are lower in those with the condition», *The New York Timwa*, 8 de enero de 1991.

Lefebure, B., Castot, A., Danan, G., Elmalem, J., Jean-Pastor, M. J., Efthymiou, M. L., *Anti-depressant induced hepatitis: a report of 91 cases*, *Therapie*, 1984; 39 (5): 509-516.

Louis, E. D., et al., «Clinical correlates of action tremor in Parkinson's disease», *Arch Neurology*, octubre de 2001; 58 (10): 1630-4.

Markovitz, D. C., Fernstrom, J. D., «Diet and uptake of aldomet by the brain: competition with natural large neutral amino acids», *Science*, 1977; 197: 1013-1015.

McBride, J. H., «Amino acids and proteins», *Lab. Med.*, 1998, table 8, pp. 143-172.

Milller, B. F., Burt, J. J., *Salud individual y colectiva*, 3ª ed., Editorial Interamericana, México D. F., 1983.

Morgentaler, A., Testosterone and postate cáncer: An historical perspective on a modern myth, *European Urology*, jukio de 2006; p. 26.

Noble, E. P., et al., *The D2 dopamine receptor, Texas University,* 1996.

Portoles, M., Minana, M. D., Jorda, A., Grisolia, S., «Caffeine intake lowers the level of phenylalanine, Tyrosine and Thyroid hormones in rat plasma», *IRC Med. Sci.,* 11984; 2: 1002-1003.

Pryor, K., *Nursing your baby,* Harpes y Row, Nueva York, 1963.

Pyne, M., *Manual Foods,* Megranw Hiu, Co., Nueva York, 1979.

Recer P., «La dieta norteamericana nutre el riesgo de cáncer», *El Nuevo Día, San Juan Puerto Rico,* 13 de marzo 1988.

Reeves, P. G., O'Dell, B. L., «The effect of dietary tyrosine levels on food intake in zinc deficient rats.», *J. Nutr.,* 1984; 114: 761-767.

Reinstein, D. K., Lehnert, H., Wurtman, R. J., «Neurochemical and behavioral consequences of stress: effects of dietary tyrosine», *J. American Col. Nutr.,* 1984; 3 (3).

Robinson, N., Williams, C. B., «Amino acids in human brain», *Clin. Chim., Acta,* 1965; 12: 311-317.

Sabelli, H. C., «Gut flora and urinary phenylacetic acid», *Science,* 1984; 226 (11): 996.

Saiko, P., et al., «Resveratrol and its analogs: Defense against cancer, coronary disease and neurodegenerative maladies or jus a fad?», *Mutation Research,* enero-febrero de 2008; 658 (1-2): 68-94.

Schwab G., *La cocina del Diablo,* Edit., Inst. Hipocrático para la Investigación y Aplicación del Naturismo, Lima, Perú, 1981.

Sintes P., Jorge, *Virtudes curativas de las vitaminas,* Edit. Sintes, S. A., Barcelona, 1976.

Smith, R. J., «Aspartame approved despite risks», *Science,* agosto de 1981; 213: 986-987.

Spitz M. R., et al., «Case-control study of the dopamine receptor gene and smoking status on lung cancer patients», *Journal of the National Cancer Institute,* 1998; 90: 358.

Stiegler, H., Wicklmayr, M., Rett K., et al., «The effect of prostaglandin EI on the amino acid metabolism of the human skeletal muscle», *Klin Wochenschr,* 1990; 68: 380-383.

Swaiman K. F., Menkes, J. H., DeVivio D.C., Prensky, A. L., *Metabolic disorders of the central nervous system*, The Practice of Pediatric Neurology, C.V. Mosby Co., Nueva York, 1982; pp. 472-513.

Takahashi, Y., Kipnis, D. M., Daughaday, W. H., «Growth hormone secretion during sleep», *J. Clin. Invest.*, 1968; 47: 2079-2090.

Thanos, P. K., et al., «Over expression of the D2 receptors reduces alcohol self-administration», *Journal of Neurochemistry*, 2001; 78: 1094.

Tobe, J., *Milk*, Modern Publications, Canadá, 1963.

Undenfriend, S., «Factors in amino acid metabolism which can influence the central nervous system», *American J. Clin. Nutr.*, abril de 1963; 12: 287.

USDA, *Food, The Year Book of Agriculture*, 1959, The U. S. Government Printing Office, 1959.

Van der Kolk, B., Greenberg, M., Boyd, H., Krystal, J., «Inescapable scock, neurotransmitters, and addiction to trauma: toward a psychobiology of post traumatic stress», *Biol. Psych.*, 1985; 20:314-325.

Wagermmakers, A. J., «Amino acids supplements to improve athletic performance», *Current Opinion and Clinical Nutrition Metabolism Care*, noviembre de 1999; 2 (6), 539-44.

Weil Andrew, *Salud y medicina natural*, Ediciones Urano, Barcelona, 1988.

Weisburd, S., «Food for mind and mood», *Science News*, 7 de abril de 1984; 125: 216-218.

Wright R. A., «Nutritional assessment», *JAMA*, 1980; 244 (6): 559-560.

Yaryura-Tobias, J. A., Heller, B., Spatz, Fischer, E., «Phenylalanine for endogenous depression», *J. Ortho. Psych.*, 1974; 3 (2): 80-81.

Yojogoshi, H., Roberts, C. H., Caballero, B., Wurtman, R. J., «Effects of aspartame and glucose administration on brain and plasma levels of large neutral amino acids and brain 5-hydroxyindoles», *American Journal Clinical Nutrition*, 1984; 40:1-7.Yonkers, K. A., et al., «Sertraline as a treatment for premenstrual dysphoric syndrome», *Psychopharmacology Bulletin*, 1996; 32: 411.

Yonkers, K. A., «The association between premenstrual dysphoric disorder and other mood disorders», *Journal of Clinical Psychiatry*, 1997; 58 (Suppl. 15): 19.

Glosario

Acromegalia. Enfermedad caracterizada por un desarrollo exagerado de los huesos, de la cara y de los pies, debida al hiperfuncionamiento de la hipófisis.

Adaptógeno. Sustancia que ayuda al cuerpo a lidiar mejor con el estrés, ya sea físico o mental.

Adrenalina. Hormona secretada por la porción medular de las glándulas suprarrenales que aceleran el ritmo cardíaco.

Aerofagia. Impresión espasmódica de aire que provoca molestias intestinales.

Aldosterona. Hormona corticosuprarrenal que actúa en el riñón provocando la retención de sodio y favoreciendo la eliminación de potasio.

Alopecia. Caída o ausencia parcial o general del cabello.

Andrógeno. Hormona que provoca el desarrollo de los caracteres sexuales masculinos.

Anovulatorios. Se dice de la sustancia que impide la ovulación. Se dice del ciclo menstrual en el curso del cual la menstruación no ha sido precedida de una ovulación.

Biotina. Vitamina B o vitamina H.

Candidiasis. Micosis provocada por un hongo de tipo cándida que afecta especialmente a la piel o a las mucosas bucales o genitales.

Catecolaminas. Grupo de sustancias que incluyen la adrenalina, la noradrenalina y la dopamina, las cuales son sintetizadas a partir del aminoácido tirosina.

Caucásico. Se dice de la raza blanca.

Celulitis. Acumulación subcutánea de grasa que da a la piel un aspecto acolchado y punteado, especialmente en los muslos y las nalgas. Inflamación del tejido conjuntivo, especialmente del tejido celular subcutáneo.

Cilios. Vellosidades microscópicas parecidas a pequeñas escobas.

Colerética. Se dice de la sustancia o de alimentos como la alcachofa, el boldo, etc., que incrementan la secreción biliar.

Constipado. Catarro, resfriado, destemple general del cuerpo ocasionado por alternarse la transpiración.

Cretinismo. Deficiencia congénita de la glándula tiroidea que provoca un retardo en el crecimiento físico y mental.

Dihidrotestosterona. Hormona producida por los hombres de manera natural; es la responsable de la formación de sus características sexuales y otras típicas del género, como el vello facial, el corporal o el tono grave de la voz. También desempeña un papel crucial en el desarrollo del deseo sexual y el crecimiento del tejido muscular.

Disbiosis. Poca vida.

Edema. Hinchazón patológica del tejido subcutáneo o de otros órganos como el pulmón y la glotis, por infiltración de líquido.

Efélides. Manchas lenticulares de color café, conocidas como «pecas».

Endorfinas. Sustancias químicas naturales producidas por nuestro cuerpo, estimulan el centro del placer del cerebro.

Enzima. Proteína orgánica soluble que provoca o acelera una reacción bioquímica.

Esclerodermia. Enfermedad de las fibras colágenas de la dermis que endurece la piel y reduce su flexibilidad y movilidad.

Estradiol. Estrógeno del ovario.

Estrógeno. Hormona secretada por el ovario que interviene en la formación, mantenimiento y función de los órganos reproductores y mamas de la mujer.

Farro. Cereal más antiguo conocido por el hombre. Contiene un 40% de magnesio, por ello merece el nombre de magneta «imán de vida».

Fenilalanina. Aminoácido esencial presente en múltiples proteínas y precursor bioquímico de algunas hormonas como la adrenalina y la tiroxina.

Fosfolípido. Fosfátido, líquido que contiene fósforo.

Ftalatos. Grupo de compuestos químicos empleados como plastificadores.

Genoma. Conjunto de los genes de un organismo.

Glutamato. Sal o éster del ácido glutámico utilizado como aditivo en numerosos alimentos.

Gónada. Glándula sexual que produce los gametos y secreta hormonas.

Hipofunción. Baja función de la glándula tiroides que produce varios síntomas como cansancio y caída del cabello.

Hipoglucemia. Insuficiencia de la tasa de glucosa en la sangre.

Hipotálamo. Región del diencéfalo situada en la base del cerebro donde se hallan numerosos centros reguladores de importantes funciones como el hambre, la sed, la actividad sexual, el sueño, la vigilia, la termorregulación, etc.

Histerectomía. Extirpación del útero.

Homoeostasis. Tendencia de un organismo vivo a estabilizar sus diversas constantes fisiológicas.

Huperzina. Planta alcaloide derivada de la planta del musgo. Se utiliza para tratar a las personas que padecen la enfermedad de Alzheimer.

Insulina. Hormona que disminuye la glucemia, secretada por los islotes de Langerhans del páncreas.

Lactasa. Enzima necesaria que ayuda a realizar la digestión de productos lácteos.

Lupus. Enfermedad inflamatoria de la piel de la cara, de evolución prolongada.

Luteína. Xantófila de color amarillo que se encuentra en las hojas de los vegetales y en la yema del huevo.

Melatonina. Hormona que produce una parte del cerebro llamada glándula pineal. Ayuda al cuerpo a saber cuándo es hora de ir a dormir y cuándo es hora de levantarse.

Nanotecnología. Tecnología que emplea instrumentos y elementos de tamaño muy pequeño.

Niacina. Vitamina B_3 o factor PP.

Nucleótidos. Unidad básica de la vida, puede ser dividida en dos zonas distintas: citoplasma y núcleo.

Osteoporosis. Fragilidad difusa de los huesos debida a una desmineralización por rarefacción de la matriz proteica.

Ozono. Molécula de tres átomos de oxígeno, no es una forma estable de oxígeno.

Pepsina. Enzima del jugo gástrico que inicia la digestión de las proteínas.

Progesterona. Hormona producida por el cuerpo amarillo del ovario durante la segunda parte del ciclo menstrual y durante el embarazo.

Prolactina. Hormona productora de leche.

Próstata. Órgano glandular propio del sexo masculino que rodea el cuello de la vejiga y parte de la uretra y segrega el líquido prostático durante la eyaculación.

Psiconeuroinmunología. Ciencia que reúne los conocimientos de varios campos de estudios en endocrinología, inmunología, psicología y neurología.

Senescencia. Progreso de regresión fisiológica, anatómica y psíquica del ser humano provocado por el paso de los años y asociado frecuentemente a enfermedades de la vejez.

Serotonina. Sustancia del grupo de las catecolaminas, que está presente en las neuronas y realiza funciones de neurotransmisor.

Sitruinas. Una clase de enzimas que afectan el metabolismo celular regulando la expresión de ciertos genes vegetales y animales.

Sulfitos. Activos de alimentos.

Suprarrenales. Se dice de cada una de las glándulas endocrinas situadas por encima de los riñones que secreta las hormonas esteroides y la adrenalina.

T3. Hormona de la tiroides que tiene un papel importante en el control corporal del metabolismo.

T4. Hormona producida por la glándula tiroides; se puede hacer un examen de laboratorio para medir su cantidad en la sangre.

Testosterona. Hormona producida por los testículos que actúa sobre el desarrollo de los órganos genitales y de los caracteres sexuales secundarios masculinos.

Timo. Glándula situada delante de la tráquea que sólo está desarrollada en los niños y en los animales jóvenes y que desempeña un importante papel en la resistencia a las infecciones.

Tiroides. Glándula endocrina situada delante de la tráquea que produce la tiroxina y la calcitonina.

Tirosina. Aminoácido cuya oxidación produce pigmentos negros o melatonina.

Toxemia. Conjunto de accidentes provocados por las toxinas transportadas por la sangre.

Vinopocetina. Sustancia química derivada de la vincamina, usada para mejorar la pérdida de la memoria y la discapacidad mental.